·国家执业药师考试精讲·

中药学专业知识（一）

（第七版）

国家执业药师考试精讲编写组　编

中国健康传媒集团
中国医药科技出版社

内 容 提 要

　　本书依照全国最新执业药师职业资格考试大纲精心编写而成，主要包括中药与药品质量标准、中药材生产和中药饮片炮制、中药化学成分与药理作用、常用中药的鉴别、中药制剂与剂型等内容，系统阐述了执业药师所需要的基本理论与基本技能，涵盖了最新大纲要求的重点考试内容。每章配以习题二维码，扫码即可做题。本书更采用双色印刷，重点突出，内容精炼，简洁易读，既可作为考生复习执业药师考试的辅导教材，亦可作为执业药师及中药学相关专业人员日常工作中的参考工具书。

图书在版编目（CIP）数据

　　中药学专业知识（一）/ 国家执业药师考试精讲编写组编 . —7 版 . — 北京：中国医药科技出版社，2021.2

　　国家执业药师考试精讲

　　ISBN 978-7-5214-2342-6

　　Ⅰ．①中… Ⅱ．①国… Ⅲ．①中药学—资格考试—自学参考资料 Ⅳ．① R28

　　中国版本图书馆 CIP 数据核字（2021）第 024036 号

美术编辑　陈君杞
责任编辑　金芬芳

出版　**中国健康传媒集团** | 中国医药科技出版社

地址　北京市海淀区文慧园北路甲 22 号

邮编　100082

电话　发行：010—62227427　邮购：010—62236938

网址　www.cmstp.com

规格　787×1092 mm $\frac{1}{16}$

印张　20

字数　557 千字

初版　2015 年 3 月第 1 版

版次　2021 年 2 月第 7 版

印次　2021 年 12 月第 4 次印刷

印刷　三河市万龙印装有限公司

经销　全国各地新华书店

书号　ISBN 978-7-5214-2342-6

定价　**50.00 元**

获取新书信息、投稿、为图书纠错，请扫码联系我们。

编 委 会

选择大于努力
我们一路陪伴你取证

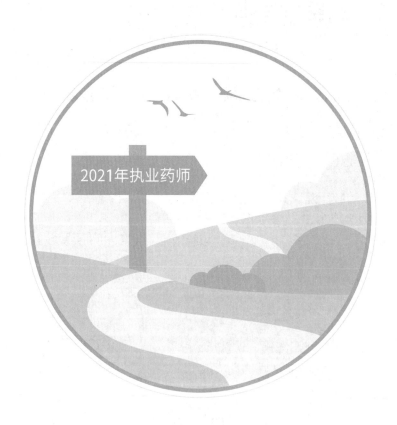

药师怎么考

执业药师是保障药品安全不可或缺的重要岗位，肩负着药品质量安全和公众健康的重任。鸭题库携手本专业权威人士及中国医药科技出版社共同打造以"紧扣大纲，轻松应试"为宗旨的国家执业药师考试精讲版辅导用书。

本书不能替您考试，实现药师梦想必须靠自己努力。

本书不能代替老师，但它是学习路上不可或缺的指路灯。

它可助您在繁杂考点中埋清知识体系，找到考试规律和方法。

干货归纳

看了很多书，做了很多题，考试依旧许多题不会做，依旧有许多知识点不知怎么用。怎么办？

本书为您汇集了大量课本常考重点知识，我们称之为干货。可以说，本书是药师干货云集！

高效提分

日常工作繁重，业余复习时间紧迫，急需提分的压力让您喘不过气来。如何才能在有限的时间内掌握最有价值的考试知识呢？

我们帮您全面梳理高分考点，让您的考前复习清晰条理化、系统化、高效化。本书采用表格索引知识体系，行文简明直观，针对性及可读性强，让您在铺天盖地的复习提纲和辅导书中游刃有余，有的放矢，快速提分！

复习神器

鸭题库团队为药师考生研发电脑、手机、iPad 等多平台考试辅导软件（每个平台练习数据同步），可随时随地利用手机进行复习和交流，有效利用碎片时间。

系统功能 本系统拥有试题收藏、错题、笔记、难度管理、对知识采用艾宾浩斯记忆管理、模拟真考等功能。

图表数据 章节知识体系、每天学习进度及全网考生答题情况都通过图表加以反映，方便您查错补缺，从而优化学习知识体系。

交流互动 拥有众多的考生用户的练习笔记、试题掌握情况等数据。通过数据解剖分析考试知识点的命题趋势，帮助您走出迷茫，步入自信，跟大家一起享受学习、互动和交流的乐趣。

登录
YaTiKu.com

电脑版
登录地址

微信扫扫
即可练习

安卓版/苹果版
扫扫下载

前言
PREFACE

必须适应考试大纲考核要求和内容变化的需要，必须满足资格考试应试者的答题需要，这一理念鞭策我们编写了《国家执业药师考试精讲》丛书。付梓在即，反思全书，我们认为丛书不乏独特之处。

专家智慧的结晶　我们邀请本专业权威学者对历年试题的知识覆盖面和出题方式进行了深入分析，从中揭示出试题内容和命题方式的基本规律，使本书力求做到清晰化、系统化、高效化。毋庸置疑，本书不啻是他们呕心沥血、运用智慧所结出的丰硕之果。

资格考试的精编　本书总结了很多辅导书没有直接给出但却常考的知识点，必将指引应试者填补盲点、突破难点、把握重点。此外，本书紧扣考试大纲，不仅系统而全面地汇集了本专业的知识要点，而且加以去粗取精、高度浓缩，使之达到了"书越读越薄"的目的。

增强记忆的导师　在帮助应试者准确理解专业概念、基本原理的前提下，我们还根据人类记忆的一般规律，将艾宾浩斯记忆曲线原理运用于编写的全过程，使本书具有难点深入浅出、重点反复提示等特点，完全可以满足应试者增强记忆、自信参考的需要。

微信课程的伴侣　在通信网络高度发达的今天，我们开辟了本专业微信服务课程，目的是帮助应试者快速准确地解疑释惑、轻松提高复习效果、增强答题能力。作为知识的平面载体，本书确实是微信课程的最佳伴侣，可成为应试者考试的又一支柱。

追逐梦想的捷径　本书既是应试者复习和相关单位开展培训的必备用书，也可供高校相关专业师生、技术人员学习参考。希望通过本专业考试改变命运、实现人生价值的人们，都想以最小的代价，获取最大的效果。那么，我们所提供的，就是您所需要的。熟读本书，定有收获；考试过关，梦想成真。

丛书编写组
2021 年 2 月

目录
CONTENTS

第一章

中药与药品质量标准

知识导图

中药与药品质量标准 { 中药和中药临床应用 / 中药药品标准 }

第一节 中药和中药临床应用

中医防治疾病的医疗手段主要有中药、针刺、灸、推拿、祝由五种，而中药尤为重要。所谓中药，即指在中医药理论指导下，用于防治、诊断疾病的药物。中医临床处方与中药调剂所说的中药，绝大多数是指中药饮片与中成药，极少指中药材。

一、历代本草代表作

表 1-1 历代本草代表作

要 点	内 容
《神农本草经》	①汉代本草代表作，简称《本经》 ②是对我国汉代以前药学发展成就的系统总结，还是现存最早的药学专著，奠定了本草学发展的基础 ③序例部分简单扼要地对药物的四气五味、配伍法度、是否有毒、服用方法、剂型选择等基本原则进行了总结，为我国中药学发展初步奠定了理论基础 ④各论载药 365 种，分为上、中、下三品，其上所记载的功用大多朴实有验
《本草经集注》	是我国魏晋南北朝时期的本草代表作，作者是陶弘景。各论按药物自然属性的分类法是首创，将记载的 730 种药物分为玉石、草木、虫兽、果、菜、米食和有名未用 7 类，综合性本草著作的编写模式也由此得到初步确立
《新修本草》	又名《唐本草》，是我国隋唐时期唐代的本草代表作。由李勣、长孙无忌、苏敬等 21 人合力编撰而成。该书被今人誉为世界上第一部药典，亦是我国历史上首部官修药典性本草，其问世比欧洲纽伦堡药典《科德药方书》（公元 1546 年问世）早 887 年。全书共 54 卷，载药 850 种，开创了图文对照法编撰药学专著的例子
《经史证类备急本草》	本书简称《证类本草》，是宋金元时期宋代的本草代表作，作者是唐慎微 全书载药 1746 种，共 30 卷，所附方剂 3000 余首。该书方药并收，医药结合，图文对照，资料翔实，集宋以前本草之大成，大量古代文献因此得以保存，其文献价值与学术价值极高

（续表 1-1）

要　点	内　容
《本草纲目》	本书是明代本草代表作，简称《纲目》，作者是伟大的医药学家李时珍 全书约 200 万字，共载药 1892 种，52 卷，绘药图 1100 余幅，所附方剂 11000 余首。 各论按自然属性分为 16 部共 60 类，此书集我国 16 世纪以前药学成就之大成，不但使本草学的发展提高到一个空前的高度，且在天文、地理、采矿、地质、生物、化学等方面也成就突出，对自然科学和世界医药学许多领域的贡献堪称卓越
《本草纲目拾遗》	本书是清代本草代表作，简称《纲目拾遗》，作者是赵学敏 全书共载药 921 种，10 卷，新增药 716 种，数目之多创古代本草增收新药之冠，使本草学得到了极大的丰富 与此同时，本书对《本草纲目》中略而不详的内容加以补充，并对存在的错误加以订正，不但对 16 ～ 18 世纪本草学发展的新成就做了总结，而且还保存了大量如今早已散佚的方药书籍的部分内容，实用价值与文献价值都很高
《中华本草》	全书共 34 卷。前 30 卷是中药，有总论 1 卷，附编 1 卷，索引 2 卷，药物 26 卷。共载药 8980 味，备考药物 571 种，所引古今文献 1 万余种，插图 8534 幅，计约 2800 万字。后 4 卷是民族药专卷，有维药、藏药、傣药、蒙药各 1 卷。书成之后又补充了苗药卷 该书是对中华民族 2000 余年来传统药学成就的一个全面总结，同时也是对 20 世纪中药学科、维药学科、藏药学科、傣药学科、蒙药学科及苗药学科的发展水平的集中反映。一方面，它对中医药、维医药、藏医药、傣医药、蒙医药及苗医药的教学、科研、临床治疗、新药研制、资源开发等有一定的实用价值和指导作用，另一方面对我国传统医药走向世界的历史意义重大

二、中药性能与功效

中药的性能又称药性。药性理论就是指研究中药性能的理论，它包括四气、五味、归经、升降浮沉、有毒无毒等。

（一）药性理论与中药防治疾病的机理

中药防治疾病的机理是用药物的偏性，调理脏腑功能，纠正疾病表现出的阴阳偏衰或偏盛，以达到防治疾病、扶正祛邪的目的。

中药对人体的效用有两面性，即治疗效用和毒害作用。治疗效用即正效应，又称功效或功能。毒害作用即负效应，又称不良反应，包括副作用和毒性反应等。充分而合理地利用中药的治疗作用，尽量避免毒害作用的发生，既是高效安全用药的重要保证，又是临床用药的基本原则。

（二）四　气

表 1-2　四　气

要　点	内　容
确定依据	对药物作用于人体所发生的反应进行归纳后，可得药性之温凉寒热，药性之寒热与所疗疾病的性质相反。以用药反应为依据、病证寒热为基准确定药性

要　点	内　容
确定依据	①一般情况下，属于寒性或凉性的药物可减轻或消除热证，如石膏、板蓝根对咽喉肿痛、发热口渴等热证具清热泻火、解毒、利咽之用，可表明其具寒凉之性 ②一般情况下，属于热性或温性的药物能减轻或消除寒证，如附子、干姜对四肢厥逆、脘腹冷痛等寒证具温中散寒、回阳救逆之用，可表明其具温热之性
所示效用	凡寒凉性药物，即表示其有清热、泻火、凉血、解热毒等作用；凡温热性药物，即表示其具有温里散寒、补火助阳、温经通络、回阳救逆等作用。但是应用不当，也可对人体产生不良作用。寒凉性药物有伤阳助寒之弊，而温热性药物则有伤阴助火之害
阴阳属性	温热属阳，寒凉属阴
对临床用药的指导意义	①选择药物应根据病证的寒热来选，治寒病投热药，治热病投寒药。比如用性寒之知母、石膏来治气分高热；用性热之干姜、附子来治亡阳欲脱等 ②选择药物应根据病证寒热程度的差别来选。比如选用大热的附子来治亡阳欲脱，选温性之煨姜治一般的中寒腹痛；反之，则不利于治疗，甚至使人体有所损伤 ③若寒热错杂，则寒热并用。据情决定孰多孰少 ④真热假寒或真寒假热者，则应分别用寒药或热药来治，如有必要，加用药性相反之反佐药

（三）五　味

1. 确定依据

古往今来对于药味的确定，方法是以药效为主，参以口尝。药味既可与滋味同，也可与之异。药味是药物作用规律的高度概括，它既是药物的滋味，又超出药物的滋味。

2. 所示效用及临床应用

表 1-3　所示效用及临床应用

要　点	内　容
辛	能行、能散，作用有发散、活血和行气。例如薄荷、荆芥（治表证）、香附（治气滞）川芎（治血瘀）等，均具辛味 气虚阴亏者需慎用，因辛味药大多耗气伤阴
甘	能缓、能补、能和，作用有缓急、和中、补虚、调和药性等。例如治虚证的黄芪、熟地、核桃仁、枸杞子，治挛急作痛并调和药性的甘草、饴糖等，都具有甘味 某些甘味药如甘草、蜂蜜等还能解食毒、药毒。此外，甘味药大多质润而且善于滋燥。此类药大多能腻膈碍胃，令人中满，故食积、湿阻、中满气滞者应慎用
酸	能收、能涩，有收敛固涩之用。例如五味子（治遗精滑精、自汗盗汗）、五倍子（治久泻久痢）、乌梅（治久咳）、山茱萸（治崩漏经多、大汗虚脱）等，都具有酸味 另外，酸能生津、安蛔，例如乌梅、木瓜等 酸味药大多有收敛邪气之功，邪未尽之证应慎用
苦	能燥、能坚、能泄 （1）能燥的含义 指苦能燥湿，如苦寒的黄柏、苦参能治湿热；苦温的苍术、厚朴能治寒湿

（续表 1-3）

要点	内容
苦	（2）能坚的含义 ①指苦能坚阴，意思是泻火存阴，比如黄柏、知母 ②指坚厚肠胃，例如投用少量苦味的黄连能厚肠止泻等 （3）能泄的含义 ①指苦能通泄，例如大黄苦寒，有泻热通便之功，每用于治热结便秘 ②指苦能降泄，例如苦杏仁味苦，降泄肺气，治咳喘气逆必投用；代赭石味苦而善降逆，常用于治呕喘呃逆 ③指苦能清泄，例如栀子、黄连味苦，能泻火清热，治火热内蕴或上攻诸证宜择 （4）苦味药大多有伐胃、伤津之弊，故脾胃虚弱与津液大伤者不宜大量使用
咸	能下、能软，有泻下通便、软坚散结之用，例如治痰核、瘰疬的海藻、昆布，治热结便秘的芒硝，治癥瘕的鳖甲等，都有咸味。脾虚便溏者需慎用
涩	能敛、能收，和酸味一样有收敛固涩作用，例如龙骨（治滑脱诸证）、赤石脂（治久痢脱肛）、乌贼骨（治崩漏带下）等，都有涩味。习惯将涩附于酸 邪气未尽者应慎用，因涩味药大多可敛邪
淡	能利、能渗，有渗湿利水之用，例如治小便不利、水肿的茯苓、猪苓，都有淡味。常将淡附于甘。淡味药过用，亦能伤津液，故阴虚津亏者慎用
芳香	能散、能行、能开，有化湿、辟秽、开窍、醒脾等作用，如功能化湿的藿香、辟秽的苏合香、开窍的麝香、醒脾的佩兰等，均具芳香味。习惯将芳香归为五臭之列，有的也标上辛味，称为辛香之气。芳香味与辛味一样，亦能耗气伤津，气虚津亏者慎用

3.阴阳属性

属阳者辛、甘、淡也，属阴者酸、苦、咸也。

4.气味配合

表 1-4 气味配合

要点	内容
意义	二者合参才能较全面地认识药物的性能：如紫苏与薄荷虽均味辛而能发散表邪，但紫苏性温而发散风寒，薄荷性凉而发散风热；黄芪与石斛虽均味甘而能补虚，但黄芪性温而善补气升阳，石斛性微寒则善清热养阴
原则	气与味配合应遵循两个原则：一是任何气与任何味都可组配；二是一药中气只能有一，而味则没有限制，可有一个、两个或是更多。味的数量越多，其作用越广泛
规律	气味配合有两个规律：第一个规律是气味均一；第二个规律是一气二味或多味
气味配合与疗效的关系	总的来说有两点： （1）气味相同，功能相近 ①辛温的药多能发散风寒，如麻黄、紫苏等；②辛凉的药多能发散风热，如薄荷、菊花等；③苦寒的药多能清热解毒或清热燥湿，如黄芩、黄连等；④甘温的药多能补气或助阳，如黄芪、锁阳等；苦甘（或甘苦）寒的药多能清热滋阴，如知母、玄参、北沙参、石斛等；⑤有时气味也有主次之别，如黄芪与锁阳虽均为甘温，但黄芪以甘为主则补气，锁阳以温为主则助阳

（续表 1-4）

要　点	内　容
气味配合与 疗效 的关系	（2）气味相异，功能不同 ①味异气同者，如麻黄辛温能散寒发表、杏仁苦温能降气止咳、乌梅酸温能敛肺涩肠、大枣甘温能补脾益气、肉苁蓉咸温能补肾助阳 ②味同气异者，如桂枝辛温能发表散寒、薄荷辛凉能发表散热、附子辛热能补火助阳、石膏辛寒能清热泻火等

（四）升降浮沉

表 1-5　升降浮沉

要　点		内　容
含　义		升降浮沉即药物在人体的作用趋向。此趋向与所治疗疾患的病位相同，与所治疗疾患的病势趋向相反
确定依据	药物之 质地轻重	凡叶、花类质轻之药多主升浮，例如桑叶、菊花等；果实、种子及贝壳、矿物类质重之药多主沉降，例如枳实、苏子、石决明、磁石等
	药物之 气味厚薄	味厚气薄者沉而降，气厚味薄者浮而升，气味俱薄者可升可降，气味俱厚者能浮能沉
	药物之性味	从四气来说，有凉降、寒沉、温升、热浮。从五味来说，辛甘淡主升浮，酸苦咸主沉降 ①性温热、味辛甘之药多主升浮，例如紫苏、荆芥等 ②性寒凉、味酸苦咸之药多主沉降，例如天花粉、芒硝等
	药物之效用	确定药物升降浮沉的主要依据是其临床疗效
所示效用		升和浮、沉与降，是相对而言的。升意即上升，降意即下降，浮意思是发散向外，沉意思是收敛固藏与泻利等 ①升浮类药能上行向外，分别有祛风散寒、升阳发表、开窍、涌吐等作用 ②沉降类药能下行向内，分别有清热、泻下、利水渗湿、潜阳息风、重镇安神、消积导滞、降逆止呕、止咳平喘、收敛固涩等作用
临床应用		（1）顺其病位选择用药 ①病位在上在表类病证，宜选用或配用有升浮之性的药。治疗病位在表的风寒表证，常选用药性升浮的紫苏、荆芥、防风等；治疗病位在上的风热目赤肿痛，常选用药性升浮的薄荷、蝉蜕、蔓荆子等 ②病位在下在里类病证，宜用具有沉降之性的药。治病位在下的脚气肿痛，常选药性沉降的苍术、黄柏、牛膝等；治疗病位在里的热结便秘，常选药性沉降的芒硝、大黄、枳实等 ③表里同病或上下同病，应升降并用或浮沉并用，达到双向调节的目的。或选既升浮又沉降，具有双向调节作用之药。如治疗内有痰热咳嗽，外有风热感冒，常选既具升浮之性而宣散风热，又具沉降之性而降气祛痰的前胡；治疗上有肺热咽痛声哑、下有燥热便秘，常选用胖大海等。或同时配用升浮类药与沉降类药，如治疗外有风寒感冒、内有肺热咳喘，常选主升浮而能发汗解表、宣肺平喘的麻黄，配伍主沉降而能清泄肺热的生石膏同用，以外散风寒而发汗解表，内清肺热而平喘；治疗上有

（续表 1-5）

要　点	内　容
临床应用	风火头痛、下有热结便秘，常选性升浮而能散风止痛的白芷、荆芥，与性沉降而能清热通便的生石膏、生大黄配伍同用，以上散风火而止痛、下清里热而通便 （2）逆其病势选药 一般治疗病势下陷类病证，宜选用或配用有升浮之性的药。如： ①治疗病势下陷之久泻脱肛，常在补中益气的基础上再配用药性升浮而能升举阳气的升麻、柴胡等 ②治疗病势上逆之肝阳上亢，常选药性沉降的磁石、夏枯草、熟地黄等 ③治疗病势外泄之虚汗不止，常在选用补虚药的基础上再配性沉降而有收敛止汗功效的煅龙骨、麻黄根等 ④治疗麻毒闭肺，常在选用清热解毒药的基础上再配性升浮而能宣肺开闭透疹功效的浮萍、麻黄等 如果病势上逆之证与病势下陷之证同时互见于一体，亦当浮、沉并用，或升、降并用。如治疗既有病势下陷之久泻脱肛，又有病势上逆之火炎口疮，常在补中益气的基础上，再选配性升浮而能升举清阳的柴胡、炙升麻，并酌加少量性沉降而能清热泻火的胡黄连、炒黄柏等配伍同用，以益气升阳而举陷，清泻虚火而疗疮 （3）根据气机运行特点选药 在组方遣药时，有时据人体气机升降出入周而复始的特点，常同用升浮性药与沉降性药。如《伤寒六书》黄龙汤为泻热通便、益气养血之方，即主以性沉降之大黄、芒硝、枳实等，佐以少量性升浮之桔梗，使降中有升，以增强疗效 有时也采用顺其病势选用药法，如：①治疗暴饮暴食之胃胀呕恶者，可选择性升浮而能涌吐的瓜蒂，以祛除食积，促进脾胃功能早日复常；②治疗泻痢初起腹胀痛而按之痛重者，常选配性沉降的大黄、槟榔，以祛除湿热积滞，促进胃肠功能早日复常
阴阳属性	升浮属阳，沉降属阴
影响因素	每一味药物之升降浮沉既是绝对的，又是相对的，二者在一定条件下可转化。炮制（如酒炒则升、姜汁炒则散、醋炒则收敛、盐水炒则下行等）和配伍是影响其转化的两个主要条件

（五）归　经

表 1-6　归　经

要　点		内　容
理论基础	藏象学说	如：心主神志的生理功能出现异常，常导致失眠、多梦、神志不宁、癫狂、痴呆、健忘、昏迷等症，分别选用酸枣仁（养心安神）、远志（宁心安神）、朱砂（镇惊安神）、麝香（开窍醒神）等即可减轻或消除上述各症，就说明其归心经
	经络学说	如：足太阳膀胱经主表，为一身之藩篱，风寒湿邪外客此经后，可引发头项痛、身痛、肢体关节酸楚等症，投用羌活（散风寒湿止痛）能消除或减轻这些症状，即说明羌活归膀胱经

（续表1-6）

要　点		内　容
确定依据	药物特性	每种药物都有不同的特性，如形、色、气、味等，有一些医家（尤其是古人）有时亦以此作为归经的依据，尤以五味多用（如辛味的陈皮、半夏、荆芥归肺经，甘味的饴糖、甘草、党参归脾经等），但按此确定依据往往有片面性
	药物疗效	每种药物治病皆有一定的范围，以此来确定药物的归经十分准确。如苏子、白前能治疗咳喘，而咳喘为肺脏功能失调所致，故归肺经；茯神、柏子仁能治疗心悸、失眠，而心悸、失眠为心脏功能失调所致，故归心经
表述方法		①一般采用十二脏腑经络法表述，常直接书为归心、肝、脾、肺、胃、肾、小肠、大肠、膀胱、心包、胆、三焦经等 ②或用经络的阴阳属性表述（不提脏腑之名），如入少阴、入厥阴、入太阴、入少阳、入太阳、入阳明等 ③有时亦将上述二法合并表述，如入厥阴肝经、入少阴心经等
对临床用药的指导意义		（1）可指导医生据疾病表现的病变所属脏腑经络而选药，如：热证有肺热、肝热等不同 ①治肺热咳喘，即选归肺经而善清肺热的黄芩、桑白皮等 ②治肝热或肝火证，即选归肝经而善清肝火的龙胆草、夏枯草等 （2）可指导医生据脏腑经络病变的传变规律选药，如：咳嗽痰喘，治疗时不能只选用归肺经的药 ①若为肝火犯肺所致，常以归肺经能清肺化痰的海蛤粉与归肝经能清热凉肝的青黛同用，使肝肺两清，咳喘早愈 ②若兼脾虚者，又当以归肺经的止咳化痰药与归脾经的健脾药同用，使痰消咳喘早愈

（六）有毒与无毒

表1-7　有毒与无毒

要　点	内　容
"毒"的特性	物之能害人即为毒，这是狭义的"毒"；广义的"毒"含义有二，一是药物的总称，一是药物的偏性
确定依据	①是否含有毒成分。如砒石含三氧化二砷、马钱子含番木鳖碱 ②整体是否有毒 ③用量是否适当 无毒中药并非绝对不会伤害人体。如人参、大黄等，常量或稍大于常量应用不会出现不良反应，若大量应用，即有毒害人体的可能；而如山药、浮小麦等，超大量应用或食用，也不会毒害人体
引起中药不良反应的主要原因	品种混乱、误服毒药、用量过大、炮制失度、剂型失宜、疗程过长、配伍不当、管理不善、辨证不准、个体差异、离经悖法
使用有毒药的注意事项	①用量要适当，投药时采用小量渐增法。为免中毒，切忌初次服用即给足量 ②严格炮制，在保证药效的前提下，杜绝伪劣品，对采制药各个环节严格把控

（续表1-7）

要　点	内　容
使用有毒药 的注意事项	③合理用药，杜绝滥投乱用，孕妇、老幼及体弱者慎用或忌用毒烈之品 ④识别过敏者，及早予以防治

（七）中药功效的分类与主治病证

1. 中药功效的分类

（1）认定

中医对中药功效的认识、概括和确定，是在中医药理论指导下，据机体的用药反应，即用药前后体征、症状的变化，通过审证求因、辨证论治及归纳分析的方法反推而得。

（2）表述

通常情况下，对初级功效的表述，常常与症状或病证等相对应，使用语句大多是动词加上疾病名称构成的词组，如"已心痛""已疗""截疟""治瘘""治皮胀""主寒热""延年"等。

对高级功效的表述常与治则治法、病因病机等相对应，使用语句大多为动词加病邪（如风、寒、湿、暑、火、燥等）、脏器（如心、肝、脾、肺、肾、小肠、胃、胆等）、生理功能或分泌排泄物（如阴、阳、血、气、津、液、尿、精、便）及病理产物或反应（如瘀血、痰浊、结石、疼痛）等名称构成的词组。

（3）分类

表1-8　分　类

要　点	内　容
按中医 辨证学 分类	①针对八纲辨证的功效：如解表、温里、散表热、清里热、补虚、泻实、补阴、敛阴、补阳等 ②针对病因辨证的功效：指中药的某些功效分别与病因辨证的六淫与七情、疫疠、外伤、饮食劳伤等辨证相对应。如安神、散风、祛寒、燥湿、生肌、敛疮、消食、补虚、强身等 ③针对气血津液辨证的功效：如补气、降气、养血、止血、生津、利水等 ④针对脏腑辨证的功效：如养心、清肺、温胃、平肝、补肾、补肺脾、补心脾、清利膀胱湿热、健脑、补肝肾、补脾肾之阳、补脾胃之气、补肺脾肾之阴等 ⑤针对经络辨证与六经辨证的功效：如和解少阳、散太阳经风寒、散少阴经风寒、降厥阴经上逆之寒气等 ⑥针对卫气营血辨证的功效：如疏散风热、清气分热、清营分热、透营转气、清营凉血、凉血解毒、散血解毒等 ⑦针对三焦辨证的功效：如宣化上焦湿浊、芳化中焦湿浊、清中焦湿热、清利下焦湿热、补中气、温中散寒等
按中医 治疗学 分类	①对因功效：是指某些中药可针对病因起治疗作用。具体包含扶正、祛邪、消除病理产物、调理脏腑功效等。如补气、助阳、祛风、散寒、消食、祛痰、排石、疏肝、理气等 ②对症功效：指某些中药能缓解或消除疾病过程中出现的某种或某些症状，对减轻患者痛苦有帮助，防止病情恶化，如止咳、止呕、止汗、止血、止痛、平喘、涩精止遗、涩肠止泻等

（续表 1-8）

要　点	内　容
按中医治疗学分类	③对病证功效：指某些中药对疟疾、赘疣、鼻渊、肺痈、痹证、黄疸、绦虫证等病证，疗效明显优于其他药物，如截疟、蚀疣、通鼻窍、祛风湿、利胆退黄、驱杀绦虫、消痈排脓等 ④对现代病症功效：指某些中药对现代医学所描述的肿瘤、高脂血症、糖尿病、高血压等病症疗效明显，而用传统功效术语难以表达清楚时，姑且借用现代药理学术语来表达，例如夏枯草降血压，决明子降血脂，天花粉降血糖，半枝莲抗肿瘤等

2. 中药主治病证的表述用语

（1）病名类主治病证：如疟疾、肺痈、肠痈、水火烫伤、毒蛇咬伤等。

（2）证名类主治病证：如热淋、血淋、热咳、冷哮、湿热黄疸、风热表证、风寒表证、风寒挟湿表证等。

（3）症状名类主治病证：如惊悸、耳鸣、耳聋、口臭等。

此外，有时在使用中医学病证名难于表述个别药物的主治病证时，也借用现代医学的病症名，如胃下垂病、高血压、高脂血症等。

3. 相互关系

表 1-9　相互关系

要　点	内　容
功效与主治病证	功效能提示中药的主治病证，而主治病证又是确定中药功效的依据
性能特点、功效主治、配伍应用的内在联系	三者之间，既有各自的独特性，内在联系又十分密切 ①药物的性能特点统领且高度概括了其功效主治，另外，功效主治又是其性能特点在防治疾病时的具体展现 ②指导药物配伍应用的基本依据是其功效主治与性能特点，另外，配伍应用又是其功效主治与性能特点在防治疾病和强健身体时的具体运用 每一味中药都有其独特的功效主治、性能特点和配伍应用，此三者缺一不可，环环相扣，互为印证

三、中药炮制

（一）炮制的目的

1. 降低或消除药物的毒性或副作用。　　2. 改变或缓和药物的性能。

3. 增强药物疗效。　　4. 便于调剂和制剂。

5. 提高中药净度，确保用药质量和剂量。

（二）炮制常用辅料与作用

表 1-10　炮制常用辅料与作用

要　点		内　容
液体辅料及其作用	酒	酒性大热，味甘、辛。能活血通络，祛风散寒，行药势，矫味矫臭

（续表 1-10）

要　点		内　容
液体辅料及其作用	醋	醋味酸、苦，性温。具有引药入肝、行水、消肿、理气、止血、解毒、矫味矫臭、散瘀止痛等作用
	盐	食盐味咸，性寒。能软坚散结、强筋骨、清热、解毒、凉血、防腐，并能矫味
	姜汁	生姜味辛，性温。升腾发散而走表，能发表、温中、散寒、开痰、止呕、解毒。药物经姜汁制后能抑制其寒性，增强疗效，降低毒性
	蜂蜜	蜂蜜生则性凉能清热，熟则性温能补中。甘而平和可解毒，柔而濡泽可润燥，缓可去急能止痛，气味香甜能矫味矫臭；不冷不燥，得中和之气，十二脏腑之病皆宜，故认为其有调和药性之用
	油	麻油味甘，性微寒。具润燥通便、解毒生肌的作用
固体辅料及其作用	麦麸	麦麸味甘、淡，性平。能和中益脾。与药物共制不仅能缓和药物的燥性，增强疗效，还能除去药物不良气味，使药物色泽均匀一致。麦麸还能吸附油质，亦可作为煨制的辅料
	河砂	河砂作为中药炮制的辅料，主要是作中间传热体，因其温度高、传热快，可以使质地坚韧的药物质地酥脆，或使药物膨大鼓起，便于粉碎和利于有效成分的溶出
	稻米	稻米味甘，性平。能补中益气、除烦止渴、止泻痢、健脾和胃。与药物共制，可增强药物疗效，降低刺激性和毒性
	土	灶心土味辛，性温。能温中和胃，止血，止呕，涩肠止泻等。与药物共制后可降低药物的刺激性，增强药物疗效
	滑石粉	滑石粉味甘，性寒。能利尿，清热，解暑。中药炮制往往用滑石粉作中间传热体拌炒药物，便于药物受热均匀
	蛤粉	蛤粉味咸，性寒。能清热，利湿，化痰，软坚。与药物共制可除去药物的腥味，增强疗效

（三）炮制对药物成分的影响

表 1-11　炮制对药物成分的影响

要　点	内　容
对含生物碱类药物成分的影响	各种生物碱对热的稳定性不同。有些生物碱在高温情况下不稳定，还可产生水解、分解等变化。如对于生物碱为毒性成分的中药，草乌、川乌、附子等所含的乌头碱可水解成毒性较小的乌头原碱或乌头次碱。马钱子所含的士的宁可转变为异士的宁或其氮氧化物等，保证用药安全有效 炮制辅料对生物碱类成分会产生多种影响，如酒炙黄连能提高小檗碱及总生物碱的溶出率，又如醋炙延胡索能增加其有效成分延胡索乙素、延胡索甲素等在水中的溶解度，止痛作用增强
对含苷类药物成分的影响	不同的炮制方法和辅料对苷类的影响是多种多样的。酒可提高含苷药物的溶解度，增强疗效。大部分苷类成分易溶于水，常见者如大黄、黄芩、甘草、秦皮等，用水处理时需要特别注意，应尽量少泡多润。一般少用或不用醋处理

要　点	内　容
对含苷类药物成分的影响	另外，苷类成分常与酶共存于植物体中，所以常用炒、蒸、烘或曝晒的方法抑制或破坏酶的活性，保证饮片质量和药效
对含挥发油类药物成分的影响	药物经炮制后，不仅使挥发油的含量发生变化，也使其发生质的变化，如颜色加深，折光率增大，或产生新的成分，有的还可改变药理作用。如荆芥炒炭后，从其所含挥发油中检出 9 种生荆芥油所没有的成分，并具有止血作用。肉豆蔻经煨制后，可增强其所含挥发油对家兔离体肠管收缩的抑制，从而产生涩肠止泻作用。有些药物所含挥发油具有明显的毒性和强烈的刺激性，通过加热炮制可以促使挥发油的挥发，减少挥发油的含量，从而降低其毒性反应。如乳香、没药挥发油对胃有较强的刺激性而致呕，生品多作外用，经炮制除去大部分挥发油后，毒性和刺激性降低，可供内服。又如川楝子、肉豆蔻、小茴香等中药炮制后所含黄樟醚、肉豆蔻内酯等有毒挥发油成分均有所减少
对含鞣质类药物的影响	①以鞣质为主要药效成分的药物，如地榆、大黄、虎杖、石榴皮等，水处理软化切制时应注意少泡多润，减少损失 ②槟榔、白芍等切片时长时间露置空气中表面色泽会泛红，是因所含的鞣质被氧化所致。特别应注意鞣质在碱性溶液中变色更快 ③鞣质遇铁能反应生成墨绿色的鞣酸铁盐沉淀，因而在炮制含鞣质类成分的药物时，不宜用铁器，如何首乌炮制传统"忌铁器"，要求用竹刀净制去皮及切制饮片 ④鞣质不耐热，经加热处理后，会导致鞣质含量降低，如狗脊的砂烫品、单蒸品、酒炙品、盐炙品中鞣质含量都较生狗脊降低 ⑤石榴皮经炒炭后没食子酸和鞣花酸含量较生品增加，产生或增强止血、止泻作用
对含有机酸类药物的影响	①炮制过程中用水处理时宜采用少泡多润的方法，以防止有机酸的流失 ②乌梅经醋蒸后，可使其所含的枸橼酸钾中的枸橼酸游离出米 ③山楂采用炒黄、炒焦法炮制后，部分有机酸被破坏，酸性降低，减少了对胃肠道的刺激 ④有机酸对金属有一定的腐蚀性，炮制含有机酸的中药时应尽量避免和金属容器直接接触，应选择惰性材料
对含油脂类药物的影响	①巴豆油既是有效成分，又是有毒成分，去油制霜后可缓和峻泻作用并降低毒性。制霜前进行加热处理，易于将油脂压榨出来，同时可破坏毒蛋白 ②酸败后的油脂不能再供药用。因此，含油脂类成分的饮片宜低温冷藏，以防走油酸败，如苦杏仁、桃仁等，应特别注意贮藏保管的条件
对含糖类药物的影响	①在软化切制时，一般应尽量少用水处理或少泡多润，尤其要避免与水共热的处理 ②根及根茎类药材地上部分、皮类药材的木质心部分一般含糖类成分较低，净制去除残茎、抽去木心可提高饮片糖类成分的含量，如牛膝、巴戟天等 ③黄芪蜜炙后水溶性多糖含量升高，从而增强了补益作用 ④黄精、生地炮制成酒黄精、熟地后味变甘，与还原糖类成分的增加有关
对含蛋白质、氨基酸类药物的影响	①阿胶用蛤粉烫炒时，肽键断裂，从而使氨基酸含量提高。但温度过高对氨基酸也有一定破坏作用 ②苍耳子、巴豆、白扁豆等含有毒蛋白，通过加热炮制后可达到降低毒性的目的；加热可使蛋白质凝固变性，且大多数氨基酸遇热不稳定，如天花粉、雷丸等宜生用

第
一
章

（续表 1-11）

要　点	内　容
对含蛋白质、氨基酸类药物的影响	③氨基酸在加热炮制的过程中能在少量水分存在的条件下与单糖产生化学反应，生成具有特异香味的环状化合物。如麦芽、稻芽等发芽炒制后变香而具健脾消食作用

（四）炮制对中药药性的影响

表 1-12　炮制对中药药性的影响

要　点	内　容
对四气的影响	①采用与被炮制药物药性相似的辅料或某种炮制方法来增强药效。如用胆汁制黄连，即取其"以寒制寒"。用咸寒的食盐炮制苦寒的知母、黄柏，可增强滋阴降火的作用。以辛热的酒，炮制辛热的阳起石，可增强其温肾助阳的作用 ②采用与被炮制药物药性相反的辅料来炮制可抑制药物偏性，或改变其性能。如以寒凉的胆汁炮制辛温燥烈大的天南星制成胆南星，可除去天南星的燥烈之性及毒性，性味变为苦凉，更宜于痰热惊风抽搐等证。如吴茱萸制黄连，缓和黄连的苦寒之性，使其寒而不滞，并引黄连入气分，清气分湿热，散肝胆郁火
对五味的影响	①可用药味相同的药物或辅料互制，使其药力增强。如以酸制酸的醋制五味子可增其酸涩收敛之性，多用于久咳遗精、泄泻等症；以甘制甘的蜜制百合可增其润肺止咳之功效，蜜制黄芪可增其补中益气之功效；以辛制辛的酒制当归可增强活血散瘀之功效等 ②药味过偏亦会带来不良影响，因此需要通过炮制制约其过偏药性。如以甘制辛的蜜炙麻黄，蜜炙后可缓和辛散之力；以咸制辛的盐炙砂仁，以缓和辛散之性，并引药入肾；姜制厚朴可缓其辛辣棘咽之性；山楂酸性较强，恐损齿伤筋，炒黄、炒焦可缓其酸性等。多种炮制方法均可制其太过，避免对人体造成不利的影响
对升降浮沉的影响	①炮制可增强药物的作用趋向。如黄芩既能清肺热，又能清大肠之热，酒炙后专于清肺热、头目之热。知母生品苦寒滑利，泻火之力较强，能清肺凉胃、泻火通便，盐炙可导药下行，专入肾，能增强滋阴降相火的功效，多用于肾虚火旺等证 ②炮制可改变药物作用趋向。药物经炮制后，由于性味的变化，作用趋向也发生改变。如大黄生品苦寒，气味重浊，直达下焦，泻下作用强而伤胃气，酒制后性缓，借酒上行，可清上焦实热。又如砂仁生用，行气调中力强，经盐制后，引性味入下焦，增强入肾的作用，以降气、安胎、温肾为主
对归经的影响	①药物炮制前后归经有所改变。如生姜主归肺、胃经，以发散风寒、和中止呕为主；干姜主归脾、肾经，则以暖脾胃、回阳救逆为主；煨姜主入胃经，以和中止呕为主；姜炭主入血分，以温经止血为主 ②采用不同性味的辅料炮制药物，可起到引药归经的作用。如川芎、乌梢蛇等，多用酒制，增强入血分达活血止痛、活血通络、祛风除湿的作用；香附、柴胡等，多用醋制以增强入肝经的作用，发挥疏肝理气、行气止痛之效；黄连、草果等，多用姜制，以增强归脾、胃经的作用，发挥止咳化痰、温胃止呕之效；巴戟天、知母等，多用盐制以增强入肾经的作用，发挥固精壮阳、滋阴泻相火之效；枇杷叶、黄芪等多用蜜制以增强归脾、肺经的作用，发挥润肺止咳平喘、补中益气之效

（续表 1-12）

要　点	内　容
对药物毒性的影响	很多中药有毒，必须经过炮制，以降低毒性，才能保证中医临床用药安全有效。如巴豆去油制霜，川乌、草乌加水煮制，马钱子砂烫炮制，半夏用明矾、生姜等辅料炮制等

四、中药配伍和方剂

（一）中药的配伍及应用原则

表 1-13　中药的配伍及应用原则

要　点	内　容	
配伍目的	扩大治疗范围，增强治疗效能，减少不良反应，适应复杂病情	
单味药配伍	七情配伍的内容： ①单行：是指应用单味药就能发挥预期治疗效果，不需其他药辅助。如独参汤，人参单用补气固脱等 ②相须：是指性能相类似的药物合用，可使其原有疗效得到增强。如石膏配知母可增强清热泻火效果等 ③相使：即性能功效有某种共性的两药同用，一药为主，另一药为辅，辅药可增强主药之疗效。如茯苓能增强黄芪的补气利水效果等 ④相畏：即一种药物的毒烈之性，可被另一种药物减轻或消除。如半夏畏生姜 ⑤相杀：即一种药物可减轻或消除另一种药物的毒烈之性。如生姜杀半夏 ⑥相恶：即两药合用，一种药物可使另一种药物原有功效降低，甚至丧失。如人参恶莱菔子 ⑦相反：即两种药物合用，可产生或增强毒害反应。如乌头反半夏等 在药物七情中，单行既不增效或减毒，也不增毒或减效，临床可据情酌选；相使、相须表示增效，要充分利用临床用药；相畏、相杀表示减毒，使用毒烈药时要考虑选用；相恶表示减效，用药时应注意；相反表示增毒，原则上来说应绝对禁止	
中成药配伍	功似配伍	即指将两个或两个以上功效相似的中成药同用，以增强药效的用药方法
	功异配伍	即指将两个或两个以上功效相异的中成药同用，以适应复杂病情的用药方法

（二）方剂与组方原则

表 1-14　方剂与组方原则

要　点		内　容
组方原则	君药	即对处方的主病或主证起主要治疗作用之药
	臣药	①是辅助君药加强治疗主证和主病之药 ②是针对兼证或兼病起治疗作用之药。其药力小于君药
	佐药	①为佐助药，即协助君、臣药加强治疗作用，或直接治疗次要兼证之药 ②为佐制药，即用以消除或减缓君药、臣药的烈性或毒性之药 ③为反佐药，即与君药药性相反而又在治疗中起相成作用之药

（续表 1-14）

要　点		内　容
组方原则	使药	①是引经药，即引方中诸药直达病所之药 ②是调和药，即有调和诸药之用，使其合力驱邪
组成变化	药味加减变化	此变化方法主要用于临床选用成方，目的是使之更加切合新病情。药味的增减变化概括来说有两点： ①佐使药的加减，不会改变方剂的功能 ②臣药的加减（麻黄汤－桂枝＝三拗汤，麻黄汤＋白术＝麻黄加术汤），配伍关系改变，方剂功能亦改变。在对成方进行加减时，不能减去君药。不然就不能称为某方加减，而应叫作另行组方了
	药量加减变化	此变化是指方剂的药物组成不变，但各药的用量有改变，使其主治病证和功能亦随之变化，如四逆汤与通脉四逆汤，小承气汤与厚朴三物汤。药量是用来标识药力的，此时方剂的药物组成虽然相同，但因方中各药的用量不同，药力因此便分大小，配伍关系就有了君臣佐使的变化，所以其主治病证与功能也随之有别
	剂型更换变化	中药制剂各有特点，种类较多。于同一方剂中，其作用可因配制的剂型不同而不同。但此种差异不过是药力峻缓与大小的区别，在主治病情上有缓急轻重之分罢了。如理中丸与人参汤，抵当汤与抵当丸
	三者关系	方剂之药味加减、药量增减、剂型更换都会对功能产生不同的影响，尤其是主要药的更易与药量的增减，会使其君臣的配伍关系改变，从而使作用的部位和药物的性能发生改变，其功能与主治便也不同了

五、中药化学成分

表 1-15　中药化学成分

要　点	内　容
中药化学成分的结构类型	中药化学成分的主要结构类型包括：香豆素类化合物、醌类化合物、苯丙素类化合物、木脂素类化合物、黄酮类化合物、有机酸、强心苷、萜类化合物、生物碱、甾体皂苷、鞣质和三萜皂苷等
中药化学成分的理化性质	中药化学成分的理化性质研究包括：碱性、酸性、挥发性、旋光性、水中溶解性、有机溶剂中溶解性、性状、发泡性、溶血性、荧光性质、显色反应、沉淀反应、氧化还原反应、酶解反应、水解反应等
中药化学成分的提取分离方法	提取	从药材中提取化学成分的方法有：溶剂法、水蒸气蒸馏法（适用于具有挥发性的、能随水蒸气蒸馏而不被破坏，且难溶或不溶于水的化学成分的提取）及升华法（中药中有一些成分具有升华的性质，如樟木中的樟脑、茶叶中的咖啡因等，能利用升华法直接从中药中提取出来）等。常用的方法有：渗漉法（消耗溶剂量大、费时长，操作比较麻烦）、浸渍法（适用于有效成分遇热不稳定的或含大量淀粉、树胶、果胶、黏液质中药的提取。但提取液易于发霉变质，需加入适量的防腐剂）、煎煮法（含挥发性成分或有效成分遇热易分解的中药材不宜用煎煮法）、连续回流提取法（弥补了回流提取法中溶剂消耗量大，操作麻烦的不足。常用索氏提取器提取，但此

要　点		内　容
中药化学成分的提取分离方法	提取	法耗时较长）、回流提取法（对热不稳定的成分不宜用回流提取法，且溶剂消耗量大，操作麻烦）、超临界流体萃取法（能选择性地把极性大小、沸点高低和分子量大小的不同成分依次萃取出来。最常作为超临界流体使用的是二氧化碳）和超声提取法（不会改变有效成分的化学结构，并可缩短提取时间，提高提取效率）等
	分离与精制	①根据物质溶解度差别进行分离。如结晶法、重结晶法、水提醇沉法、醇提水沉法等 ②根据物质在两相溶剂中的分配比不同进行分离。如液－液萃取法、pH 萃取法、柱色谱法等 ③根据物质的吸附性差别进行分离。如硅胶吸附色谱法（物理吸附）、氧化铝吸附色谱法（物理吸附）、活性炭吸附色谱法（物理吸附）、聚酰胺吸附色谱法（半化学吸附）、大孔树脂吸附色谱法、高效液相色谱法等 ④根据物质分子大小差别进行分离。如凝胶色谱法、膜分离法、大孔树脂色谱法等 ⑤根据物质解离程度不同进行分离。如离子色谱法 ⑥根据物质的沸点进行分离。如分馏法
中药化学成分的结构鉴定方法		（1）化合物的纯度测定：主要采用各种色谱方法，如高效液相色谱法（HPLC）、气相色谱（GC） （2）化合物的结构研究方法： ①质谱（MS）：可用于确定分子量及求算分子式和提供其他结构信息 ②红外光谱（IR）：鉴别许多特征官能团，如羟基、氨基以及重键（如 C=C、C≡C、C=O、N=O）、芳环等 ③紫外-可见吸收光谱（UV-Vis）：用于分子中含有共轭双键、α,β-不饱和羰基（醛、酮、酸、酯）结构的化合物以及芳香化合物的结构鉴定 ④核磁共振谱（^{1}H-NMR、^{13}C-NMR）：^{1}H-NMR 可以提供分子中质子的类型、数目及相邻原子或原子团的信息
中药化学成分与药效物质基础研究的作用和意义	中药化学成分研究的意义	①阐明中药的药效物质基础，探索中药防治疾病的原理 ②中药化学成分是遣药组方的物质基础 ③改进中药制剂剂型，使临床疗效提高 ④控制中药及其制剂的质量 ⑤为中药炮制提供现代科学依据 ⑥开发新药、扩大药源 ⑦结构修饰、合成新药
	中药化学成分在中药质量控制中的作用	在中药质量控制中，中药化学的作用主要体现在中药指纹图谱中各种色谱法、光谱法、核磁共振波谱、X 射线衍射法、质谱及其联用技术、DNA 分子诊断技术等现代分析技术的运用 中药化学指纹图谱是目前主要常用的方法，尤其是色谱和光谱联用技术。最常用的光谱是红外光谱（IR），最常用的色谱是薄层色谱（TLC）、气相色谱（GC）、高效液相色谱（HPLC）和毛细管电泳（CE），近来又出现了 X 射线粉末衍射指纹图谱

六、中药剂型

（一）剂型分类

表 1-16　剂型分类

要　点	内　容
按剂型的物态分类	①液体剂型：如糖浆剂、搽剂、露剂、注射剂、合剂、涂膜剂、汤剂、酒剂等 ②固体剂型：如片剂、丸剂、散剂、颗粒剂、胶囊剂、锭剂、膜剂等 ③半固体剂型：如凝胶剂、软膏剂、糊剂等 ④气体剂型：如喷雾剂、气雾剂等
按药物的分散状态分类	①真溶液型药物剂型：如甘油剂、醑剂、芳香水剂、溶液剂等 ②胶体溶液型药物剂型：如涂膜剂、胶浆剂等 ③乳浊液型药物剂型：如静脉注射用乳剂、部分搽剂、口服乳剂等 ④混悬液型药物剂型：如洗剂、混悬剂等 汤剂、合剂常包含多分散体系
按制法分类	①浸出药剂：如合剂、汤剂、酊剂、酒剂、浸膏剂与流浸膏剂等 ②无菌制剂：如滴眼剂、注射剂
按给药途径和方法分类	①经口服给药的剂型：汤剂、合剂、糖浆剂、丸剂、片剂等 ②经直肠给药的剂型：灌肠剂、栓剂等 ③经注射给药的剂型：静脉、肌内、皮内、皮下、穴位注射剂 ④呼吸道给药的剂型：气雾剂、吸入剂等 ⑤经皮肤给药的剂型：洗剂、搽剂、软膏剂、贴膏剂、涂膜剂、糊剂、硬膏剂、贴剂等 ⑥经黏膜给药的剂型：滴眼剂、舌下片剂、含漱剂、滴鼻剂、口腔膜剂等

（二）剂型与疗效关系

表 1-17　剂型与疗效关系

要　点	内　容
剂型可改变药物的作用性质	如硫酸镁口服制剂为泻下制剂，而静脉注射则为镇静、解痉制剂
剂型可改变药物的作用速率	同一种药物因剂型、给药方式不同，会出现不同的作用速率，通常不同剂型、不同给药方式的药物起效快慢顺序为：静脉注射＞吸入给药＞肌内注射＞皮下注射＞直肠或舌下给药＞口服液体制剂＞口服固体制剂＞皮肤给药
剂型可改变药物的安全性	中药制剂的使用安全风险的高低顺序通常为静脉注射＞肌内注射＞口服给药＞外用给药，因此，能够选择口服给药剂型时，一般不选择注射给药；能够选择肌内注射给药剂型时，一般不选择静脉注射给药剂型 此外，还可利用制备成缓控释剂型以控制药物的释放速率，实现长效给药目的。利用靶向给药技术实现药物的靶向治疗目的

（三）剂型选择的原则

表 1-18　剂型选择的原则

要　点	内　容
满足药物性质的需要	一般而言对于在胃肠道中不稳定、对胃肠道有刺激性、不被胃肠道吸收的药物，或因肝脏首过效应易失效者均不宜设计为口服制剂；对于在溶液状态下稳定性差、易降解的药物，可制成注射用冻干粉针剂，如天花粉蛋白注射液等
满足临床治疗疾病的需要	如急症患者，要求奏效迅速，宜选用注射剂、气雾剂、舌下片、滴丸等速效剂型；而慢性病患者，用药宜缓和、持久，应选用丸剂、片剂、膏药及长效缓释制剂等；皮肤疾患一般可用软膏剂、涂膜剂、洗剂、搽剂等剂型；而某些腔道病变，可选用栓剂、条剂、线剂等
满足服用、携带、生产、运输和贮藏的方便性	在满足"五方便"要求的同时，还得兼顾成本和药物经济性

七、中药体内过程及中药药理毒理

（一）中药体内过程及其影响因素

表 1-19　中药体内过程及其影响因素

要　点	内　容
吸　收	（1）生理因素 ①胃肠液的成分和性质 ②胃排空速率 ③其他：消化道吸收部位血液或淋巴循环的途径及其流量大小、胃肠本身的运动以及食物等，均可能影响药物的口服吸收 （2）药物因素 ①药物的脂溶性和解离度 ②药物的溶出速度 （3）剂型因素 ①固体制剂的崩解与药物溶出 ②剂型：剂型不同，其给药途径也不相同。通常不同给药途径的药物吸收显效快慢的顺序为：静脉＞吸入＞肌内＞皮下＞舌下或直肠＞口服＞皮肤；口服制剂药物吸收速度快慢的顺序是：溶液剂＞混悬剂＞胶囊剂＞片剂＞包衣片 ③制剂处方及其制备工艺
分　布	药物的分布系指药物吸收后，由循环系统运送至体内各脏器组织的过程。影响药物分布的因素主要有以下几个方面： ①药物与血浆蛋白结合的能力 ②血液循环和血管透过性 ③药物与组织的亲和力 ④血-脑屏障与血-胎屏障：随着胎儿的长大，药物的通透性增加；孕妇严重感染、中毒或其他疾病时，胎盘屏障作用降低

（续表 1-19）

要　点	内　容
代　谢	药物的代谢系指药物在体内发生化学结构改变的过程。影响药物代谢的主要因素有以下方面： ①给药途径 ②给药剂量与体内酶的作用 ③生理因素：性别、年龄、个体差异、饮食及疾病状态等
排　泄	排泄系指体内的药物及其代谢产物从各种途径排出体外的过程。药物及其代谢产物主要经肾排泄，其次是胆汁排泄。也可由乳汁、唾液、汗腺等途径排泄

（二）药物动力学常用参数及临床意义

表 1-20　药物动力学常用参数及临床意义

要　点		内　容
药物动力学的含义与研究内容	含义	药物动力学是应用动力学的原理，定量地描述药物通过各种途径进入体内的吸收、分布、代谢和排泄等过程的动态变化规律的科学
	研究内容	①研究药物在体内经时量变过程和药物动力学模型 ②发展新的药物动力学模型和药物动力学参数解析方法 ③探讨药物动力学参数与药物效应之间的关系 ④探讨药物动力学与药效动力学的关系 ⑤研究药物制剂体外的动力学特征与体内动力学过程的关系
药物动力学常用术语		隔室模型：药物动力学研究往往用"隔室模型"模拟机体系统，根据药物在体内分布速度的差异，将机体划分为若干隔室或房室。同一隔室中药物处于动态平衡的"均一"状态，但并不意味着浓度相等，最简单的是"单室模型"，较复杂的有"双室模型"和"多室模型" ①单室模型：药物进入机体后，可迅速、均匀分布到机体各部位，在各组织、器官和体液中处于动态平衡的"均一"状态，可把整个机体看作一个单一的隔室，这种模型称为单室模型 ②双室模型：药物进入机体后，可迅速分布进入机体的某些部位，但对另外一些部位则需要一段时间才能完成分布。因此，按药物转运速度可将机体划分为药物分布均匀程度不同的两个隔室，即双室模型

（三）常用的药物动力学参数

表 1-21　常用的药物动力学参数

要　点	内　容
速率常数	速率常数是描述药物转运（消除）速度的重要的动力学参数。
生物半衰期（$t_{1/2}$）	生物半衰期是指体内药量或血药浓度消除一半所需要的时间。生物半衰期是衡量一种药物从体内消除速度的参数
表观分布容积（V）	表观分布容积是体内药量与血药浓度间关系的一个比例常数，用 V 表示。表观分布容积无直接的生理意义，所表达的表观意义为： ①如果药物按血药浓度在体内均匀分布时所需体液的容积，其大小则反映了药物的

要　点	内　容
表观分布容积（V）	分布特性。一般情况下，极性或水溶性大的药物，不易透过毛细血管壁，而血药浓度较高的，表观分布容积却较小 ②亲脂性药物在血液中浓度较低时，表观分布容积通常较大，很多时候还超过体液总体积。对于一个药物来说，表观分布容积是个确定的值
体内总清除率（TBCL）	体内总清除率或清除率（clearance）是指单位时间内从机体或器官能清除掉相当于多少体积的体液中的药物 清除率常用 Cl 表示，单位为：体积·时间$^{-1}$
生物利用度	生物利用度是指药物吸收进入血液循环的程度与速度。生物利用度包括两方面的内容：生物利用程度与生物利用速度 试验制剂与参比制剂的血药浓度－时间曲线下面积（AUC）的比率称为相对生物利用度。当参比制剂是静脉注射剂时，则得到的比率为绝对生物利用度 生物利用度的评价指标：C_{max}、t_{max} 和 AUC
生物等效性	生物等效性是指含有相同活性物质的两种药品药学等效或药剂学可替代，并且它们在相同摩尔剂量下给药后，生物利用度（速度和程度）落在预定的可接受限度内，即两种制剂具有相似的安全性和有效性 对药物动力学主要参数（如 AUC、C_{max}）进行统计分析，可做出生物等效性评价。生物等效性评价进行统计分析时，先将数据做对数转换，采用方差分析法考察药动学参数，将方差分析模型获得的对数坐标上制剂间差异的置信区间进行转换，从而获得原坐标上期望的置信区间。普通剂型单剂量给药测定的生物等效性试验中，对于参数 AUC$_{(0 \to t)}$ [有时为 AUC$_{(0 \to 72h)}$] 和 C_{max}，参比和受试药物几何均值比的 90% 置信区间应落在接受范围 80.00% ～ 125.00% 之内；对于治疗指数窄的药物，AUC 的可接受区间缩窄为 90.00% ～ 111.11%，在 C_{max} 对安全性、药效或药物浓度检测特别重要的情况下，C_{max} 的接受限也应为 90.00% ～ 111.11%；对于高变异性药物，若认为 C_{max} 差异较大不影响临床且临床有充分理由的，C_{max} 接受范围则可放宽在 69.84% ～ 143.19% 内

（四）中药药理、毒理作用特点

1. 中药药理学

（1）中药药理作用特点

表 1-22　中药药理作用特点

要　点		内　容
中药药理作用与功效的一致性与差异性	一致性	①解表药的发散表邪之功效与其发汗、解热、抗病原微生物、抗炎、镇痛作用相联系，是其解除表证（多见于上呼吸道感染）的药理学依据 ②祛风湿药的抗炎、镇痛作用与其祛风、散寒、除湿功效相关，是治疗痹证（多见于风湿性关节炎或类风湿关节炎）的药理学依据 ③活血化瘀药具有改善血液流变学、改善血流动力学、改善微循环、抗血

（续表 1-22）

要　点		内　容
中药药理作用与功效的一致性与差异性	一致性	栓的药理作用，此作用是其活血化瘀之功效的体现，是治疗血瘀证（多见于心脑血管疾病）的药理学依据
	差异性	①葛根具有抗心肌缺血、抗心律失常、降血压、改善脑循环、增强学习记忆等作用，与其解肌退热、除烦止渴功效无明显相关性，此作用是近年来药理研究的新发现 ②黄连的主要功效是清热燥湿、泻火解毒，除抗病原体、抗毒素、解热、抗炎、抗肿瘤作用与功效密切相关外，其他药理作用如抗心律失常、降血压、抑制血小板聚集、抗心肌缺血等是现代对黄连作用的新认识 ③五味子的保肝作用，枳实和青皮静脉给药的升压、抗休克作用，都是对中药功效拓展的体现形式
中药药理作用的多样性		①人参含有皂苷、多糖、挥发油、氨基酸、多肽、有机酸等，功效为大补元气、益气固脱、补脾益肺、生津、安神益智等；现代研究表明其药理作用广泛，有增强免疫功能、改善学习记忆能力、强心、增强肾上腺皮质功能、促进核酸及蛋白质合成、延缓衰老等作用 ②三七含有皂苷、黄酮、三七氨酸、挥发油、多糖及各种微量元素等，具有止血和抗血栓、抗脑缺血和心肌缺血、降血压、抗心律失常、增强免疫功能、调节代谢等多种作用 ③茯苓含有多糖、茯苓素等成分，其中茯苓多糖体（茯苓多糖、羧甲基茯苓多糖、羟乙基茯苓多糖）具有增强免疫功能作用；茯苓素能拮抗醛固酮活性，发挥利尿作用；茯苓多糖体及茯苓素均有抗肿瘤作用
中药药理作用的双向性		①人参具有兴奋和抑制中枢作用，其中 Rg 类有中枢兴奋作用，而 Rb 类则有中枢抑制作用。人参还具有调节血糖的作用，对糖尿病动物的高血糖有降低作用，而对注射胰岛素诱发的血糖降低则有回升作用，主要成分与人参皂苷、人参多糖、人参多肽有关 ②麝香对中枢神经系统的作用也表现双向性，对处于抑制状态的中枢有明显的兴奋作用，对处于兴奋状态的中枢则起抑制作用，麝香酮是其活性成分 ③甘草对免疫功能也表现出双向性，对低下的免疫功能有增强作用，对异常的免疫反应又有抑制作用 ④枳实、厚朴对痉挛状态的胃肠平滑肌有松弛作用，而对松弛状态的胃肠平滑肌有兴奋作用 ⑤当归具有调节子宫平滑肌的作用，其挥发油对子宫平滑肌收缩有对抗作用，而水溶性及醇溶性的非挥发性成分则呈兴奋作用
中药量效关系的复杂性		①栀子苷中剂量能延长热刺激小鼠痛觉反应时间，高、低剂量却无效；栀子苷高、低剂量能减少醋酸引起的小鼠扭体次数，中剂量却无效；栀子苷中、低剂量能抑制小鼠耳肿胀，高剂量却无效 ②人参水提物低剂量能降低血清甘油三酯，中、高剂量组不明显 ③巴戟天醇提物对骨髓基质细胞增殖的促进作用以中剂量最明显，高剂量次之

（2）中药药理研究为中药临床应用提供科学依据

具体内容见表 1-23。

表 1-23 中药药理研究为中药临床应用提供科学依据

要 点	举 例
中药药理学研究为中药功效提供科学依据	药理研究表明，麻黄水溶性提取物、麻黄挥发油、麻黄碱、L-甲基麻黄碱等均有发汗作用；麻黄碱、伪麻黄碱、麻黄挥发油是其平喘的有效成分，可兴奋支气管平滑肌的 β 受体，使平滑肌松弛；尚可直接兴奋支气管黏膜血管平滑肌的 α 受体，减轻支气管黏膜水肿；还可促进肾上腺素能神经末梢和肾上腺髓质嗜铬细胞释放递质而间接发挥拟肾上腺素作用；也可阻止过敏介质释放，从而具有平喘作用，为麻黄临床用于感冒发热、咳嗽气喘提供了科学依据
中药药理学研究为辨病辨证论治提供依据	中医治疗眩晕证，若属于高血压患者，在遣药用方中，首选平肝潜阳的中药，如天麻、钩藤、罗布麻、杜仲、桑寄生等组成方剂，更具有针对性和优越性。此外，2 型糖尿病可以出现诸多并发症，如糖尿病心病，可配合选择丹参、川芎、红花、降香、三七等活血化瘀、扩冠止痛的药物
中药药理学研究为中医辨证论治加特效药提供依据	红曲具有抑制胆固醇合成，影响体内胆固醇和甘油三酯的代谢，抑制动脉粥样硬化及脂质在肝脏沉积的作用，功效与他汀类药物相似，但无明显的肝脏损害作用，因此，在中医治疗痰浊瘀阻型高脂血症的遣药组方过程中，红曲可作为必选中药。再如湿热瘀阻型肝炎患者的治疗中，五味子也是必选中药之一，因为其所含的五味子素具有降低转氨酶的作用
中药药理学研究为临床用药宜忌提供参考	麝香、红花、蒲黄等能兴奋子宫，孕期均应避免服用；麝香小剂量对中枢神经系统具有兴奋作用，大剂量则抑制，对麝香用于开窍醒神的剂量提供借鉴和印证

2. 中药毒理学

中药毒理学是在传统中医药理论指导下，由中药学、毒理学和毒代动力学等多学科交叉而成的学科。对有毒中药的毒理研究，主要阐明中药的毒性作用机制、用药剂量、有毒成分的含量及限量测定等，并规定出大毒、小毒及有毒中药的 LD_{50} 或最大给药量的范围等，确定每种有毒中药的主要毒性成分及次要成分，以及这些物质在体内可能的存在状态和作用靶点，以指导临床合理使用中药。同时，搞清中药中毒的机制，明确中毒诊断，确定合理的解救措施，从而保证安全用药。

第二节 中药药品标准

一、我国药品标准的组成

（一）药品标准组成

表 1-24 药品标准组成

要 点	内 容
《中国药典》	①国务院药品监督管理部门颁布的《中国药典》和药品标准为国家药品标准 ②《中国药典》（一部）收载了药材和饮片、植物油脂和提取物、成方制剂和单味制剂的标准

（续表 1-24）

要　点	内　容
部 / 局颁标准	是原卫生部或国务院药品监督管理部门组织国家药典委员会对不同企业的药品注册标准进行统一规范后的药品标准
进口药材标准	进口的药材应当符合国家药品标准。《中国药典》现行版未收载的品种，应当执行进口药材标准；《中国药典》现行版、进口药材标准均未收载的品种，应当执行其他的国家药品标准。少数民族地区进口当地习用的少数民族药药材，尚无国家药品标准的，应当符合相应的省、自治区药材标准
药品注册标准	药品注册标准是国家药品监督管理局在审批药品时，批准的发给申请人特定药品的质量标准。药品注册标准应当符合《中国药典》通用技术要求，不得低于《中国药典》的规定。申报品种的检测项目或者指标不适用《中国药典》的，申请人应当提供充分的支持性数据
省、自治区、直辖市中药材标准	其所载品种和内容若与《中国药典》或部 / 局颁标准有重复或矛盾时，首先应按《中国药典》执行，其次按部 / 局颁标准执行
省、自治区、直辖市中药饮片炮制规范	是对国家药品标准中未收载的地方临床习用饮片品规和炮制方法的补充，是地方饮片加工、生产、经营、使用、检验、监督管理的法定依据
企业标准	企业药品标准中的检验项目同于该药品的注册标准，但指标限度的要求须等于或高于注册标准

（二）《中国药典》的构成

《中国药典》由凡例、正文、通则构成。

1.《中国药典》凡例的基本内容和要求

"凡例"是正确使用《中国药典》进行药品质量检定的基本原则，是对《中国药典》正文、通则及与质量检定有关的共性问题的统一规定，"凡例"中的有关规定同样具有法定的约束力。

（1）名称与编排

药材和饮片的名称包括：中文名、汉语拼音名及拉丁名（其中药材和饮片拉丁名排序为属名或属名 + 种加词在先，药用部位在后）。

（2）对照品、对照药材、对照提取物、标准品

以上标准物质均应附有使用说明书、标明批号、用途、使用期限、贮存条件和装量等。

（3）精确度：取样量的准确度和试验精确度

①称重或量取的量：其精确度可根据数值的有效数位来确定。如："精密称定"系指称取重量应准确至所取重量的千分之一；"称定"是指称取重量应准确至所取重量的百分之一。

②"精密量取"系指量取体积的准确度应符合国家标准中对该体积移液管的精确度要求。

样品数	称取重量
0.1g	0.06 ～ 0.14g
2g	1.5 ～ 2.5g
2.0g	1.95 ～ 2.05g
2.00g	1.995 ～ 2.005g

供试品与试药等"称重"或"量取"的量

"量取"系指可用量筒或按照量取体积的有效数位选用量具；取用量"约"若干时，系指取用量不超过规定量的 ±10%。

③恒重：系指供试品连续两次干燥或炽灼后称重的差异在 0.3mg 以下的重量；干燥至恒重的第二次及以后各次称重均应在规定的条件下继续干燥 1 小时后进行；炽灼至恒重的第二次称重应在继续炽灼约 30 分钟后进行。

④试验中规定"按干燥品计算"时，应取未经干燥的供试品进行试验，并将计算中的取用量按【检查】项下测得的干燥失重扣除。

⑤"空白试验"为不加供试品或以等量溶剂替代供试液的情况下，按同法操作所得到的结果。

⑥试验温度：未注明者为室温；标准为 25℃ ±2℃。

2.《中国药典》正文项下根据品种和剂型不同，按顺序可分别列有：品名、来源、处方、制法、性状、鉴别、检查、浸出物、特征图谱或指纹图谱、含量测定、炮制、性味与归经、功能与主治、用法与用量、注意、规格、贮藏、制剂、附注等。

3. 通则：通则主要收载制剂通则、通用检测方法和指导原则。

二、中药质量标准内容

中药质量标准主要包含真实性鉴定、安全性检查、有效性评价等内容，其检验工作主要以中药质量标准检验通则为依据和方法支持。

（一）中药的真实性鉴定

1. 基原鉴定

（1）观察植物形态。　　　　（2）核对文献。　　　　（3）核对标本。

2. 性状鉴别

（1）药材

表1-25　药　材

要　点	内　容
形　状	传统的经验鉴别术语形象生动，易懂好记，如党参根顶端具有的瘤状茎残基术语称"狮子头"，防风的根头部具有的横环纹习称"蚯蚓头"，海马的外形鉴定术语称"马头蛇尾瓦楞身"等
大　小	是指药材的长短、粗细（直径）和厚度
色　泽	色泽通常能够反映药材的质量，如黄芩主要含黄芩苷、汉黄芩苷等，保管或加工不当，黄芩苷在黄芩酶的作用下水解成葡萄糖醛酸与黄芩素。黄芩素具 3 个邻位酚羟基，易氧化成醌类而显绿色，因此黄芩由黄变绿后质量降低
表面特征	龙胆根头部表面具有明显的横环纹，而坚龙胆没有，这一特征是鉴别两者的重要依据
质　地	以薄壁组织为主，结构较疏松的药材一般较脆或较松泡，如南沙参、生晒参等；富含淀粉的显粉性，如山药、半夏等；含纤维多的则韧性强，如桑白皮、葛根等；含糖、黏液多的一般黏性大，如黄精、地黄等；富含淀粉、多糖成分的经蒸、煮糊化干燥后常质地坚实，半透明，呈角质状，如红参、延胡索、天麻等
断　面	如"菊花心"是指药材断面维管束与较窄的射线相间排列成细密的放射状纹理，形如开放的菊花，如黄芪、甘草、白芍等；"车轮纹"是指药材断面维管束与较宽的射线相间排列成稀疏整齐的放射状纹理，形如古代木质车轮，如防己、青风藤等；"朱砂点"是指药材断面散在的红棕色油点，如茅苍术。断面还可以反映出异常构造的特征，如

（续表1-25）

要点	内容
断面	大黄的"星点"（髓部异型维管束）；牛膝与川牛膝的"筋脉点"（同心环点状异型维管束）；何首乌的"云锦状花纹"（皮部异型维管束）；商陆的"罗盘纹"（同心环型异型维管束）等，这些特征在鉴别药材时非常有意义
气	如阿魏具强烈的蒜样臭气，檀香、麝香有特异芳香气等。伞形科、唇形科的中药常因含挥发油，有明显而特殊的香气，如白芷、当归、薄荷、广藿香、紫苏等。花类中药常具蜜腺，含挥发油，香气宜人。木类中药大多有树脂及挥发油而有特殊香气，如沉香、檀香、降香等。有的中药具有香气成分，如牡丹皮、徐长卿含丹皮酚，具有特殊香气，香加皮含甲氧基水杨醛也具有特殊香气
味	如乌梅、木瓜、山楂含有机酸以味酸为好；甘草含甘草甜素、党参含糖，以味甜为好；黄连、黄柏含小檗碱，以味苦为好；干姜含姜辣素而味辣；海藻含钾盐而味咸；地榆、五倍子含鞣质而味涩。如果味感改变，就要考虑品种和质量是否有问题。口尝时可取少量有代表性的药材在口里咀嚼约1分钟，使舌的各部位都接触到药液，或加开水浸泡后尝浸出液。有毒药材，如川乌、草乌、半夏、白附子等需尝味时，取样要少，尝后要立即吐出漱口，洗手，以免中毒
水试	如西红花加水浸泡后，水液染成黄色，药材不变色；秦皮水浸，浸出液在日光下显碧蓝色荧光；苏木投热水中，水显鲜艳的桃红色；葶苈子、车前子等加水浸泡，则种子变黏滑，且体积膨胀；小通草（旌节花属植物）遇水表面显黏性；熊胆粉投入清水杯中，即在水面旋转并呈黄色线状下沉而短时间内不扩散；哈蟆油用温水浸泡，膨胀度不低于55
火试	如降香微有香气，点燃则香气浓烈，有油状物流出，灰烬白色；海金沙火烧有爆鸣声且有闪光；青黛火烧产生紫红色烟雾等

（2）饮片

表1-26 饮 片

要点	内容
形状	植物类药材制成饮片后，根及根茎、木本茎大多为类圆形切片，如甘草饮片；草本茎多为段状，如金钱草饮片；皮类常为弯曲或卷曲的条片状，如肉桂饮片；叶类一般为丝条状，如枇杷叶饮片，或保持原形，或碎片状，或皱缩；果实、种子一般为类圆球形，体积大者常切成类圆形片状等，如山楂饮片
规格	①片：极薄片0.5mm以下，薄片1～2mm，厚片2～4mm ②段：短段5～10mm，长10～15mm ③块：8～12mm的方块 ④丝：细丝2～3mm，宽丝5～10mm
表面	切片的饮片可分为外表面和切面。切面： ①饮片切面显环纹和放射状纹理，如丹参、羌活饮片；放射状纹理的密疏形成了"菊花心"，如黄芪、甘草饮片；或"车轮纹"，如防己、大血藤饮片；黄芪、板蓝根、桔梗饮片切面皮部白色，木部黄色，习称"金井玉栏"。商陆饮片由多层同心环构成"罗盘纹"；何首乌饮片皮部显"云锦状花纹"。狗脊、绵马贯众的饮片叶柄基部分体中柱环列，紫萁贯众饮片叶柄基中柱"U"字形 ②木质藤本植物导管较粗大，饮片切面上显"针眼"，如川木通、鸡血藤饮片。树皮

要 点	内 容
表 面	中韧皮部纤维束或石细胞群与薄壁组织相间排列，则皮类中药饮片切面显层状结构，如黄柏、秦皮饮片 ③分泌组织在切面上也是重要的鉴别特征，如人参、三七、西洋参具树脂道，饮片皮部具棕黄色小点；苍术具大型油室，饮片显"朱砂点"；鸡血藤具分泌细胞，饮片皮部有树脂样红棕色分泌物等
色 泽	如天花粉饮片切面白色，黄柏饮片切面鲜黄色，玄参饮片切面黑色，麻黄饮片切面有"朱砂心"，槟榔饮片切面具"大理石样花纹"等。炮制加工方法对饮片色泽影响很大
质 地	以薄壁组织为主，结构较疏松的饮片一般较脆或较松泡，如丹参、甘松、南沙参、生晒参的饮片；淀粉多的饮片呈粉性，如白芷、浙贝母饮片；含纤维多的饮片则韧性强，如葛根、桑白皮饮片；含糖、黏液多的饮片一般黏性大，如玉竹、天冬饮片；富含淀粉、多糖成分的饮片经蒸煮糊化、干燥后呈角质状，如红参、淡附片、延胡索、天麻的饮片等。蜜制的饮片常有黏性，如炙甘草、炙黄芪、蜜麻黄等
断 面	以薄壁组织、淀粉为主的饮片折断面一般较平坦，如牡丹皮饮片；含纤维多的饮片具纤维性，如厚朴饮片；含石细胞多的饮片呈颗粒性，如木瓜饮片；纤维束或石细胞群与薄壁组织相间排列，即有硬韧部与软韧部之分，饮片常现层状裂隙，可层层剥离，如苦楝皮、黄柏的饮片；木类中药主要由木纤维组成，质硬，饮片折断面常呈刺状，如沉香、苏木的饮片；含淀粉的饮片折断时粉尘飞扬，如山药、川贝母饮片；含硬橡胶成分的饮片折断时有白色胶丝，如杜仲饮片。炒制的饮片常有焦斑，如麸炒白术、酒大黄、醋甘遂、米炒党参等
气	中药饮片的气，不仅与原药材的气有关，还与饮片的炮制方法、炮制辅料有关
味	与中药饮片的气类似，中药饮片的味，不仅与原药材的味有关，还与饮片的炮制方法、炮制辅料有关

3. 显微鉴别

（1）显微制片方法

①横切或纵切片。　　　　　②解离组织片。

③表面制片。　　　　　　　④粉末制片。

⑤花粉粒与孢子制片。　　　⑥磨片制片。

⑦含饮片粉末的中成药显微制片。

（2）细胞内含物鉴定和细胞壁性质检查

表 1-27　细胞内含物鉴定和细胞壁性质检查

要 点	内 容	
细胞内含物鉴定	①淀粉粒	②糊粉粒
	③脂肪油、挥发油或树脂	④菊糖
	⑤黏液	⑥草酸钙结晶
	⑦碳酸钙结晶（钟乳体）	⑧硅质
细胞壁性质检查	①木质化细胞壁	②木栓化或角质化细胞壁
	③纤维素细胞壁	④硅质化细胞壁

（3）显微测量。

（4）偏光镜的应用。

4.理化鉴别

（1）物理常数的测定

包括旋光度、折光率、相对密度、硬度、黏稠度、凝固点、沸点、熔点等的测定。

（2）一般理化鉴别

①膨胀度测定：《中国药典》规定，车前子膨胀度不低于 4.0；哈蟆油膨胀度不低于 55；南葶苈子膨胀度不低于 3，北葶苈子膨胀度不低于 12。

②显色反应。

③沉淀反应。

④泡沫反应和溶血指数的测定：《中国药典》用泡沫反应鉴别猪牙皂。

⑤微量升华：对于大黄、薄荷、牡丹皮、徐长卿根、斑蝥等的鉴定具有十分重要的意义。

⑥显微化学反应。

⑦显微化学定位试验。

⑧荧光分析。

⑨光谱和色谱鉴别。

5.其他鉴定方法和技术

（1）DNA 分子遗传标记技术：应用于近缘中药品种的鉴定和整理研究、动物类中药的鉴定、名贵药材与混伪品的鉴定、药材道地性的鉴定、中药野生品与栽培（养殖）品的鉴定、特殊药材的鉴定。

（2）中药指纹图谱鉴定技术：《中国药典》将指纹图谱技术用于薄荷素油、丹参酮提取物、三七通舒胶囊、天舒胶囊等的鉴别，将特征图谱技术用于羌活、沉香、人参总皂苷、连翘提取物、心脑健片、枣仁安神胶囊等的鉴别。

（二）中药的安全性检查

表 1-28　中药的安全性检查

要　点	内　容
内源性有毒、有害物质及检测	中药中主要的内源性有毒、有害特质是指中药本身所含的具有毒副作用的化学成分。这些化学成分大多为生物的次生代谢产物，如： ①肾毒性成分的马兜铃酸，主要存在于马兜铃科马兜铃属的广防己、关木通、青木香、马兜铃、朱砂莲、天仙藤等药材中 ②肝毒性成分的吡咯里西啶生物碱，主要存在于千里光、佩兰等药材中 ③有些成分具双重作用，即在一定剂量内能产生药效，当配伍不当或服用过量时可产生不同程度的毒副作用，如苦杏仁苷、乌头碱、斑蝥素、士的宁等，雄黄、信石、朱砂等药材中所含的成分 《中国药典》对毒性成分的测定多采用高效液相色谱法，如制川乌、制草乌、附子中的双酯型生物碱（以含新乌头碱、次乌头碱、乌头碱的总量计），马钱子中的士的宁，斑蝥中的斑蝥素等。千里光中的阿多尼弗林碱、川楝子和苦楝皮中的川楝素等毒性成分测定采用高效液相色谱－串联质谱法，解决了常规高效液相色谱法灵敏度较低、分离不理想的问题

（续表 1-28）

要　点		内　容
内源性有毒、有害物质及检测		有毒中药药材加工成饮片后，毒性成分减少，如《中国药典》规定乌头碱、次乌头碱和新乌头碱的总量在川乌药材中应为 0.050% ～ 0.17%，在制川乌饮片中不得过 0.040%；士的宁在马钱子药材中应为 1.20% ～ 2.20%，在马钱子粉中应为 0.78% ～ 0.82%
外源性有害物质及检测	重金属及有害元素	①重金属检查：《中国药典》收载三种方法：第一法为硫代乙酰胺法，第二法为炽灼后硫代乙酰胺法，第三法为硫化钠法。矿物药如石膏、芒硝、玄明粉；动物药如地龙；银杏叶提取物、黄芩提取物、连翘提取物等 ②砷盐检查：《中国药典》采用古蔡氏法（第一法）或二乙基二硫代氨基甲酸银法（第二法）两种方法检查砷盐。如玄明粉、芒硝、石膏 ③铅、镉、砷、汞、铜测定：《中国药典》采用原子吸收分光光度法（第一法）或电感耦合等离子体质谱法（第二法）测定。如甘草、黄芪、丹参、白芍、西洋参、金银花、枸杞子、山楂、阿胶、牡蛎、珍珠、蛤壳、海螵蛸
	农药残留量	《中国药典》对人参、西洋参、甘草和黄芪有机氯农药的残留量进行了规定。《中国药典》采用气相色谱法测定药材及制剂中部分有机氯、有机磷和拟除虫菊酯类的农药残留量
	黄曲霉毒素	《中国药典》规定用高效液相色谱法测定药材、饮片及制剂中的黄曲霉毒素的限量。如大枣、地龙、肉豆蔻、全蝎、决明子、麦芽、陈皮、使君子、柏子仁、胖大海、莲子、桃仁、蜈蚣、槟榔、酸枣仁、僵蚕、薏苡仁、九香虫、土鳖虫、马钱子、延胡索、远志、蜂房等
	二氧化硫残留量	《中国药典》用酸碱滴定法、气相色谱法、离子色谱法分别作为第一法、第二法、第三法测定经硫黄熏蒸处理过的药材或饮片中二氧化硫的残留量。如毛山药、光山药、天冬、天花粉、天麻、牛膝、白及、白术、白芍、党参、粉葛、山药片等

（三）中药的有效性评价

表 1-29　中药的有效性评价

要　点	内　容
全草类中药含叶量的检查	《中国药典》规定穿心莲药材叶不得少于 30%，薄荷药材叶不得少于 30%，广藿香药材叶不得少于 20% 等，从而保证这些中药的总体质量
浸出物测定	《中国药典》规定，浸出物测定法有 3 种： ①水溶性浸出物测定法，分为冷浸法和热浸法 ②醇溶性浸出物测定法，亦分为冷浸法和热浸法 ③挥发性醚溶性浸出物测定法
含量测定	《中国药典》规定槟榔碱在槟榔药材中含量不得少于 0.20%，在焦槟榔饮片中不得少于 0.10%，主要是因为槟榔碱具有挥发性，炒焦过程中含量降低 ①化学分析法：包括重量分析法和滴定分析法，主要用于中药中含量较高的一些成分测定，如总有机酸、总生物碱、总皂苷等 ②光谱分析法：包括紫外－可见分光光度法（UV-Vis）、原子吸收分光光度法（AAS） ③色谱分析法：包括高效液相色谱法（HPLC）、气相色谱法（GC）

（四）其他检测方法

表 1-30　其他检测方法

要　点		内　容
传统经验鉴别		中药传统经验鉴别对中药质量评价的核心是中药的"形、色、气、味"。如："关防风"以其"蚯蚓头，质松泡"为道地；茅苍术以"断面朱砂点多，香气浓者为佳"；红花以色红而鲜艳者为佳；黄连、黄柏以其色黄、味极苦为佳；玄参、生地黄均以断面乌黑者为佳；甘草味甜而特殊是因其含药效成分甘草甜素；以味极酸者为佳的乌梅与其含大量有机酸有关；以味苦为佳的穿心莲是因为其含苦味的二萜内酯类成分如穿心莲内酯等；以味涩为佳的五倍子、儿茶是因其含大量的鞣质；而以辛辣味浓为佳的干姜、生姜则因其所含姜酚类成分而呈特殊的姜辣味
纯度检查	概述	《中国药典》中与纯度相关的检查主要包括杂质检查、水分测定、干燥失重、灰分测定、色度检查、酸败度测定等，并已成为中药质量评价中的常规检查项
	杂质检查	如《中国药典》规定药屑杂质通常不得过 3%。有些具体品种《中国药典》也做了规定，如广藿香杂质不得过 2%，金钱草杂质不得过 8% 等。加辅料炮制的中药饮片中还会残留少量的辅料杂质，如清半夏和姜半夏炮制中均使用了白矾作为辅料，《中国药典》规定清半夏和姜半夏中白矾含量分别不得过 10.0% 和 8.5%
	水分测定	《中国药典》对大多数药材和饮片规定了水分的限量，如人参不得过 12.0%，红花不得过 13.0%。有些饮片是原药材经过加热炮制而来，水分会相应减少。《中国药典》中规定：王不留行不得过 12.0%，炒王不留行不得过 10.0%；阿胶不得过 15.0%，阿胶珠不得过 10.0%。按炮制方法及各饮片的具体性状，一般饮片的水分含量宜控制在 7%～13%。各类饮片的含水量，《中药饮片质量标准通则（试行）》中规定：蜜炙品不得过 15%；酒炙品、醋炙品、盐炙品、姜汁炙品、米泔水炙品、蒸制品、煮制品、发芽制品、发酵制品均不得过 13%；烫制后醋淬制品不得过 10%
		《中国药典》规定水分测定法有五种：第一法（费休氏法）包括容量滴定法和库仑滴定法。第二法（烘干法）适用于不含和少含挥发性成分的药品，如三七、广枣等。第三法（减压干燥法）适用于含挥发性成分的贵重药品，如厚朴花、蜂胶等。第四法（甲苯法）适用于含挥发性成分的药品，如肉桂、肉豆蔻、砂仁等。第五法（气相色谱法），如辛夷
	灰分测定	《中国药典》规定当归总灰分不得过 7.0%，酸不溶性灰分不得过 2.0%；秦艽总灰分不得过 8.0%，酸不溶性灰分不得过 3.0% 等
	色度检查	《中国药典》规定检查白术的色度，就是利用白术的酸性乙醇提取液与黄色 9 号标准比色液比较，不得更深，用以检查有色杂质的限量，从量化的角度评价和控制其药材变色、走油变质的程度

三、中药制剂的稳定性

（一）稳定性试验

1. 目的

考察原料药物或制剂在温度、湿度、光线的影响下随时间变化的规律，为药品的生产、包装、贮存、运输条件提供科学依据，同时通过试验建立药品的有效期。

2.稳定性试验的考察项目

表 1-31 中药制剂稳定性考核项目一览表

剂 型	稳定性考察项目
丸 剂	性状、鉴别、溶散时限、含量测定、微生物限度检查
散 剂	性状、鉴别、粒度、外观均匀度、水分、含量测定、无菌（用于烧伤或严重创伤的外用散剂）、微生物限度检查
颗粒剂	性状（吸潮、软化）、鉴别、水分、溶化性、粒度、含量测定、微生物限度检查
片 剂	性状、鉴别、崩解时限、发泡量（阴道泡腾片）、含量测定、微生物限度检查
煎膏剂	性状（反砂、分层）、鉴别、相对密度、不溶物、含量测定、微生物限度检查
胶 剂	性状、鉴别、水分、含量测定、微生物限度检查
糖浆剂	性状、鉴别、相对密度、pH、含量测定、微生物限度检查
贴膏剂	性状、鉴别、含膏量、耐热性（橡胶膏剂）、赋形性（巴布膏剂）、黏附性、微生物限度检查
合 剂	性状（澄明度）、鉴别、相对密度、pH、含量测定、微生物限度检查
注射剂	性状、鉴别、澄明度、pH、无菌、热原、溶血、刺激性、含量测定
滴丸剂	性状、鉴别、溶散时限、含量测定、微生物限度检查
胶囊（软胶囊）	性状、鉴别、崩解时限、水分（软胶囊不考核）、含量测定、微生物限度检查
酒 剂	性状、鉴别、乙醇量、甲醇量检查、总固体、含量测定、微生物限度检查
酊 剂	性状、鉴别、乙醇量、甲醇量检查、含量测定、微生物限度检查
流浸膏	性状、鉴别、乙醇量、甲醇量检查、含量测定、微生物限度检查
浸膏剂	性状、鉴别、含量测定、微生物限度检查
膏 药	性状、鉴别、软化点、含量测定
凝胶剂	性状、鉴别、pH、含量测定、微生物限度检查
软膏剂	性状（酸败、异臭、变色、分层、涂展性）、鉴别、粒度、含量测定、无菌（用于烧伤或严重创伤）、微生物限度检查
露 剂	性状、鉴别、pH、含量测定、微生物限度检查
茶 剂	性状、鉴别、水分、溶化性（含糖块状茶剂）、含量测定、微生物限度检查
搽剂、洗剂、涂膜剂	性状、鉴别、相对密度（以水或稀乙醇为溶剂）、pH 值、乙醇量（以乙醇为溶剂）、折光率（以油为溶剂）、微生物限度检查
栓 剂	性状、鉴别、融变时限、含量测定、微生物限度检查
鼻用制剂	性状、鉴别、pH（鼻用液体制剂）、含量测定、无菌（用于严重创伤）微生物限度检查
眼用制剂	性状、鉴别、pH（滴眼剂）、可见异物、粒度（混悬型）、金属性异物（半固体制剂）、无菌（用于伤口）、微生物限度检查

（续表 1-31）

剂　型	稳定性考察项目
气雾剂	性状、鉴别、喷射速率和喷出总量检查（非定量阀门）、每瓶总揿次、每揿喷量或每揿主药含量检查（定量阀门）、粒度（吸入用混悬型）、无菌（用于烧伤或严重创伤）、微生物限度检查

（二）药物制剂不稳定性的类型、影响因素、解决方法

表 1-32　药物制剂不稳定性的类型、影响因素、解决方法

要　点			内　容
药物制剂不稳定性的类型	化学不稳定性	易水解的药物类型	酯类（穿心莲内酯）、酰胺类（青霉素）、苷类（强心苷）药物
		易氧化的药物类型	①具有酚羟基或潜在酚羟基的有效成分，如黄芩苷等 ②含有不饱和碳链的油脂、挥发油等，在光线、氧气、水分、金属离子以及微生物等影响下，都能产生氧化反应
	物理学不稳定性		如混悬剂中药物颗粒聚集结块、结晶生长，乳剂的分层破裂，胶体溶液的老化，片剂崩解或溶出发生改变等
	生物学不稳定性		通常由于微生物污染引起制剂的发霉、腐败或分解，导致制剂产生有毒物质，降低疗效或增加毒副作用
影响中药制剂稳定性的因素	处方因素		pH；溶剂、基质及其他辅料的影响
	制剂工艺		同种药物的不同剂型，乃至同种剂型的不同工艺，其稳定性差异较大
	贮藏条件		温度、光线、氧气和金属离子、湿度和水分、包装材料
提高中药制剂稳定性的方法	延缓药物水解的方法		调节 pH、降低温度、改变溶剂、制成干燥固体
	防止药物氧化的方法		降低温度、避光、驱逐氧气、添加抗氧剂、控制微量金属离子、调节 pH

第二章

中药材生产和中药饮片炮制

微信扫扫，本章做题

知识导图

中药材生产和中药饮片炮制 ｛ 中药材生产
中药饮片的净制和切制
常用饮片炮制方法和作用

第一节　中药材生产

一、中药材的品种与栽培

表 2-1　中药材的品种与栽培

要　点	内　容
品种对药材质量的影响	品种是影响中药质量至关重要的因素。中药同物异名、同名异物的现象很普遍，对中药材的质量影响严重。如防己类的商品药材多达 10 余种，基原植物有粉防己、广防己、川防己、木防己等，分属防己科和马兜铃科，其中粉防己含有肌肉松弛成分，有祛风止痛的功效；而广防己含马兜铃酸，具有肾脏毒性，如果误用就有可能导致中毒，现已取消广防己的药用标准 一药多基原现象普遍存在。《中国药典》收载有同科同属不同种的，如柴胡 2 种、大黄 3 种、甘草 3 种、秦艽 4 种、石决明 6 种等；同科不同属的，如葶苈子；不同科的，如青黛、珍珠等
栽培对药材质量的影响	目前，我国许多药材的栽培主要靠药农分散种植。因种植技术的粗放，盲目扩大种植范围，造成种质不佳、特性退化等较严重情况 此外，栽培过程中滥施除草剂、农药，使用化肥过量，造成中药材中重金属和农药残留含量偏高，从而使药材的有效性和安全性受到影响，这已成为影响中药材质量的重要因素之一

二、中药材的产地

（一）产地对药材质量的影响

产地为影响中药质量的重要因素之一。中药有效成分的形成及积累与它生长的自然条件关系密切。同一种药材会因产地不同（气候、土壤、降雨、光照、水质、生态环境的各异）引起药材质量上的差异。

（二）道地药材

表2-2　道地药材

要　点	内　容
川　药	主产地四川、西藏等。如川乌、黄连、川芎、麦冬、丹参、川贝母、附子、白芷、天麻、干姜、川楝皮、川牛膝、川楝子、川续断、黄柏、花椒、厚朴、五倍子、冬虫夏草、麝香、金钱草等
广　药	又称为"南药"，主产地广东、广西、海南及台湾。如广陈皮、广藿香、广豆根、广金钱草、益智仁、阳春砂、蛤蚧、桂莪术、苏木、肉桂、巴戟天、高良姜、八角茴香、化橘红、槟榔、樟脑、桂枝等
云　药	主产地云南。如木香、三七、茯苓、重楼、萝芙木、诃子、马钱子、草果、儿茶等
贵　药	主产地贵州。如天麻、天冬、杜仲、黄精、五倍子、吴茱萸、朱砂等
怀　药	主产地河南。如著名的"四大怀药"——地黄、山药、菊花、牛膝；瓜蒌、天花粉、白芷、红花、辛夷、山茱萸、金银花等
浙　药	主产地浙江。如著名的"浙八味"——浙贝母、温郁金、延胡索、白术、玄参、杭白芍、杭麦冬、杭菊花；山茱萸、杭白芷、莪术、栀子、乌梢蛇、乌梅等
关　药	主产地山海关以北、东北三省及内蒙古东部。如鹿茸、细辛（辽宁）、人参（吉林）、防风、辽五味子、龙胆、平贝母、关黄柏、刺五加、哈蟆油、桔梗、升麻、甘草（内蒙古）、苍术、麻黄、黄芪（内蒙古）、赤芍等
北　药	主产地河北、山东、山西以及内蒙古中部。如党参、柴胡、酸枣仁、白芷、板蓝根、北沙参、青黛、大青叶、黄芩（河北）、香附、知母、山楂、连翘、金银花（山东）、薏苡仁、桃仁、苦杏仁、小茴香、赭石、阿胶（山东）、大枣、全蝎、滑石、土鳖虫、香加皮等
华南药	主产地长江以南，南岭以北（湘、鄂、苏、赣、皖、闽等）。如南沙参、牡丹皮（安徽）、明党参、太子参、枳壳（江西）、枳实、茅苍术、艾叶、木瓜（安徽）、乌梅、龟甲、鳖甲、蟾酥、蜈蚣、蕲蛇、泽泻、玉竹、薄荷（江苏）、石膏、莲子等
西北药	主产地"丝绸之路"的起点西安以西的广大地区（陕、甘、宁、青、新及内蒙古西部）。如当归（甘肃）、大黄、秦艽、秦皮、羌活、银柴胡、枸杞子（宁夏）、紫草（新疆）、党参、阿魏等
藏　药	主产地青藏高原地区。如著名的"藏药"——雪莲花、冬虫夏草、炉贝母、红景天；胡黄连、甘松、藏木香、藏菖蒲、毛诃子、余甘子、麝香等

三、中药材的采收

（一）采收对药材质量的影响

1. 采收期对药材质量的影响：不同中药原植、动物内在质量巅峰时间不同。槐花在花蕾期芦丁的含量最高；甘草在开花前期甘草甜素的含量最高。生产优质药材的一个重要环节就是要适时采收。

2. 药材适宜采收期的确定

中药材适宜采收期确定的一般原则：

（1）双峰期，即有效成分含量高峰期与产量高峰期基本一致时，共同的高峰期就是适宜采收期。如莪术、郁金、姜黄、天花粉、山药等。

（2）当有效成分的含量有一显著的高峰期，而药用部分的产量变化不大时，此含量高峰期，就是适宜采收期。如三颗针的根在落果期小檗碱含量增加一倍以上，故三颗针根的适宜采收期应是落果期。

（3）有效成分含量没有显著变化，药材产量的高峰期应作为最适宜采收期。如牡丹皮5年生者含丹皮酚最高为3.71%，3年生者为3.20%，两者的含量差异并不显著，且3年生者少两年生长期，故以3年生者为最佳采收年限。

（4）有效成分含量高峰期与产量不一致时，有效成分总含量最高时期就是适宜采收期。如人参，对吉林抚松栽培的不同年限人参的皂苷含量测定结果表明，皂苷的积累是随人参栽培年限的增加而逐渐增加，至4年生含量达到最高（4.8%），以后两年增加较慢或略有下降，6年生者在秋季药材产量和人参皂苷总含量均较高，故栽培人参应以6年生者秋季为适宜采收期。对多年生药用植物适宜采收期生长年限的选择，应根据有效成分含量高峰期，兼顾产量高峰期，经综合分析来确定。

（5）有些药材，除含有效成分外，也含有毒成分，在确定适宜采收期时应选择毒性成分含量最低、药效成分总含量最高时采集为宜。

（二）植物药、动物药、矿物药的采收原则

表2-3 植物药、动物药、矿物药的采收原则

要　点		内　容
植物药类	根及根茎类	一般采收于秋、冬两季植物地上部分将枯萎时和春初发芽前或刚露苗时；植株枯萎时间较早的（浙贝母、延胡索、半夏、太子参等）在夏季采收；明党参在春季采收
	茎木类	一般采收于秋、冬两季，有些木类药材如苏木、降香、沉香等，全年都可采收
	皮　类	一般采收于春末夏初；川楝皮、肉桂则在秋、冬两季采收（此时有效成分含量较高）；根皮通常在挖根后剥取，或趁鲜抽去木心（如牡丹皮、五加皮）
	叶　类	多于植物光合作用旺盛期，果实成熟前或开花前采收。桑叶宜在秋、冬时节采收
	花　类	①于含苞待放时采收的有辛夷、丁香、金银花、槐米等 ②于花初开时采收的有洋金花等 ③于花盛开时采收的有菊花、西红花等。红花则要求花冠由黄变红时采摘 ④对于花期较长，花朵陆续开放的植物，为保证质量，需分批采摘。但有些中药不能迟收（如蒲黄、松花粉等），花粉会因为过期而自然脱落，从而使产量受到影响
	果实种子类	①一般果实多于自然成熟时采收，如栀子、瓜蒌、山楂等 ②有的于成熟经霜后摘为佳，如川楝子经霜变黄，山茱萸经霜变红 ③有的采收未成熟的幼果，如青皮、枳实等。如果果实成熟期不一致，就要随熟随采，比如木瓜等 ④种子类药材要在果实成熟时采收，如决明子、芥子、牵牛子等

（续表 2-3）

要 点		内 容
植物药类	全草类	①基本都在植物充分生长，茎叶茂盛时采割，有淡竹叶、穿心莲、青蒿等；有的在花期采收，有薄荷、荆芥、香薷、益母草等 ②全草类中药采收时大多只割取其地上部分，少数需连根挖取全株药用，如蒲公英、金钱草等 ③茵陈的采收时间有两个：春季幼苗高 6～10cm 时或秋季花蕾长成时。春季采收的习称"绵茵陈"，秋季采收的习称"花茵陈"
	藻、菌、地衣类	药用部位不同，采收情况也不一样。比如冬虫夏草在夏初子座出土孢子未发散时采挖；马勃宜在子实体刚成熟时采收，过迟采收则孢子散落；海藻在夏、秋两季采捞；茯苓在立秋后采收质量较好
动物药类		动物药的采收时间因不同的种类与不同的药用部位也各不相同 ①大多数均可全年采收，如五灵脂、龟甲、鳖甲、穿山甲、海马、海龙 ②要采收昆虫类药材，必须掌握其孵化发育活动季节。例如，以卵鞘入药的，如桑螵蛸，应于 3 月中旬前收集 ③以成虫入药的（如土鳖虫等），都应在活动期捕捉。有翅昆虫，为防止其逃飞，可于清晨露水未干时捕捉，比如青娘子、斑蝥、红娘子等 ④爬行动物类、两栖动物类在春秋两季捕捉采收为宜，比如各种蛇类药材、蟾酥；也有霜降期捕捉采收的，比如哈蟆油 ⑤脊椎动物类全年都可采收，比如牛黄、龟甲等；但是鹿茸需要在清明后的 45～60 天（5 月中旬至 7 月下旬）锯取，过时则骨化为角
矿物药类		无季节限制，全年都可挖；有些矿物药系经人工冶炼或升华方法制得（如轻粉、红粉）

（三）采收中的注意事项

1. 采收的机具。采收器具与机械应该保持清洁、无污染，存放于无禽畜和虫鼠害的干燥场所。同时应根据药材的性质，选用适宜的机具进行采收。

2. 综合利用。

3. 保护野生药材资源。为保证中药资源的可持续利用，要坚持按需采药；野生抚育、轮采和封育。

四、中药材的产地加工

表 2-4 中药材的产地加工

要 点	内 容
产地加工的目的	①保证药材的纯净度：除去杂质及非药用部位 ②保证药材质量：按《中国药典》规定进行加工或修制，使药材尽快灭活、干燥 ③保证用药安全：降低或消除药材的毒性或刺激性 ④有利于药材商品规格标准化 ⑤有利于包装、运输和贮藏
常用的产地加工方法	①拣、洗：具芳香气味的药材一般不水洗，如薄荷、细辛、木香等 ②切片：具挥发性成分和有效成分易氧化的药材不宜切成薄片干燥，如当归、川芎等 ③蒸、烫、煮，可使含浆汁、淀粉或糖分多的药材便于干燥，可杀酶保苷，如天麻、红参、白芍、太子参等

要　点	内　容
常用的产地加工方法	④搓揉：即干燥时使之皮、肉紧贴，如玉竹等 ⑤发汗：即将药材堆积放置，使其发热、"回潮"，内部水分向外挥散，如厚朴、杜仲、续断、茯苓、玄参等 ⑥干燥："低温干燥"一般不超过 60℃

第二节　中药饮片的净制和切制

一、净　制

（一）净制的目的

1. 除去泥沙杂质及虫蛀霉变品。

2. 进行大小分档，便于进一步软化、切制和炮炙，使其均匀一致。

3. 分离不同药用部位，使不同药用部位各自发挥更好药效，如麻黄根和麻黄茎。

4. 除去非药用部位，保证用药剂量准确或减少服用时的副作用，如去粗皮、去核等。

（二）清除杂质的方法及适用品种

表 2-5　清除杂质的方法及适用品种

要　点	内　容
挑　选	除去缠绕、夹杂在药材中的杂物、杂质和非药用部分，如核、柄、梗、骨、壳等；或变质失效的部分；或虫蛀、霉变、走油等变异部分；将药材按照大小、粗细、长短、厚薄、软硬、颜色等不同档次分类挑选，使药材洁净，利于进一步加工处理
筛　选	根据药材和杂质体积大小的不同，选用不同规格的筛或筚，以筛除药材中的沙石、杂质，使其洁净；或利用不同孔径的筛分离药材大小和粉末粗细，使得大小规格趋于一致。药材形状大小不等，需用不同孔径的筛子进行筛选，如延胡索、浙贝母、半夏等。也通过筛选除去麦麸、土粉、蛤粉、滑石粉、河沙等炮制时所用的辅料。风选是利用药材和杂质重量的不同，利用风力，将药材中的杂质和叶、果柄、花梗、干瘪之物等非药用部位除去的一种方法
磁　选	利用强磁性材料吸附混合在药材中的磁性杂物，将药材与磁性杂质进行分离的一种方法。可除去药材或饮片中部分含有原磁体的砂石等杂物；除去药材中的铁丝等金属杂物，保护切制、粉碎等炮制机械和人身安全
水　选	采用水洗或浸漂，除去药材中杂质和非药用部位的一种方法。有些药物常附着泥沙、盐分或其他不洁之物，用筛选、风选等方法难以除去可采用水洗或浸漂的方法以使药物洁净。如果实类药材乌梅、山楂、山茱萸、大枣等，质地较轻的虫类药如地鳖虫、蛇蜕等带有泥沙；来源于海洋的药材如海带、昆布、海藻等带有盐分，均采用水漂洗的方法除去泥沙和盐分。水选操作时应注意掌握时间，勿使药物在水中浸漂过久，以免水溶性的有效成分流失，损失药效；并注意及时干燥，防止发霉和变质

（三）去除非药用部位的方法及适用的品种

具体内容见表 2-6。

表 2-6　去除非药用部位的方法及适用的品种

要　点	内　容
去残根	以茎或地上部分或以根茎为入药部位的药材须除去非药用部分的残根，一般指除去主根、支根、须根等非药用部位。以茎入药的，如石斛、麻黄等；以地上部分入药的，如荆芥、广藿香、薄荷、马齿苋、马鞭草、泽兰、茵陈、益母草、瞿麦等；以根茎入药的，如黄连、干姜、升麻、芦根、藕节、重楼、香附等
去残茎	以根、根茎为入药部位的药材须除去非药用部位的残茎及地上部分。如当归、白芷、地榆、党参、前胡、百部、木香、黄芩、威灵仙、续断、防风、柴胡、银柴胡、麻黄根、射干、细辛等均需除去残茎、地上部分及须根等；以草质茎、地上部分、全草入药的药材，应将其中的木质茎、老茎、粗茎除去，如麻黄、薄荷、茵陈等
去皮壳	指除去皮类药材的栓皮；根、根茎、块茎或鳞茎类药材的外皮；茎木类药材的粗皮；果实、种子类药材的果皮或种皮等非药用部位。如杜仲、关黄柏、黄柏、厚朴、肉桂、苦楝皮、桑白皮、椿皮等皮类中药，外表面粗糙的栓皮易附有苔藓、泥沙及其他不洁之物，且栓皮有效成分含量甚微；根、根茎、块茎或鳞茎类中药一般多在产地趁鲜去皮。三棱、大黄、山药、千年健、天南星、天花粉、白及、白附子、半夏、粉葛、浙贝母等均需刮净或撞去外皮；天冬、北沙参、白芍等置沸水中煮或蒸后，除去外皮。果实类中药如益智仁、鸦胆子、生巴豆等需去壳取仁。种子类中药中，如白果、娑罗子、郁李仁等需去壳取仁；薏苡仁、柏子仁等常用碾、擦法去皮；苦杏仁、桃仁等可用燀法去皮
去心	去除根皮类药材的木质部或种子的胚根、胚芽及幼叶等非药用部位。需要去心的药材有：巴戟天、五加皮、白鲜皮、地骨皮、牡丹皮、香加皮、桑白皮等。巴戟天按蒸法蒸透后，趁热抽去木心得到巴戟肉。其余根皮类药材，通常在产地趁鲜剥取根皮，去除木心
去毛	药材表面或内部的绒毛、鳞片、硬刺、根类药材的须根以及动物类药材的茸毛等具刺激咽喉等副作用，故须除去。如骨碎补可先用砂烫法将毛烫焦，再撞净、筛除；鹿茸，加工时先用火燎去茸毛，再将其表面刮净。部分叶类药材可在产地采摘后趁鲜用棕刷刷去绒毛。金樱子内部生有淡黄色绒毛，一般在产地趁鲜纵剖二瓣，用刀挖净毛、核。或者将干燥后的金樱子略浸、润透，纵切二瓣，除去毛核，干燥
去残肉	某些动物类药材，需要去残肉、筋膜、骨塞后使用，以纯净药材。如龟甲、鳖甲、珍珠母、牡蛎、蛤壳等，均需除去残肉、筋膜
去核	山茱萸、诃子、龙眼肉等中药，由于有效成分主要分布在果肉（或假种皮）部分，核不仅有效成分含量较低，而且在药材中占的比例又很大，故须去核（或种子）取肉（或假种皮）。山茱萸的熊果酸主要存于果肉中，果核中为果肉的1/6，因此，《中国药典》规定山茱萸含果核等杂质不得过3%。山茱萸多在产地挤压去核；若去核未净者，可洗净润软或蒸后将核剥去，晒干。诃子为收涩药，其果核占果实总重的50%以上，鞣质含量仅为4%左右，而果肉中的鞣质的含量约为26%。表明诃子核为非药用部位，去核是必要的
去瓤	果实类中药，须去瓤用于临床。其目的在于除去药材中的质次部位以纯净药材，使用量准确，便于贮存，免除胀气等副作用。需去瓤的药材有：枳壳、化橘红、瓜蒌皮等

要　点	内　容
去枝梗	指除去某些茎、叶、花、果实类药材中夹杂的老茎枝、叶柄、花蒂、果柄等非药用部位，以使药材纯净，饮片用量准确。如桑叶、侧柏叶、荷叶、辛夷、旋覆花、款冬花、槐花、五味子、花椒、连翘、槐角、女贞子、淫羊藿等
去头尾足翅	部分动物类或昆虫类中药，需要去头、鳞或去足、翅后使用。其目的是除去非药用部位或有毒部位。如乌梢蛇、蕲蛇等去头及鳞片。蛤蚧除去头、足及鳞片。斑蝥等去头、足、翅

（四）分离不同药用部位的方法及适用的品种

有些中药部位不同，其功效也不同，应分别入药。

如麻黄茎发汗，麻黄根止汗。莲子心（胚芽）能清心热，除烦；莲子肉能补脾涩精。花椒（果皮）温中止痛，杀虫止痒；椒目（种子）行水平喘。白扁豆长于健脾化湿；扁豆衣偏于祛暑化湿。茯苓皮利水消肿；茯苓块利水渗湿，健脾宁心；茯神宁心安神等。

二、切　制

（一）切制的目的

1. 便于有效成分煎出。

2. 利于炮炙，使药物受热均匀，也利于药物与各种辅料的均匀接触和吸收，提高炮炙效果。

3. 利于调配和制剂，药材切制成饮片后，方便临床处方的调剂，利于中成药生产中的浸提、粉碎等处理。

4. 利于贮存，药物切制、干燥后，含水量下降，减少了霉变、虫蛀等。

5. 便于鉴别，如大黄，切片后显露出星点状的异型维管束，何首乌横切后易见云锦状的异型维管束。

（二）常用的水处理软化方法及适用的品种

药材的软化是指药材遇水后吸收水分，增加柔软性，降低硬度，从而便于切制。动、植物类药材几乎都含有蛋白质、淀粉、纤维素等大量亲水性物质，是药材能够被水软化的必要条件。药材的软化途径包括用一般水处理、加热蒸煮、气相置换等。

药材软化的要求是"软硬适度""药透水尽""避免伤水"。

常用的水处理软化方法见表2-7。

表2-7　常用的水处理软化方法

要　点	内　容
淋　法	用清水喷淋或浇淋。适用于气味芳香、质地疏松的全草类、叶类、果皮类和有效成分易随水流失的药材，如薄荷、荆芥、枇杷叶、陈皮等
淘洗法	用清水洗涤或快速洗涤。适用于质地松软、水分易渗入、有效成分易溶于水及芳香药材，如五加皮、瓜蒌皮等
泡　法	①用清水浸泡一定时间，使其吸入适量水分，视药材的质地、大小、季节和水温等灵活掌握，中间不换水。适用于质地坚硬、水分较难渗入的药材，如三棱、山药、川乌、川芎、木香、防己、何首乌、泽泻、三棱等

（续表 2-7）

要　点	内　容
泡　法	②体积粗大、质地坚实者，泡的时间宜长；体积细小、质轻者，泡的时间宜短。春、冬季节浸泡的时间宜长；夏、秋季节浸泡的时间相对宜短。质轻、遇水漂浮的药材，在浸泡时，要压重物，使其泡入水中。本着"少泡多润"的原则
漂　法	将药材用多量水、多次漂洗的方法，漂去有毒成分、盐分及腥臭异味。适用于毒性药材、带盐分的药材及其腥臭气味的药材，如川乌、肉苁蓉、昆布、海藻等。漂的时间根据药材的质地、季节、水温灵活掌握，以去除其刺激性、咸味及腥臭气味为度
润　法	将药材或经泡、洗、淋过的药材，用适当器具盛装，或堆积于润药台上，以湿物遮盖，或继续喷洒适量清水，保持湿润状态，使药材外部的水分徐徐渗透到药物组织内部，达到内外湿度一致，利于切制。适用有效成分易溶于水的药材或质地较坚硬的药材。润药是关键，润法得当，既保证质量，又可减少有效成分损耗，有"七分润工，三分切工"之说。润法的优点一是药效成分损失少；二是饮片颜色鲜艳，三是水分均匀，饮片平坦整齐 润法应注意：润法时间长短应视药物质地和季节而定，如质地坚硬的需浸润 3～4 天或 10 天以上；质地较软的 1～2 天即可。夏、秋宜短，冬、春宜长。质地特别坚硬的药物，一次不易润透，需反复闷润才能软化，如大黄、何首乌、泽泻、槟榔等；夏季润药，由于环境温度高，要防止药物霉变，对含淀粉多的药物，如山药、天花粉等，要防止发黏、变红、发霉、变味现象出现。一经发现，要立即以清水快速洗涤，晾晒后再适当闷润
其他软化方法	有些不适宜采用常规水处理软化的药材，还可采用蒸润、蒸汽喷雾润、气相置换以及加压或减压等方法。如黄芩要蒸润后切片，使其断面呈现黄色，保证药效；木瓜蒸后呈棕红色，趁热切片；鹿茸刮去茸毛，加酒稍润，置高压锅脐上喷汽趁热切片，边蒸边切，既保证质量又利于切片

（三）药材软化程度检查方法及适用的品种

表 2-8　药材软化程度检查方法及适用的品种

要　点	内　容
弯曲法	适用于长条状药材。药材软化后握于手中，拇指向外推，其余四指向内缩，以药材略弯曲，不易折断为合格，如白芍、山药、木通、木香等
穿刺法	适用于粗大块状药材。以铁钎能刺穿药材而无硬心感为宜，如大黄、虎杖等
指掐法	适用于团块状药材。以手指甲能掐入软化后药材的表面为宜，如白术、白芷、天花粉、泽泻等
手捏法	适用于不规则的根与根茎类的药材。软化后以手捏粗的一端，感觉其较柔软为宜，如当归、独活等；有些块根、果实、菌类药材，需润至手握无响声及无坚硬感为宜，如黄芩、延胡索、枳实、雷丸等
刀切或折断法	适用于团块状、长条型及不规则的根与根茎类的药材。用刀直接切断或用手折断，中间应无干心。如大黄、白术、川芎等

（四）常见的饮片类型、规格及适用的品种

表 2-9　常见的饮片类型、规格及适用的品种

饮片类型	内　容
片	（1）按厚度分类：根据药材质地选择切片，一般质疏松宜厚，质密坚宜薄 ①极薄片：厚度为 0.5mm 以下。质地极其致密坚实的木质类、动物骨和角类药材，宜切极薄片，如羚羊角、鹿角、降香等 ②薄片：厚度为 1～2mm。质地致密、坚实者，宜切薄片，如乌药、槟榔、当归、白芍、三棱等 ③厚片：厚度为 2～4mm。质地松泡、粉性大者，宜切厚片，如山药、天花粉、茯苓、甘草、黄芪、南沙参等 （2）按片型分类：分为顶片、斜片、直片。为了突出鉴别特征，或为了饮片外形的美观，或为了方便切制操作，视不同情况选择，直片如白术、天麻、附子等。斜片如桂枝、桑枝等
丝	①细丝：2～3mm。适宜皮类、叶类和较薄果皮类药材，如黄柏、厚朴、秦皮、陈皮等 ②宽丝：5～10mm。如枇杷叶、淫羊藿、冬瓜皮、瓜蒌皮等
段	分为长段和短段，短段为 5～10mm，长段为 10～15mm。药材切成段一般适宜全草类和形态细长，内含成分易于煎出的药材，如薄荷、瞿麦、半枝莲、荆芥、香薷、益母草、麻黄、忍冬藤、党参、大蓟、小蓟等
块	又称为丁，为 8～12mm 的方块，如阿胶丁
颗粒	一般为粗粉至 1cm 左右的块片及颗粒。适宜矿物类、贝壳类药材
粉末	大多粉碎成细粉，用于直接吞服。如三七粉

（五）饮片的切制、干燥方法及适用的品种

表 2-10　饮片的切制、干燥方法及适用的品种

要点	内　容
饮片的切制	①饮片切制在不影响药效，便于调配、制剂的前提下，基本上采用机械化生产，并逐步向联动化生产过渡。目前，全国各地生产的切药机种类较多，如往复式切药机（剁刀式切药机）、旋转式切药机、多功能中药切药机、多功能斜片切药机等，基本特点是生产能力大，速度快，节约时间，减轻劳动强度，提高生产效率 ②由于机器切制还不能满足某些饮片类型的切制要求，故在某些环节手工切制仍在使用。操作时，将软化好的药物，整理成把（俗称"把活"）或单个（俗称"个活"）置于刀床上，用手或特别的压板向刀口推进，然后按下刀片，切成饮片。饮片的厚薄长短，以推进距离控制。手工切制适用于量少、贵重、片型有特殊要求或难以用机器切制的药材。其操作方便，灵活，不受药材形状的限制，切制的饮片均匀、美观，损耗率低，类型和规格齐全，弥补了机器切制的不足。缺点是劳动效率较低 ③对于木质和动物骨、角、贝壳及矿物类药材，用上述工具较难切制，可根据不同情况选择适宜设备和工具，采用锉、刨、锉、捣碎等方法进行切制
饮片的干燥方法	药材经软化、切制后，含水量极高，为防止变质，便于贮存，必须及时干燥。由于各种中药所含的成分不同，干燥方法不尽相同。根据使用的能源不同，可采取自然

（续表 2-10）

要　点	内　容
饮片的干燥方法	干燥和人工干燥。自然干燥包括晒干和阴干。根据药材的质地、色泽和所含成分不同选择晒干和阴干。一般色浅、含黏液类、淀粉类饮片宜晒干，如桔梗、浙贝母、玉竹、山药等；易褪色、易挥发和气味易散失及含有不耐高温成分的饮片宜阴干，如玫瑰花、槟榔等。为改变晒干和阴干不卫生的状况，饮片一般在玻璃房晒干。玻璃房应建造在阳光充足、地面平整、不污染中药饮片的场地上。在晒药时，要垫上干净、无毒的垫材再启动通风设施。也可利用一定的干燥设备，对饮片进行人工干燥。不受气候影响，卫生，缩短干燥时间，降低劳动强度，并能提高生产率。常用干燥设备有：直火热风式、蒸汽式、电热式、远红外线式、微波式等。人工干燥的温度，应视药物性质而灵活掌握。一般药物以不超过 80℃ 为宜。含芳香挥发性成分的饮片以不超过 50℃ 为宜。已干燥的饮片需晾凉后再贮存，否则，余热会使饮片回潮，易于发生霉变。干燥后的饮片含水量应控制在 7%～13% 为宜
饮片的包装及标签	①中药饮片的包装一般要求无毒、无吸附性，符合食品包装的要求，除直接口服的饮片外，目前尚没有饮片包装的质量标准。贵重和精包装的饮片一般采用真空包装防止虫蛀、霉变。也有以全透明聚乙烯塑料或无纺布等作为包装材料的小规格包装，根据不同饮片品种有 1g、3g、5g、6g、9g、10g、12g、15g 等规格，直接服务于临床，均为机械化生产 ②标签是中药饮片的标识，在最小包装上必须印有或者贴有标签。包装上有标签，有利于区分不同企业生产的饮片，有利于区分不同批号的饮片，出现质量问题有利于追踪检查 ③饮片标签的主要内容有：品名、规格、数量、产地、生产企业、产品批号、生产日期、检验合格标志。实施批准文号管理的饮片还应注明批准文号。目前常用的标签有三种：不干胶标签、纸质标签、牛皮纸标签

第三节　常用饮片炮制方法和作用

一、炒　法

（一）炒　黄

表 2-11　炒　黄

要　点		内　容
牛蒡子	炮制方法	处方用名有牛蒡子、大力子、炒牛蒡子、炒大力子 炒牛蒡子的制作步骤： ①取净牛蒡子，置炒制容器内　　②用文火加热，炒至略鼓起 ③微有香气，断面浅色时，取出　　④用时捣碎
	炮制作用	①生品因长于疏散风热，解毒散结。故用于风温初起，痄腮肿痛，痈毒疮疡 ②炒牛蒡子能缓和寒滑之性，以免伤中，气香且宣散作用更强。因其长于解毒透疹、利咽散结、化痰止咳，故用于麻疹不透，咽喉肿痛，风热咳喘。炒后还可杀酶保苷，利于煎出

要　点		内　容
芥　子	炮制方法	处方用名有芥子、白芥子、炒芥子、炒白芥子 炒芥子的制作步骤： ①取净芥子，置炒制容器内并用文火加热 ②炒至淡黄色至深黄色（炒白芥子）或深黄色至棕褐色（炒黄芥子）有爆鸣声，出现浅黄色断面并有香辣气时即可 ③用时捣碎
	炮制作用	①生芥子辛散力强，善于通络止痛。多用于关节疼痛，胸闷胁痛，痈肿疮毒 ②炒芥子既可缓和辛散走窜之性，又可避免耗气伤阴，并善于顺气豁痰。常用于痰多咳嗽。炮制后更便于粉碎和煎出，同时起到杀酶保苷的作用
王不留行	炮制方法	处方用名有王不留行、王不留、留行子、炒王不留行、炒王不留 炒王不留行的制作步骤： 取净王不留行，投入预热容器内，中火拌炒至大部分爆花即可
	炮制作用	①生品长于消痈肿，用于乳痈或其他疮痈肿痛 ②炒王不留行至质地松泡，利于煎出其有效成分并增强走散力，长于活血通经、下乳、通淋。多用于产后乳汁不下，经闭，痛经，石淋，小便不利
莱菔子	炮制方法	处方用名有莱菔子、萝卜子、炒莱菔子 炒莱菔子的制作步骤： ①取净莱菔子，置炒制容器内 ②用文火加热，炒至微鼓起，质酥脆，断面浅黄色，有香气逸出即可 ③用时捣碎
	炮制作用	生品既能升又能散，长于涌吐风痰。炒莱菔子变升为降的主要目的是改变涌吐痰涎的副作用，既缓和了药性，又利于粉碎和煎出。因其长于消食除胀、降气化痰，故多用于食积腹胀、气喘咳嗽 莱菔子的各种炮制品既能增强离体兔回肠节律性收缩，又可抑制小鼠胃排空率。若对小肠运动的增强，便可加强机械消化。这可能是炒莱菔子"消食除胀"的机制之一
苍耳子	炮制方法	处方用名有苍耳子、炒苍耳子 炒苍耳子的制作步骤： ①取净苍耳子，置炒制容器内 ②用中火加热，炒至黄褐色，刺焦时即可 ③碾去刺，筛净 ④用时捣碎
	炮制作用	①生品消风止痒力强，多用于皮肤痒疹、疥癣等皮肤病 ②炒苍耳子可降低毒性，偏于祛风湿、止痛、通鼻窍。多用于风湿痹痛，鼻渊头痛
槐　花	炮制方法	处方用名有槐花、槐米、炒槐花、炒槐米、槐花炭、槐米炭 ①炒槐花：取净槐花，置预热的炒制容器内，用文火加热，炒至表面深黄色，取出，晾凉

（续表 2-11）

要　点	内　容	
槐花	炮制方法	②槐花炭：取净槐花，置预热的炒制容器内，用中火加热，炒至表面焦褐色。发现火星时，可喷适量清水熄灭，炒干，取出，凉透
	炮制作用	生品以清肝泻火、清热凉血见长。多用于血热妄行，肝热目赤，头痛眩晕，疮毒肿痛 炒槐花苦寒之性缓和，有杀酶保苷作用。其清热凉血作用弱于生品。止血作用逊于槐花炭而强于生品，多用于脾胃虚弱的出血患者。如治肠风便血的地榆槐角丸 槐花炭清热凉血作用极弱，涩性增加，以止血力胜。多用于咯血、衄血、便血、崩漏下血、痔疮出血等出血证 槐花炒黄加热可破坏鼠李糖转化酶，有利于芦丁的保存，并可使药材组织疏松，便于成分的煎出。槐花炒炭后大部分芦丁、氨基酸、糖和叶绿素受热破坏，具有止血作用的槲皮素含量显著增加，但拮抗槲皮素止血作用的异鼠李素含量降低。槐花炒炭后，具有收敛止血作用的鞣质含量增减与其炮制温度有关，190℃以下，随受热温度的升高和时间延长，鞣质含量相应升高。当温度高于200℃时，鞣质的含量迅速下降

（二）炒　焦

炒焦的目的：主要是增强药物消食健脾的功效或减少药物的刺激性，如山楂、栀子等。

表 2-12　炒　焦

要　点	内　容	
山楂	炮制方法	处方用名有山楂、炒山楂、焦山楂、焦楂、山楂炭 （1）炒山楂的制作步骤： ①取净山楂，置炒制容器内 ②用中火加热，炒至颜色加深 ③取出晾凉，筛去碎屑 （2）焦山楂的制作步骤： ①取净山楂置炒制容器内 ②用武火加热，炒至外表焦褐色，内部焦黄色 ③取出晾凉，筛去碎屑 （3）山楂炭的制作步骤： ①取净山楂，置炒制容器内 ②用武火加热，炒至表面焦黑色，内部焦褐色 ③取出晾凉，筛去碎屑
	炮制作用	①山楂长于活血化瘀，常用于产后瘀阻、疝气疼痛、血瘀经闭、心腹刺痛以及高血压病、高脂血症、冠心病 ②炒山楂酸味减弱，可缓和对胃的刺激性，有利于消食化积。用于食欲不振、神倦乏力、脾虚食滞 ③焦山楂不仅酸味减弱，且增加了苦味，长于消食止泻。用于食积兼脾虚和痢疾 ④山楂炭其性收涩，因具有止泻、止血的作用，故常用于脾虚腹泻或胃肠出血兼食滞者

要　点		内　容
栀　子	炮制方法	处方用名有栀子、山栀、黄栀子、炒栀子、焦栀子、栀子炭 （1）炒栀子的制作步骤： ①取栀子碎块，置炒制容器内 ②用文火加热，炒至深黄色 ③取出晾凉 （2）焦栀子的制作步骤： ①取栀子碎块，置炒制容器内 ②用中火加热，炒至焦黄色 ③取出晾凉 （3）栀子炭的制作步骤： ①取栀子碎块，置炒制容器内 ②用武火加热，炒至黑褐色 ③喷淋少许清水熄灭火星 ④取出晾干
	炮制作用	栀子长于泻火利湿，凉血解毒。常用于温病高热、疮疡肿毒、湿热淋证、湿热黄疸；外治扭伤跌损
槟　榔	炮制方法	处方用名有槟榔、炒槟榔、焦槟榔 （1）炒槟榔的制作步骤： ①取槟榔片，置预热的炒制容器内 ②用文火加热，炒至微黄色 ③取出晾凉 （2）焦槟榔的制作步骤： ①取槟榔片，置预热的炒制容器内 ②用中火加热，炒至焦黄色 ③取出晾凉
	炮制作用	①生槟榔力峻，杀虫破积、降气行水、截疟力胜。用于绦虫，姜片虫，蛔虫及水肿，脚气，疟疾 ②槟榔炒后可缓和药性，以免克伐太过而耗伤正气，并能减少服后恶心、腹泻、腹痛的副作用 ③焦槟榔和炒槟榔作用相似，长于消食导滞。用于食积不消，泻痢后重。但炒槟榔较焦槟榔作用稍强，而克伐正气的作用也略强于焦槟榔，一般身体素质稍强者可选用炒槟榔，身体素质较差者可选用焦槟榔

（三）炒　炭

炒炭的目的：经炒炭炮制后可使药物增强或产生止血、止泻作用。

表 2-13　炒　炭

要　点		内　容
大　蓟	炮制方法	处方用名有大蓟、大蓟炭 大蓟炭的制作步骤： ①取大蓟段，置炒制容器内

（续表 2-13）

要　点		内　容
大　蓟	炮制方法	②用武火加热，炒至表面焦黑色，内部棕黑色 ③喷洒少许清水，灭尽火星 ④取出晾干
	炮制作用	①生大蓟以凉血消肿力胜，常用于热淋、痈肿疮毒及热邪偏盛的出血证 ②大蓟炭凉性减弱，收敛止血作用增强。用于咯血、吐血、呕血、嗽血等出血较急剧者
蒲　黄	炮制方法	处方用名有蒲黄、生蒲黄、炒蒲黄、蒲黄炭 蒲黄炭的制作步骤： ①取净蒲黄，置炒制容器内 ②用中火加热，炒至棕褐色 ③喷淋少量清水，灭尽火星 ④取出晾干 蒲黄为花粉类药物，质轻松，炒制时火力不能过大，出锅后应摊晾散热并防止复燃，检查确已凉透，方能收贮。如喷水较多，则需晾干，以免发霉
	炮制作用	蒲黄炭性涩，止血作用增强。多用于吐血、咯血、尿血、衄血、便血、崩漏及外伤出血 蒲黄生、炒品皆有止血作用，但蒲黄炭具有加快血小板凝聚速度的功效，故能缩短出血时间和凝血时间
荆　芥	炮制方法	处方用名有荆芥、荆芥炭 （1）炒荆芥的制作步骤： ①取荆芥段，置炒药锅内 ②用文火加热，炒至微黄色 ③取出，放凉 （2）荆芥炭的制作步骤： ①取荆芥段，置炒药锅内 ②用武火加热，炒至表面黑褐色、内部焦褐色时 ③喷淋少量清水，灭尽火星 ④取出，晾干凉透
	炮制作用	①炒荆芥具有祛风理血的作用。可用于妇人产后血晕 ②荆芥炭辛散作用极弱，具有止血的功效。可用于便血、崩漏等证 荆芥主要含挥发油，油中主要成分为消旋薄荷酮、右旋薄荷酮及少量右旋柠檬烯。荆芥各部位挥发油含量以荆芥穗最高。荆芥炒炭后，因挥发油含量会显著降低，故油中所含成分也随之发生了质的变化。荆芥炭的止血活性部位为脂溶性提取物
干　姜	炮制方法	处方用名有干姜、炮姜、姜炭 （1）姜炭的制作步骤： ①取干姜块，置预热的炒制容器内 ②用武火加热，炒至表面黑色，内部棕褐色 ③喷淋少量清水，灭尽火星 ④取出，晾干

第二章

要　点		内　容
干　姜	炮制方法	（2）炮姜的制作步骤： ①将净河砂置预热的炒制容器内 ②用武火炒热，投入干姜片或块，不断翻动，炒至鼓起，表面棕褐色 ③取出，筛去砂，晾凉
	炮制作用	①干姜性热偏燥，能守能走，故对中焦寒邪偏盛而兼湿者以及寒饮伏肺的喘咳尤为适宜。又因本品力速而作用较强，故用于回阳救逆。常用于脘腹冷痛，呕吐，泄泻，肢冷脉微，痰饮喘咳 ②姜炭味苦、涩，性温。归脾、肝经。其辛味消失，守而不走，长于止血温经。其温经作用弱于炮姜，固涩止血作用强于炮姜，可用于各种虚寒性出血，且出血较急、出血量较多者 ③炮姜温经止血、温中止痛，其辛燥之性较干姜弱，温里之力不如干姜迅猛，但作用缓和持久，且长于温中止痛、止泻和温经止血。用于阳虚失血，吐衄崩漏，脾胃虚寒，腹痛吐泻

（四）麸　炒

麸炒的目的：①增强疗效。如山药、白术、芡实等。②缓和药性。如苍术、枳实、薏苡仁等。③矫臭矫味。如僵蚕等。

表 2-14　麸　炒

要　点		内　容
枳　壳	炮制方法	处方用名有枳壳、炒枳壳 麸炒枳壳的制作步骤： ①先将锅烧热，均匀撒入定量麦麸 ②用中火加热，待烟起投入枳壳片后不断翻动，炒至淡黄色 ③取出，筛去麦麸，放凉 ④每 100kg 枳壳片，用麦麸 10kg
	炮制作用	①枳壳辛燥，作用较强，偏于行气宽中除胀。用于气实壅满所致之脘腹胀痛或瘀滞疼痛、胁肋胀痛；胃下垂、脱肛、子宫下垂 ②麸炒枳壳可缓和其峻烈之性，偏于健胃消食理气。用于呕逆嗳气，宿食停滞，风疹瘙痒。麸炒枳壳因其作用缓和，故适宜于年老体弱而气滞者
苍　术	炮制方法	处方用名有苍术、茅苍术、炒苍术、焦苍术 麸炒苍术的制作步骤： ①将锅烧热，撒入麦麸 ②用中火加热，待冒烟时投入苍术片后不断翻炒，炒至深黄色 ③取出，最后筛去麦麸，放凉 ④每 100kg 苍术片，用麦麸 10kg
	炮制作用	①生苍术温燥而辛烈，祛风、燥湿、散寒力强。用于风湿痹痛、腰膝疼痛、肌肤麻木不仁、肢体疼痛、肢节酸痛、风寒感冒、湿温发热 ②麸炒苍术辛味减弱，燥性缓和，气变芳香，增强了健脾和胃的作用，用于痰饮停滞，脘腹痞满，脾胃不和，雀目，青盲 ③焦苍术辛燥之性大减，以固肠止泻为主。用于久痢，脾虚泄泻，或妇女的淋带白浊

（五）米 炒

米炒的目的：①增强药物的健脾止泻作用，如党参。②降低药物的毒性，如红娘子、斑蝥。③矫正不良气味，如昆虫类药物。

表 2-15 米 炒

要 点		内 容
斑 蝥	炮制方法	处方用名有斑蝥、炒斑蝥、米炒斑蝥 米炒斑蝥的制作步骤： ①将米置入热锅中 ②用中文火加热，至冒烟时投入斑蝥拌炒，至米呈黄棕色 ③取出，筛去米，除去头、翅、足，摊开放凉或者投入去足、翅、头的斑蝥拌炒，至米呈黄棕色，取出，筛去米，摊开放凉。每 100kg 斑蝥，用 20kg 米 注意事项：斑蝥在炮制和研粉加工时，操作人员需带眼罩或防毒面具进行操作，以保护眼、鼻黏膜免受其损伤，炒制后的米要妥善处理，以免伤害人畜，发生意外事故
	炮制作用	①生斑蝥常外用，毒性较大，以攻毒蚀疮为主。用于痈疽肿痛、顽癣瘙痒及瘰疬瘘疮 ②米炒斑蝥毒性降低，其气味得到矫正，可内服。以通经、破癥散结为主。用于狂犬咬伤、经闭癥瘕、肝癌、胃癌、瘰疬

（六）土 炒

土炒的目的：灶心土味辛性温，能温中燥湿，止呕，止泻。明《本草蒙筌》有"陈壁土制，窃真气骤补中焦"的记载。故常用来炮制补脾止泻的药物。如白术、山药等。

表 2-16 土 炒

要 点		内 容
白 术	炮制方法	处方用名有白术、土炒白术、麸炒白术 （1）土炒白术的制作步骤： ①先将土置锅内 ②用中火加热，炒至土呈灵活状态 ③投入白术片，炒至白术表面均匀挂上土粉 ④取出，筛去土粉，放凉 ⑤每 100kg 白术片，用灶心土 25kg （2）麸炒白术的制作步骤： ①先将锅用中火烧热 ②撒入麦麸（或蜜炙麦麸），待冒烟时，投入白术片后不断翻炒，至白术呈焦黄色，逸出焦香气 ③取出，筛去麦麸，放凉 ④每 100kg 白术片，用麦麸 10kg
	炮制作用	①白术以健脾燥湿、利水消肿为主，生品与炒品相比祛湿力强，用于脾虚食少，腹胀泄泻，痰饮眩悸，水肿，自汗，胎动不安

（续表 2-16）

要　点		内　容
白　术	炮制作用	②土炒白术，借土气助健脾气，长于补脾止泻而安胎，用于脾虚食少，泄泻便溏、胎动不安 ③麸炒白术能缓和白术燥性，借麸味甘入中之性，增强健脾、消胀作用。用于脾气虚弱、中焦不和、运化失常所致的食少胀满、倦怠乏力
山　药	炮制方法	处方用名有山药、怀山药、土炒山药、炒山药 （1）土炒山药的制作步骤： ①先将灶心土粉置锅内，用中火加热至灵活状态 ②再投入山药片拌炒，全表面均匀挂土粉 ③取出，筛去土粉，放凉 ④每 100kg 山药片，用灶心土 30kg （2）麸炒山药的制作步骤： ①将锅烧热，撒入麦麸，待其冒烟时，投入山药片 ②用中火加热，不断翻动至黄色 ③取出，筛去麦麸，晾凉 ④每 100kg 山药片，用麦麸 10kg
	炮制作用	①土炒山药以补脾止泻为主，用于脾虚久泻 ②麸炒山药以补脾健胃为主，用于脾虚食少，泄泻便溏，白带过多

（七）砂　炒

砂炒的目的：①增强疗效，便于调剂和制剂，如狗脊、穿山甲等。②降低毒性，如马钱子等。③便于去毛，如骨碎补等。④矫臭矫味，如鸡内金、脐带等。

表 2-17　砂　炒

要　点		内　容
马钱子	炮制方法	处方用名有马钱子、制马钱子 1. 制马钱子的制作步骤： （1）砂烫 ①将砂置炒制容器内，用文火加热至滑利状态 ②容易翻动时，投入大小一致的马钱子后不断翻动 ③炒至棕褐色或深棕色，鼓起，内部红褐色，并起小泡 ④取出，筛去砂子，放凉。亦可供制马钱子粉用 （2）油炸 ①取麻油适量置锅内，加热至 230℃左右 ②投入马钱子，炸至老黄色 ③立即取出，沥去油，放凉 ④用时碾粉 2. 马钱子粉的制作步骤： ①取制马钱子，粉碎成细粉 ②测定士的宁的含量后，加适量淀粉，使含量符合规定，混匀即得
	炮制作用	制马钱子毒性降低，质地酥脆，易于粉碎，可供内服，常制成丸散剂应用。多用于痈疽疮毒，瘰疬，跌打损伤，骨折瘀痛，风湿痹痛，痰核，麻木瘫痪

（续表 2-17）

要　点		内　容
骨碎补	炮制方法	处方用名有骨碎补、申姜、制骨碎补、烫骨碎补 砂炒骨碎补的制作步骤： ①取砂置炒制容器内，用武火加热至滑利状态 ②容易翻动时，投入骨碎补片并不断翻动，炒至鼓起 ③取出，筛去砂，放凉，撞去毛
	炮制作用	砂炒骨碎补，质地松脆，易于除去鳞片，便于调剂和制剂，有利于煎出有效成分，以续伤止痛、补肾强骨为主
鳖甲	炮制方法	处方用名有鳖甲、炙鳖甲、制鳖甲、酥鳖甲、烫鳖甲 醋鳖甲的制作步骤： ①取砂置炒制容器内，用武火加热至滑利状态 ②容易翻动时，投入大小分档的净鳖甲，炒至外表淡黄色，质酥脆 ③取出，筛去砂 ④趁热投入醋液中稍浸 ⑤捞出，干燥，捣碎
	炮制作用	醋鳖甲质变酥脆，便于粉碎及煎出有效成分，并能矫臭矫味。醋制还能增强药物软坚散结、入肝消积的作用。常用于月经停闭，癥瘕积聚
鸡内金	炮制方法	处方用名有鸡内金、内金、鸡肫皮、炒鸡内金、焦鸡内金、醋鸡内金 （1）炒鸡内金的制作步骤： ①将净鸡内金置热锅内 ②用中火加热，炒至表面焦黄色 ③取出，放凉 （2）砂炒鸡内金的制作步骤： ①取砂置炒制容器内，用中火加热至滑利状态 ②容易翻动时，投入大小一致的鸡内金后不断翻动，炒至鼓起卷曲、酥脆并呈淡黄色 ③取出，筛去砂子，放凉 （3）醋鸡内金的制作步骤： ①将鸡内金压碎，置锅内用文火加热 ②炒至鼓起，喷醋 ③取出，干燥
	炮制作用	①炒鸡内金和砂炒鸡内金质地酥脆，易于粉碎，矫正不良气味，并能增强健脾消积的作用。用于食积不化，消化不良，脾虚泄泻及小儿疳积 ②醋鸡内金质酥易脆，矫正了不良气味。有疏肝助脾的作用，用于脘胀腹满，脾胃虚弱 与生品比较，清炒和醋制鸡内金中微量元素的溶出量都有显著增加，有助于人体的吸收利用。鸡内金炮制后，淀粉酶的活性有所下降，而蛋白酶的活性则会随着含量升高而增高。这是因为淀粉酶对温度敏感，而蛋白酶对温度不敏感，而且在酸性环境中活力强，故醋制鸡内金的活力比鸡内金高

（八）滑石粉炒

滑石粉炒的目的：①使药物质地酥脆，便于粉碎和煎煮，如黄狗肾等。②降低毒性及矫正不良气味，如刺猬皮、水蛭等。

表 2-18　滑石粉炒

要　点	内　容	
水　蛭	炮制方法	处方用名有水蛭、制水蛭、炒水蛭 烫水蛭的制作步骤： ①取滑石粉置锅内，用中火加热至灵活状态 ②投入水蛭段后勤加翻动，拌炒至微鼓起，待呈黄棕色 ③取出，筛去滑石粉，放凉 ④每 100kg 水蛭，用滑石粉 40kg
	炮制作用	烫水蛭能降低毒性，质地酥脆，利于粉碎，多入丸散

（九）蛤粉炒

蛤粉炒的目的：①使药物质地酥脆，便于制剂和调剂。②降低药物的滋腻之性，矫正不良气味。如阿胶、鹿角胶等。

表 2-19　蛤粉炒

要　点	内　容	
阿　胶	炮制方法	处方用名有阿胶、阿胶珠、胶珠、炒阿胶 （1）阿胶珠的制作步骤： ①取蛤粉适量置热锅内，用中火加热炒至灵活状态 ②投入阿胶丁后不断翻动，炒至鼓起呈类圆球形，内无溏心 ③取出，筛去蛤粉，放凉 ④每 100kg 阿胶丁，用蛤粉 30 ～ 50kg （2）蒲黄炒阿胶的制作步骤： ①将蒲黄适量置热锅内，用中火加热炒至稍微变色 ②投入阿胶丁后不断翻动炒至鼓起至类圆球形，内无溏心 ③取出，筛去蒲黄，放凉
	炮制作用	①蛤粉炒阿胶降低了滋腻之性，使其质变酥脆，便于粉碎，同时也矫正了不良气味，有利于益肺润燥。用于久咳少痰、阴虚咳嗽或痰中带血 ②蒲黄炒阿胶以止血安络力强，多用于阴虚咳血、崩漏、便血

二、炙　法

（一）酒　炙

酒炙的目的：①改变药性，引药上行，如大黄、黄连、黄柏等。②增强活血通络作用，如当归、川芎、桑枝等。③矫臭去腥，如乌梢蛇、蕲蛇、紫河车等。

具体内容见表 2-20。

表2-20　酒　炙

要　点		内　容
大　黄	炮制方法	处方用名有大黄、酒大黄、川军、酒军、生大黄、熟大黄、大黄炭、熟军、醋大黄 （1）酒大黄的制作步骤： ①取大黄片或块，用黄酒喷淋拌匀，稍闷润 ②待黄酒被吸尽后，置炒制容器内，用文火炒干，色泽加深 ③取出晾凉，筛去碎屑 ④每100kg大黄片或块，用黄酒10kg （2）熟大黄的制作步骤： ①取大黄片或块，用黄酒拌匀 ②闷润至黄酒被吸尽，装入炖药罐内或适宜蒸制容器内，密闭 ③隔水炖或蒸至大黄内外均呈焦黑色 ④取出，干燥 ⑤每100kg大黄片或块用黄酒30kg （3）大黄炭的制作步骤： ①取大黄片或块，置炒制容器内 ②用武火加热炒至外表呈焦黑色 ③取出，晾凉 （4）醋大黄的制作步骤： ①取大黄片或块，用米醋拌匀，稍闷润 ②待醋被吸尽后，置炒制容器内 ③用文火加热，炒干 ④取出，晾凉，筛去碎屑 ⑤每100kg大黄片或块，用米醋15kg （5）清宁片的制作步骤： ①取大黄片或块，置煮制容器内，加水超过药面 ②用武火加热，煮烂时，加入黄酒（100∶30）搅拌，再煮成泥状 ③取出晒干，粉碎，过六号筛，取细粉 ④再与黄酒、熟蜜混合成团块状，置笼屉内蒸至透 ⑤取出揉匀，搓成直径约14mm的圆条，于50℃～55℃低温干燥 ⑥烘成七成干时，装入容器内，闷约10天，至内外湿度一致，手摸有挺劲 ⑦取出，切厚片，晾干。筛去碎屑 ⑧每100kg大黄片或块，用75kg黄酒，40kg熟蜜
	炮制作用	①酒炙大黄其苦寒泻下作用稍缓，并借酒升提之性，引药上行，善清上焦血分热毒。用于齿龈肿痛，目赤咽肿 ②熟大黄经酒蒸后，泻下作用缓和，腹痛之副作用减轻，并增强活血祛瘀之功 ③大黄炭泻下作用极微，有凉血化瘀止血的功效。用于血热有瘀之出血 ④醋大黄泻下作用减弱，以消积化瘀为主，用于产后瘀停，食积痞满，癥瘕癖积 ⑤清宁片泻下作用缓和，具缓泻而不伤气，逐瘀而不败正之功。用于口燥舌干，饮食停滞，大便秘结之年老、体弱者及久病患者，可单用

要　点		内　　容
黄　连	炮制方法	处方用名有黄连、川连、酒黄连、姜黄连、吴萸连、萸黄连 （1）酒黄连的制作步骤： ①取黄连片，加入定量黄酒拌匀，稍闷润 ②待酒被吸尽后，置炒制容器内 ③用文火加热，炒干 ④取出晾凉，筛去碎屑 ⑤每 100kg 黄连片，用黄酒 12.5kg （2）姜黄连的制作步骤： ①取黄连片，用姜汁拌匀，稍闷润 ②待姜汁被吸尽后，置炒制容器内 ③用文火加热炒干 ④取出晾凉，筛去碎屑 ⑤每 100kg 黄连片用 12.5kg 生姜或 4kg 干姜，绞汁或煎汁 （3）萸黄连的制作步骤： ①取吴茱萸加入适量水煎煮 ②取汁去渣，煎液与黄连片拌匀，稍闷润 ③待药液被吸尽后，置炒制容器内 ④用文火加热，炒干 ⑤取出晾凉，筛去碎屑 ⑥每 100kg 黄连片，用 10kg 吴茱萸
	炮制作用	①酒炙黄连能引药上行，缓其寒性，善清头目之火 ②姜炙黄连其苦寒之性缓和，止呕作用增强 ③吴茱萸制黄连抑制其苦寒之性，使黄连寒而不滞，以清气分湿热，散肝胆郁火为主
当　归	炮制方法	处方用名有当归、酒当归、当归炭、归头、归身、归尾、秦归、全当归、土炒当归 （1）酒当归的制作步骤： ①取净当归片，加入定量黄酒拌匀，稍闷润 ②待酒被吸尽后，置炒制容器内，文火加热，炒至深黄色 ③取出晾凉 ④每 100kg 当归片，用 10kg 黄酒 （2）土炒当归的制作步骤： ①将灶心土粉置预热适度的炒制容器内 ②中火加热炒至土呈灵活状态 ③倒入净当归片，炒制当归片上粘满细土时（俗称挂土）取出 ④筛去土，摊晾 ⑤每 100kg 当归片，用 30kg 灶心土粉 （3）当归炭的制作步骤： ①取当归片，置预热适度的炒制容器内 ②中火加热，炒至微黑色 ③取出晾凉

（续表 2-20）

要　点		内　容
当　归	炮制作用	①酒当归，祛瘀止痛、活血通经的作用增强。用于风湿痹痛，经闭痛经，瘀血肿痛，跌打损伤 ②土炒当归，既能增强入脾补血作用，又能缓和油润而不滑肠。可用于治疗腹中时痛，血虚便溏 ③当归炭，具有止血和血作用。用于崩中漏下，月经过多
蕲　蛇	炮制方法	处方用名有蕲蛇、大白花蛇、蕲蛇肉、酒蕲蛇 （1）蕲蛇肉的制作步骤：取蕲蛇，除去头，用黄酒润透后，除去鳞、骨，干燥 （2）酒蕲蛇的制作步骤： ①取蕲蛇段，加入定量黄酒拌匀，稍闷润 ②待酒被吸尽后，置炒制容器内，用文火加热，炒至黄色 ③取出晾凉，筛去碎屑 ④每 100kg 蕲蛇，用 20kg 黄酒
	炮制作用	酒蕲蛇能增强通络、止痉、祛风的作用，并可矫味，减少腥气，便于粉碎和制剂，临床多用酒制品。用于肢体麻木，筋脉拘挛，风湿顽痹，中风，半身不遂，口眼歪斜，痉挛抽搐，破伤风，小儿急慢性惊风，惊厥
白　芍	炮制方法	处方用名有白芍、炒白芍、酒白芍、醋白芍、土炒白芍 （1）酒白芍的制作步骤： ①取白芍片，加入定量黄酒拌匀，稍闷润 ②待酒被吸尽后，置炒制容器内，用文火加热至炒干 ③取出晾凉，筛去碎屑 ④每 100kg 白芍片，用黄酒 10kg （2）炒白芍的制作步骤： ①取白芍片，置炒制容器内 ②用文火加热，炒至表面微黄色 ③取出晾凉，筛去碎屑 （3）醋白芍的制作步骤： ①取白芍片，加入定量米醋拌匀，稍闷润 ②待醋被吸尽后，置炒制容器内 ③用文火加热，炒干 ④取出晾凉，筛去碎屑 ⑤每 100kg 白芍片，用 15kg 米醋 （4）土炒白芍的制作步骤： ①取定量灶心土（伏龙肝）细粉，置炒制容器内 ②用中火加热，炒至土呈灵活状态 ③加入白芍片，炒至表面挂土色，微显焦黄色 ④取出，筛去土粉，摊开放凉 ⑤每 100kg 白芍片，用 20kg 灶心土粉
	炮制作用	①炒白芍，寒性缓和，以养血和营、敛阴止汗为主。用于血虚萎黄，腹痛泄泻，自汗盗汗

要　点		内　容
白　芍	炮制作用	②酒白芍，酸寒伐肝之性降低，入血分，善于调经止血、柔肝止痛，用于胁痛腹痛，肝郁血虚，四肢挛痛，月经不调 ③醋白芍，引药入肝，敛血养血、疏肝解郁的作用最强 ④土炒白芍可借土气入脾，增强养血和脾、止泻作用，适用于腹痛腹泻，肝旺脾虚
丹　参	炮制方法	处方用名有丹参、酒丹参 酒丹参的制作步骤： ①取丹参片，加入定量黄酒拌匀，稍闷润 ②待酒被吸尽后，置炒制容器内 ③用文火加热，炒干，取出晾凉 ④每 100kg 丹参片，用黄酒 10kg
	炮制作用	酒丹参，寒凉之性缓和，活血祛瘀、调经止痛功能增强。多用于恶露不下，血滞经闭，月经不调，癥瘕积聚，心胸疼痛，风湿痹痛
川　芎	炮制方法	处方用名有川芎、芎䓖、酒川芎 酒川芎的制作步骤： ①取川芎片，加入定量黄酒拌匀，稍闷润 ②待酒被吸尽后，置炒制容器内 ③用文火加热，炒至棕黄色 ④取出晾凉，筛去碎屑 ⑤每 100kg 川芎片，用 10kg 黄酒 本品含挥发油，在闷润时注意检查，防止出油变质，并忌高温干燥
	炮制作用	酒川芎能引药上行，增强活血行气止痛作用。多用于偏头痛、血瘀头痛、风寒湿痛及产后瘀阻腹痛等

（二）醋　炙

醋炙的主要目的：①降低毒性，缓和药性。如甘遂、京大戟、芫花、商陆等。②引药入肝，增强活血止痛作用。如乳香、没药、三棱、莪术等。③矫臭矫味。如乳香、没药、五灵脂等。

表 2-21　醋　炙

要　点		内　容
甘　遂	炮制方法	处方用名有甘遂、炙甘遂、醋甘遂 醋甘遂的制作步骤： ①取净甘遂，加入定量的米醋拌匀 ②闷润至醋被吸尽后，置炒制容器内 ③用文火加热，炒至微干 ④取出晾凉，用时捣碎 ⑤每 100kg 甘遂用 30kg 米醋
	炮制作用	醋甘遂毒性减低，峻泻作用缓和。用于痰饮积聚、风痰癫痫、腹水胀满、气逆喘咳及二便不利

要　点		内　容
延胡索	炮制方法	处方用名有延胡索、醋延胡索、酒延胡索 （1）醋延胡索的制作步骤： 制作步骤一： ①取净延胡索或延胡索片，加入定量的米醋拌匀 ②闷润至醋被吸尽后，置炒制容器内 ③用文火加热，炒干 ④取出晾凉，筛去碎屑 ⑤每 100kg 延胡索，用米醋 20kg 制作步骤二： ①取净延胡索，加入定量的米醋与适量清水（以平药面为宜），置煮制容器内 ②用文火加热煮至透心 ③醋液被吸尽时取出，晾至六成干 ④切厚片，晒干 ⑤筛去碎屑或干后捣碎 ⑥每 100kg 延胡索，用米醋 20kg （2）酒延胡索的制作步骤： ①取净延胡索片，加入定量黄酒拌匀 ②闷润至酒被吸尽后，置炒制容器内 ③用文火加热，炒干 ④取出晾凉，筛去碎屑 ⑤每 100kg 延胡索片，用 15kg 黄酒
	炮制作用	①醋延胡索行气止痛作用增强，广泛用于身体各部位的多种疼痛证候 ②酒延胡索以活血、祛瘀、止痛为主
乳　香	炮制方法	处方用名有乳香、炒乳香、炙乳香、醋乳香 （1）醋乳香的制作步骤： ①取净乳香，置炒制容器内 ②用文火加热，炒至冒烟，表面微熔 ③喷淋定量的米醋，边喷边炒至表面油亮光泽 ④迅速取出，摊开放凉 ⑤每 100kg 乳香，用 5kg 米醋 （2）炒乳香的制作步骤： ①取净乳香，置炒制容器内 ②用文火加热，炒至冒烟，表面熔化显油亮光泽 ③迅速取出，摊开放凉
	炮制作用	①醋乳香刺激性缓和，利于服用，便于粉碎。醋炙乳香还能增强收敛生肌、活血止痛的功效，并可矫臭矫味 ②炒乳香作用与醋乳香基本相同
香　附	炮制方法	处方用名有香附、炙香附、醋香附、四制香附、酒香附、香附炭

要　点		内　容
香　附	炮制方法	（1）醋香附的制作步骤： 制作步骤一： ①取净香附颗粒或片，加定量的米醋拌匀 ②闷润至醋被吸尽后，置炒制容器内 ③用文火加热炒干 ④取出晾凉，筛去碎屑 ⑤每 100kg 香附颗粒或片，用 20kg 米醋 制作步骤二： ①取净香附：加入定量的米醋，再加与米醋等量的水 ②共煮至醋液基本吸尽后再蒸 5 小时，闷片刻 ③取出微晾，切薄片，干燥，筛去碎屑；或取出干燥后，碾成绿豆大颗粒 ④每 100kg 香附颗粒或片，用 20kg 米醋 （2）四制香附的制作步骤： ①取净香附颗粒或片，加入定量的生姜汁、米醋、黄酒、食盐水拌匀 ②闷润至汁液被吸尽后 ③用文火加热炒干 ④取出晾凉，筛去碎屑 ⑤每 100kg 香附颗粒或片，用 5kg 生姜（取汁），米醋、黄酒各 10kg，2kg 食盐（清水溶化） （3）酒香附的制作步骤： ①取净香附颗粒或片，加入定量的黄酒拌匀 ②闷润至黄酒被吸尽，置炒制容器内 ③用文火加热炒干 ④取出晾凉，筛去碎屑 ⑤每 100kg 香附颗粒或片，用 20kg 黄酒 （4）香附炭的制作步骤： ①取净香附，大小分档，置炒制容器内 ②用中火加热，炒至表面焦黑色，内部焦褐色 ③喷淋少许清水，灭尽火星 ④取出晾干，凉透，筛去碎屑
	炮制作用	①醋香附专入肝经，疏肝止痛作用增强，并能消积化滞 ②四制香附善于调经散结、行气解郁，常用于治疗胁痛，月经不调，痛经等症 ③酒香附能通经脉，散结滞，多用于治寒疝腹痛 ④香附炭味苦、涩、性温，多用于治妇女崩漏不止等
柴　胡	炮制方法	处方用名有柴胡、炙柴胡、醋柴胡、鳖血柴胡 （1）醋北柴胡的制作步骤： ①取北柴胡片，加入定量的米醋拌匀 ②闷润至醋被吸尽，置炒制容器内 ③用文火加热，炒干 ④取出晾凉 ⑤每 100kg 柴胡片，用 20kg 米醋

要　点		内　容
柴　胡	炮制方法	（2）南柴胡的制作步骤： ①除去杂质，洗净，润透 ②切厚片，干燥 （3）醋南柴胡的制作步骤： ①取净柴胡片，加入定量的米醋拌匀 ②闷润至醋被吸尽，置炒制容器内 ③用文火加热，炒干 ④取出晾凉 ⑤每 100kg 柴胡片，用 20kg 米醋 （4）鳖血柴胡的制作步骤： 制作步骤一： ①取净柴胡片，加入定量洁净的新鲜鳖血及适量冷开水拌匀 ②闷润至鳖血液被吸尽，置炒制容器内 ③用文火加热，炒干 ④取出晾凉 制作步骤二： ①取净柴胡片，加入定量洁净的新鲜鳖血和定量黄酒拌匀 ②闷润至鳖血和酒液被吸尽 ③用文火加热，炒干 ④取出晾凉 ⑤每 100kg 柴胡片，用 25kg 黄酒，13kg 鳖血
	炮制作用	①醋柴胡的升散之性缓和，疏肝止痛的作用增强。常用于肝郁气滞的胁肋胀痛，腹痛及月经不调等症 ②鳖血柴胡能填阴滋血，抑制其浮阳之性，增强清肝退热的作用。可适用热入血室，骨蒸劳热

（三）盐　炙

盐炙法的主要目的：①引药下行，增强疗效，如杜仲、小茴香、车前子、益智仁、知母、黄柏等。②缓和药物辛燥之性，如补骨脂、益智仁等。③增强滋阴降火作用，如知母、黄柏等。

表 2-22　盐　炙

要　点		内　容
杜　仲	炮制方法	处方用名有杜仲、川杜仲、炒杜仲、盐杜仲 盐杜仲的制作步骤： ①取杜仲丝或块，加盐水拌匀，稍闷 ②待盐水被吸尽后，置炒制容器内 ③用中火，炒至丝易断、表面焦黑色 ④取出晾凉，筛去碎屑 ⑤每 100kg 杜仲块或丝，用 2kg 食盐
	炮制作用	①生杜仲较少应用，一般仅用于浸酒。临床以制用为主，以保证和增强疗效 ②盐杜仲引药入肾，直达下焦，温而不燥，补肝肾、强筋骨、安胎的功效增强。常用于筋骨无力、肾虚腰痛、高血压症、胎动不安和妊娠漏血

（续表 2-22）

要 点	内 容	
黄 柏	炮制方法	处方用名有黄柏、川黄柏、盐黄柏、酒黄柏、黄柏炭 （1）盐黄柏的制作步骤： ①取净黄柏丝，用盐水拌匀，稍闷 ②待盐水被吸尽后，置炒制容器内 ③用文火加热，炒干 ④取出晾凉，筛去碎屑 ⑤每 100kg 黄柏丝或块，用 2kg 食盐 （2）酒黄柏的制作步骤： ①取净黄柏丝，用黄酒拌匀，稍闷 ②待酒被吸尽后，置炒制容器内 ③用文火加热，炒干 ④取出晾凉，筛去碎屑 ⑤每 100kg 黄柏丝或块，用 10kg 黄酒 （3）黄柏炭的制作步骤： ①取净黄柏丝，置炒制容器内 ②用武火加热，炒制表面焦黑色、内部深褐色 ③喷淋少许清水，灭尽火星 ④取出晾干，筛去碎屑 黄柏在切制前水处理时要掌握好"水头"，一旦吸水过多，就会容易发黏，不易切片
	炮制作用	①盐黄柏可引药入肾，缓和枯燥之性，具增强泻相火、退虚热、滋肾阴的功效。多用于阴虚发热、骨蒸劳热、盗汗、咳嗽咯血、足膝痿软、遗精等 ②酒黄柏可降低苦寒之性，免伤脾阳，并借酒升腾之力，引药上行，清血分湿热。用于热壅上焦诸证及热在血分 ③黄柏炭清湿热之中兼具涩性，多用于便血、崩漏下血
泽 泻	炮制方法	处方用名有泽泻、淡泽泻、炒泽泻、盐泽泻 （1）盐泽泻的制作步骤： ①取净泽泻片，用盐水拌匀，闷润 ②待盐水被吸尽后，置炒制容器内 ③用文火加热，炒至微黄色 ④取出晾凉，筛去碎屑 ⑤每 100kg 泽泻片，用 2kg 食盐 （2）麸炒泽泻的制作步骤： ①将麸皮加入热锅内 ②用中火加热，待冒浓烟 ③投入泽泻片不断翻动，炒至药物呈黄色 ④取出，筛去麸皮，晾凉 ⑤每 100kg 泽泻片，用 10kg 麦麸
	炮制作用	①盐泽泻引药下行，既能增强泻热作用，又利尿而不伤阴。小剂量于补方中，有助于泻肾降浊，并能防止补药之滋腻，可用于阴虚火旺，利水清热养阴，如治疗水热互结，小便不利，腰痛重者

（续表 2-22）

要　点		内　容
泽　泻	炮制作用	②麸炒泽泻寒性稍缓，长于渗湿和脾，降浊以升清。多用于痰湿眩晕，脾虚泄泻
车前子	炮制方法	处方用名有车前子、车前仁、盐车前子、炒车前子 （1）炒车前子的制作步骤： ①取净车前子，置炒制容器内 ②用文火加热，炒至略有爆声，并有香气逸出 ③取出晾凉 （2）盐车前子的制作步骤： ①取净车前子，置炒制容器内　　②用文火加热，炒至略有爆鸣声 ③喷淋盐水，炒干　　　　　　　　④取出晾凉 ⑤每 100kg 车前子，用食盐 2kg
	炮制作用	①炒车前子寒性稍减，并能提高煎出效果，作用与生品类似，善于祛痰止咳、渗湿止泻。多用于湿浊泄泻，可单用 ②盐车前子泻热利尿而不伤阴，并引药下行，增强在肾经的作用，用于眼目昏暗，虚劳梦泄，肾虚脚肿

（四）姜　炙

姜炙的目的：①制其寒性，增强和胃止呕作用。如黄连、竹茹等。②缓和副作用，增强疗效。如厚朴等。

表 2-23　姜　炙

要　点		内　容
厚　朴	炮制方法	处方用名有厚朴、川厚朴、姜厚朴 姜厚朴的制作步骤： 制作步骤一： ①取厚朴丝，加姜汁拌匀，闷润 ②待姜汁被吸尽后，置炒制容器内 ③用文火加热，炒干 ④取出晾凉 制作步骤二： ①取生姜切片，加水煮汤 ②另取刮净粗皮的药材，扎成捆，置姜汤中 ③反复烧淋，文火加热煮至姜液被吸尽 ④取出，切丝，干燥，筛去碎屑 ⑤每 100kg 厚朴，用 10kg 生姜
	炮制作用	姜厚朴可消除对咽喉的刺激性，并可增强宽中和胃的作用。常用于脘腹胀满，湿阻气滞或积滞便秘，痰饮喘咳，呕吐泻痢，梅核气
竹　茹	炮制方法	处方用名有竹茹、淡竹茹、姜竹茹 姜竹茹的制作步骤： ①取竹茹段或团，加姜汁拌匀，稍润 ②待姜汁被吸尽后，置炒制容器内

要　点		内　容
竹　茹	炮制方法	③用文火加热，如烙饼法将两面烙至微黄色 ④取出晾凉 ⑤每 100kg 竹茹，用 10kg 生姜
	炮制作用	姜竹茹能增强降逆止呕的功效，多用于呕哕、呃逆

（五）蜜　炙

　　蜜炙的主要目的：①增强润肺止咳的作用，如百部、款冬花、紫菀等。②增强补脾益气的作用，如黄芪、甘草、党参等。③缓和药性。如麻黄等。④矫味和消除副作用，如马兜铃等。

表 2-24　蜜　炙

要　点		内　容
黄　芪	炮制方法	处方用名有黄芪、炙黄芪、蜜黄芪 炙黄芪的制作步骤： ①取熟蜜，加适量开水稀释 ②淋入净黄芪片中拌匀，闷润 ③置炒制容器内 ④用文火加热，炒至深黄色、不粘手 ⑤取出晾凉 ⑥每 100kg 黄芪片，用 25kg 熟蜜
	炮制作用	炙黄芪因甘温而偏润，长于益气补中。故常用于食少便溏，脾肺气虚，气短乏力或兼子宫下垂、中气下陷之久泻脱肛以及气虚不能摄血的便血、崩漏等出血症；还可用于气虚便秘
甘　草	炮制方法	处方用名有甘草、粉甘草、炙甘草、蜜甘草 炙甘草的制作步骤： ①取熟蜜，加适量开水稀释 ②淋入净甘草片中拌匀，闷润 ③置炒制容器内，文火加热，炒至黄色至深黄色、不粘手 ④取出晾凉 ⑤每 100kg 甘草片，用 25kg 熟蜜
	炮制作用	炙甘草甘温，善于补脾和胃、益气复脉。多用于脘腹疼痛、脾胃虚弱、心气不足、脉结代、筋脉挛急 甘草蜜炙前后的甘草酸、甘草苷的含量无明显变化。甘草酸含量会因炮制温度的升高而下降。炙甘草能抗多种心律失常，作用比生甘草更胜一筹，而蜜炙还能增强甘草止痛效果
麻　黄	炮制方法	处方用名有麻黄、麻黄绒、炙麻黄、蜜麻黄、炙麻黄绒、蜜麻黄绒 （1）蜜麻黄的制作步骤： ①取熟蜜，加适量开水稀释 ②淋入麻黄段中拌匀，闷润 ③置炒制容器内

要　点	内　　　容	
麻　黄	炮制方法	④用文火加热，炒至不粘手 ⑤取出晾凉 ⑥每 100kg 麻黄段，用 20kg 熟蜜 （2）麻黄绒的制作步骤：取麻黄段，碾绒，筛去粉末 （3）蜜麻黄绒的制作步骤： ①取熟蜜，加适量开水稀释 ②淋入麻黄绒内拌匀，闷润 ③置炒制容器内，用文火加热，炒至深黄色、不粘手 ④取出晾凉 ⑤每 100kg 麻黄绒，用 25kg 熟蜜
	炮制作用	①蜜麻黄性温偏润，辛散发汗作用缓和，以宣肺平喘力胜。多用于表证较轻，而肺气壅闭、咳嗽气喘较重的患者 ②麻黄绒作用缓和，适于老人、幼儿及虚人风寒感冒。用法与麻黄相似 ③蜜麻黄绒作用更缓和，适于表证已解而咳喘未愈的幼儿、老人及体虚患者。用法与蜜炙麻黄相似
枇杷叶	炮制方法	处方用名有枇杷叶、炙枇杷叶、蜜枇杷叶 蜜枇杷叶的制作步骤： ①取熟蜜，加适量开水稀释 ②淋入枇杷叶丝内拌匀，闷润 ③置炒制容器内，用文火加热，炒至不粘手为度 ④取出晾凉 ⑤每 100kg 枇杷叶丝，熟蜜 20kg
	炮制作用	蜜枇杷叶能增强润肺止咳的作用，多用于肺燥咳嗽
马兜铃	炮制方法	处方用名有马兜铃、兜铃、炙马兜铃、炙兜铃、蜜兜铃 蜜马兜铃的制作步骤： ①取熟蜜，加适量开水稀释 ②淋入马兜铃碎片中拌匀，闷润 ③置炒制容器内，用文火加热，炒至不粘手为度 ④取出晾凉 ⑤每 100kg 马兜铃，用 25kg 熟蜜
	炮制作用	①蜜马兜铃能缓和苦寒之性，增强润肺止咳的功效，并可矫味，减少呕吐的副作用 ②炙马兜铃多用于肺虚有热的咳嗽

（六）油　炙

油炙的目的：①增强疗效。如淫羊藿等。②利于粉碎，便于制剂和服用。如豹骨、三七、蛤蚧等。

具体内容见表 2-25。

表 2-25　油　炙

要　点	内　　　容	
淫羊藿	炮制方法	处方用名有淫羊藿、羊藿、仙灵脾、炙淫羊藿、炙羊藿 炙淫羊藿的制作步骤： ①取羊脂置锅内加热熔化 ②加入淫羊藿丝并用文火加热，炒至油脂吸尽，表面呈油亮光泽 ③取出，晾凉 ④每 100kg 淫羊藿，用 20kg 羊脂油（炼油）
	炮制作用	①羊脂油甘温，能温散寒邪、补肾助阳。炙淫羊藿能增强温肾助阳功效，常用于阳痿、不孕 ②淫羊藿苷具有雄性激素样的功效，生品淫羊藿却无促进性功能作用，而炮制品用甘温的羊脂油炮制后，由于性由寒转温，不但有明显的促进性功能作用，还无睾丸重量下降等副作用
蛤蚧	炮制方法	处方用名有蛤蚧、酒蛤蚧、酥蛤蚧 （1）酒蛤蚧的制作步骤： ①取蛤蚧块，用黄酒拌匀，闷润 ②待酒被吸尽后，烘干或置炒容器内 ③用文火炒干或置钢丝筛上 ④再用文火烤热后喷适量黄酒 ⑤再置火上酥制，如此反复多次，至松脆为度 ⑥放凉 ⑦每 100kg 蛤蚧块，用 20kg 黄酒 （2）油酥蛤蚧的制作步骤： ①取蛤蚧，涂以麻油 ②用无烟火烤至稍黄质脆 ③除去头爪及鳞片，切成小块
	炮制作用	①蛤蚧生品和酥炙品功用相同，酥制后易粉碎，腥气减少。其功效以纳气定喘、补肺益精见长，多用于肾虚作喘或肺虚咳嗽 ②酒蛤蚧质脆易碎，矫臭矫味，可增强补肾壮阳作用，常用于精血亏损、肾阳不足的阳痿
三　七	炮制方法	处方用名有三七、田七、三七粉、熟三七 （1）三七粉的制作步骤： 取三七，洗净，干燥，研细粉 （2）熟三七的制作步骤： 步骤一： ①取净三七，打碎 ②分开大小块，用食用油炸至表面棕黄色 ③取出，沥去油，研细粉 步骤二：取三七，洗净，蒸透，取出，及时切片，干燥
	炮制作用	①三七粉与三七作用相同，一般入汤剂可用于生三七打碎与其他药物共煎，三七粉多吞服或外敷于创伤出血 ②熟三七止血化瘀作用较弱，以滋补力胜，可用于身体虚弱，气血不足

三、煅 法

（一）明 煅

明煅的主要目的：①使药物质地酥脆，如花蕊石等。②除去结晶水，如白矾、硼砂等。③使药物有效成分易于煎出，如钟乳石、花蕊石等。

表2-26　明　煅

要　点		内　容
白 矾	炮制方法	处方用名有白矾、明矾、枯矾 枯矾的制作步骤： ①取净白矾，敲成小块 ②置煅锅内，用武火加热至熔化 ③继续煅至膨胀松泡呈白色蜂窝状固体，完全干燥，停火 ④放凉后取出，研成细粉 煅制白矾时应一次性煅透，中途不得停火并不要搅拌，一旦搅拌就会堵塞水分挥发的通路，易形成凉后的"僵块"
	炮制作用	枯矾的涌吐作用会因酸寒之性降低而减弱，增强了收涩敛疮、止血化腐的作用，故可用于聤耳流脓、阴痒带下、湿疹湿疮、鼻衄齿衄、鼻息肉、便血、久泻和崩漏
牡 蛎	炮制方法	处方用名有牡蛎、生牡蛎、煅牡蛎 煅牡蛎的制作步骤： ①取净牡蛎，置耐火容器内或无烟炉火上 ②用武火加热，煅至酥脆 ③取出，放凉，碾碎
	炮制作用	煅牡蛎增强了收敛固涩作用。用于自汗盗汗，遗精崩带，胃痛吐酸
石决明	炮制方法	处方用名有石决明、煅石决明 煅石决明的制作步骤： ①取净石决明，置耐火容器内或置于无烟炉火上 ②用武火加热，煅至灰白色或青灰色 ③易碎时，取出放凉，碾碎
	炮制作用	煅石决明咸寒之性降低，平肝潜阳的功效缓和，从而起到了固涩收敛、明目的作用。常用于青盲雀目、目赤、翳障、痔漏成管。且煅后质地疏松，便于粉碎，不但有利于外用涂敷撒布，还利于煎出有效成分
石 膏	炮制方法	处方用名有生石膏、煅石膏 煅石膏的制作步骤： ①取净石膏块，置无烟炉火或耐火容器内 ②用武火加热，煅至红透 ③取出，凉后碾碎
	炮制作用	煅石膏具收敛、敛疮、止血、生肌的功能。用于水火烫伤，外伤出血，溃疡不敛，湿疹瘙痒

（二）煅 淬

煅淬的主要目的：①使药物质地酥脆，易于粉碎，利于有效成分煎出。如赭石、磁石。②改变药物的理化性质，减少副作用，增强疗效。如自然铜。③清除药物中夹杂的杂质，洁净药物。如炉甘石。

表 2-27 煅 淬

要 点		内 容
赭 石	炮制方法	处方用名有赭石、代赭石、生赭石、煅赭石 煅赭石的制作步骤： ①取净赭石砸成小块，置耐火容器内 ②用武火加热，煅至红透 ③迅速倒入醋液淬制，如此反复煅淬至质地酥脆，淬液用尽为度 ④每 100kg 赭石，用 30kg 醋
	炮制作用	煅赭石降低了苦寒之性，增强了平肝止血功效。用于衄血、吐血及崩漏等症。且煅后使质地酥脆，易于粉碎和煎出有效成分
自然铜	炮制方法	处方用名有自然铜、煅自然铜 煅自然铜的制作步骤： ①取净自然铜，置入耐火容器内 ②用武火加热，煅至红透时迅速取出 ③投入醋液中淬制，待冷后取出 ④继续煅烧醋淬至黑褐色，外表脆裂，光泽消失，质地酥脆，取出 ⑤摊开放凉，干燥后碾碎 ⑥每 100kg 自然铜，用 30kg 醋
	炮制作用	经煅淬后，可增强散瘀止痛作用
炉甘石	炮制方法	处方用名有炉甘石、煅炉甘石、制炉甘石 1. 煅炉甘石的制作步骤： （1）取净炉甘石，置入耐火容器内 （2）用武火加热，煅至红透时取出 （3）迅速倒入水中浸淬并搅拌 （4）倾取上层水中混悬液 （5）残渣继续煅淬 3～4 次，至不能混悬为度 （6）合并混悬液，静置 （7）待澄清后倾去上层清液，干燥 2. 制炉甘石的制作步骤： （1）黄连汤制炉甘石： ①取黄连加水煎汤 2～3 次 ②过滤去渣，合并药汁浓缩 ③加入煅炉甘石细粉中拌匀，吸尽后，干燥 ④每 100kg 煅炉甘石细粉，用 12.5kg 黄连 （2）三黄汤制炉甘石的制作步骤： ①取黄柏、黄芩、黄连，加水煮汤 2～3 次，至苦味淡薄

（续表 2-27）

要　点	内　容	
炉甘石	炮制方法	②过滤去渣，加入煅炉甘石细粉中拌匀 ③吸尽后，干燥 ④每 100kg 煅炉甘石，用黄柏、黄芩、黄连各 12.5kg 本品常用作眼科外用药，因临床要求用极细药粉，大多煅淬后还需水飞制取，故制炉甘石应选用水飞后的细粉
	炮制作用	炉甘石经煅淬水飞后，质地纯洁细腻，适用于眼科及外敷用，并消除了因颗粒较粗而造成的对敏感部位的刺激性。因采用黄连及三黄汤煅淬或拌制后可增强清热明目、敛疮收湿的功效，故可用于目赤肿痛、眼缘赤烂、翳膜胬肉、脓水淋漓、溃疡不敛、皮肤瘙痒和湿疮

（三）扣锅煅

煅炭的主要目的：①改变药物性能，产生或增强止血作用。如血余炭等。②降低毒性。如干漆等。

表 2-28　扣锅煅

要　点	内　容	
血余炭	炮制方法	处方用名有血余炭 血余炭的制作步骤： ①取头发，去掉杂质 ②反复用稀碱水洗去油垢，清水漂净 ③晒干后装于锅内，上扣一个口径较小的锅，两锅结合处用盐泥或黄泥封固 ④上压重物，扣锅底部贴一白纸条，或放几粒大米 ⑤再用武火加热，煅至白纸或大米呈深黄色为度，离火 ⑥待凉后取出，剁成小块
	炮制作用	本品不能生用，入药必须煅制成炭。血余炭具有止血作用。用于咯血、吐血、尿血、衄血、外伤出血、崩漏下血

四、蒸、煮、燀法

（一）蒸

蒸制的目的：①改变药物性能，扩大用药范围。如何首乌、地黄等。②增强疗效。如肉苁蓉、山茱萸等。③缓和药性。如大黄、女贞子等。④减少副作用。如大黄、黄精等。⑤保存药效，利于贮存。如黄芩、桑螵蛸等。⑥便于软化切制。如木瓜、天麻等。

表 2-29　蒸

要　点	内　容	
何首乌	炮制方法	处方用名有何首乌、首乌、生首乌、制首乌 制何首乌的制作步骤： ①取何首乌片或块，用黑豆汁拌匀，润透 ②置非铁质蒸制容器内并密闭

要　点	内　容	
何首乌	炮制 方法	③炖至汁液吸尽后药物呈棕褐色，或用清蒸法，或黑豆汁拌匀后，蒸至药物内外皆成棕褐色 ④取出，干燥，或晒至半干 ⑤切片，干燥 ⑥每 100kg 何首乌片（块），用 10kg 黑豆 黑豆汁制法：取 10kg 黑豆并加适量的水，大约煮 4 小时，熬汁约 15kg；黑豆渣再加水煮 3 小时，熬汁约 10kg，合并得约有 25kg 黑豆汁
	炮制 作用	①牛何首乌苦泄性平兼发散，具有润肠通便、截疟、解毒消肿的功能。用于风疹瘙痒、肠燥便秘、高脂血症、久疟不止和瘰疬疮痈 ②制何首乌味转甘厚而性转温，增强了益精血、补肝肾、强筋骨、乌须发的功效，不但可用于血虚萎黄，眩晕耳鸣，腰膝酸软，肢体麻木，须发早白，高脂血症，崩漏带下，久疟体虚，还消除了生何首乌滑肠致泻的副作用，使慢性病患者长期服用而不造成腹泻
黄　芩	炮制 方法	处方用名有黄芩、酒黄芩、黄芩炭 （1）黄芩的制作步骤： ①取原药材，除去杂质，洗净 ②大小分档，置蒸制容器内隔水加热 ③蒸至"圆汽"后半小时，候质地软化，取出，趁热切薄片，干燥。或将净黄芩置沸水中煮 10 分钟，取出 ④约闷 8～12 个小时，至内外湿度一致 ⑤切薄片，干燥（注意避免曝晒） （2）酒黄芩的制作步骤： ①取黄芩片，加入黄酒拌匀，稍闷 ②待黄酒被吸尽后，用文火炒至药物表面微干，深黄色 ③嗅到药物与辅料的固有香气时取出，晾凉 ④每 100kg 黄芩片，用 10kg 黄酒 （3）黄芩炭的制作步骤： ①取黄芩片，置入热锅内 ②用武火加热，炒至药物表面黑褐色，内部深黄色 ③取出，摊开晾凉
	炮制 作用	①酒黄芩入血分，并可借黄酒升腾之力，用于上焦肺热及四肢肌表之湿热；由于酒性大热，可缓和黄芩的苦寒之性，故可避免伤脾阳以及导致腹泻 ②黄芩炭以清热止血为主，用于崩漏下血、吐血衄血
地　黄	炮制 方法	处方用名有鲜地黄、生地黄、熟地黄、生地炭、熟地炭 （1）熟地黄的制作步骤 制作步骤一： ①取净生地，加黄酒拌匀 ②置蒸制容器内，密闭 ③隔水蒸至酒吸尽，药物显乌黑色光泽，味转甜 ④取出，晒至八成干

（续表 2-29）

要　点		内　容
地　黄	炮制方法	⑤切厚片或块，干燥 ⑥每 100kg 生地黄，用黄酒 30 ～ 50kg 制作 制作步骤二： ①净取生地黄，置蒸制容器内 ②蒸至黑润，取出，晒至八成干 ③切厚片或块，干燥 （2）生地炭的制作步骤： ①取生地黄片，用武火炒至黑色，发泡 ②鼓起时，取出放凉。或用闷煅法煅炭 （3）熟地炭的制作步骤： ①取熟地黄片，武火炒至外皮焦褐色为度 ②取出放凉，或用闷煅法煅炭
	炮制作用	①熟地黄药性由寒转温，味由苦转甜，功能由清转补，熟地黄质厚味醇，滋腻碍脾，酒制主补阴血，且可借酒力行散，起到行药势、通血脉的功效 ②生地炭入血分凉血止血，用于吐血、衄血、尿血、便血、崩漏等 ③熟地炭善于补血止血，用于虚损性出血 单糖含量熟地比生地高 2 倍以上。地黄干燥、炮制后，梓醇含量明显下降。炮制过程中产生 5- 羟甲基糠醛
黄　精	炮制方法	处方用品有黄精、酒黄精、蒸黄精 （1）酒黄精的制作步骤： ①取净黄精，加黄酒拌匀 ②置蒸制容器内，蒸透，或密闭隔水炖至酒被吸尽，色泽黑润，口尝无麻味 ③取出，稍晾 ④切厚片，干燥 ⑤每 100kg 黄精，用 20kg 黄酒 （2）蒸黄精的制作步骤： ①取净黄精，置蒸制容器内 ②反复蒸至内外成滋润黑色 ③切厚片，干燥
	炮制作用	①蒸后补脾润肺益肾功能增强，并可除去麻味，以免刺激咽喉。可用于脾胃虚弱，肺虚燥咳，肾虚精亏。酒黄精能助其药势，使之滋而不腻，充分发挥补益作用 ②黄精蒸制后，水浸出物、醇浸出物比生品增加。总糖量比生品略有减少，还原糖则增加。炮制后黄精刺激性消失
人　参	炮制方法	处方用名有人参、生晒参、红参 红参的制作步骤： ①取原药材，洗净，经蒸制干燥 ②用时蒸软或稍浸后烤软，切薄片，干燥 ③用时粉碎，捣碎

（续表 2-29）

要　点		内　容
人　参	炮制作用	①生晒参偏于复脉固脱，补脾益肺，补气生津，可用于肢冷脉微，体虚欲脱，肺虚喘咳，脾虚食少，津伤口渴，内热消渴，久病虚羸，气血亏虚，阳痿宫冷，惊悸失眠 ②红参性味甘、微苦，温。归脾、肺、心、肾经。具有大补元气、益气摄血、复脉固脱的作用。用于肢冷脉微，体虚欲脱，气不摄血，崩漏下血
天　麻	炮制方法	处方用名有天麻 天麻的制作步骤： ①取原药材，除去杂质及黑色泛油者 ②洗净，润透或蒸软 ③切薄片，干燥
	炮制作用	蒸天麻主要是为了便于软化切片，同时可破坏酶，保存苷类成分

（二）煮

表 2-30　煮

要　点		内　容
藤　黄	炮制方法	处方用名有生藤黄、制藤黄 制藤黄的制作步骤： （1）豆腐制 ①在大块豆腐中间挖一长方形槽，将药置槽中 ②再用豆腐盖严，置锅内加水煮，煮至藤黄熔化 ③取出放凉，待藤黄凝固后，除去豆腐即得 ④或将定量豆腐块中间挖槽，把净藤黄粗末放入槽中，上用豆腐覆盖， ⑤放入盘中用蒸笼加热，蒸至藤黄全部熔化 ⑥取出，放凉，除去豆腐，至干燥 ⑦每 100kg 净藤黄，用 300kg 豆腐 （2）荷叶制 ①取荷叶加 10 倍量水煎 1 小时，捞去荷叶 ②加入净藤黄煮至烊化，并继续浓缩成稠膏状 ③取出，凉透，使其凝固后打碎 ④每 100kg 净藤黄，用 50kg 荷叶 （3）山羊血制 ①取净藤黄与鲜山羊血同煮 5 ～ 6 小时 ②取出，拣出山羊血，晾干 ③每 100kg 净藤黄，用山羊血 50kg
	炮制作用	①制藤黄毒性降低，可供内服，并可保证药物的净度 ②用于跌打损伤，金疮肿毒，肿瘤。藤黄经炮制后，毒性皆有不同程度的下降 ③抗炎方面，荷叶制品和高压蒸制品优于其他炮制品 ④抗菌方面，6 种藤黄炮制品对革兰阳性金黄色葡萄球菌和白色葡萄球菌具有显著的抗菌功效

（续表 2-30）

要　点		内　容
川　乌	炮制方法	处方用名有生川乌、制川乌 制川乌的制作步骤： ①取川乌，大小分档 ②用水浸泡至内无干心，取出 ③加水煮沸 4～6 小时，或蒸 6～8 小时，至取个大及实心者切开无白心 ④口尝微有麻舌感时，取出晾至六成干 ⑤切厚片，干燥
	炮制作用	制川乌毒性降低，可供内服。用于肢体疼痛、麻木不仁、风寒湿痹、心腹冷痛、跌打肿痛和疝痛。川乌的主要成分为生物碱，其中双酯型乌头碱毒性最强。炮制后因双酯型的乌头碱类成分的分解破坏而使其毒性降低，但其镇痛、抗炎作用仍然很明显，但若炮制太过，水解完全，则药效降低
附　子	炮制方法	处方用名有白附片、炮附片、淡附片 （1）盐附子的制作步骤： ①选个大、均匀的泥附子，洗净后浸入食用胆巴的水溶液中过夜 ②再加食盐，继续浸泡，每日取出晒晾 ③逐渐延长晒晾时间，直至附子表面出现许多结晶盐粒（盐霜），体质变硬 （2）黑顺片的制作步骤： ①取泥附子，按大小分别洗净 ②浸入食用胆巴的水溶液中数日，连同浸液煮至透心，捞出并水漂，纵切成厚约 0.5cm 的片 ③再用水浸漂，用调色液使附片染成浓茶色 ④取出，蒸至出现油面、光泽后，烘至半干 ⑤再晒干或继续烘干 （3）白附片的制作步骤： ①取大小均匀的泥附子，洗净 ②浸入食用胆巴的水溶液中数日，连同浸液煮至透心，捞出后剥去外皮，纵切成厚约 0.3cm 的片并用水浸漂 ③取出，蒸透并晒干 （4）炮附片的制作步骤： ①取砂置锅内，用武火炒热 ②加入附片，拌炒至鼓起并微变色 ③取出，筛去砂，放凉 （5）淡附片的制作步骤： ①取净盐附子，用清水浸漂 ②每日换水 2～3 次，至盐分漂尽，与黑豆、甘草加水共煮，至透心，切开后口尝无麻舌感 ③取出，除去黑豆、甘草 ④切薄片，干燥 ⑤每 100kg 盐附子，用黑豆 10kg，甘草 5kg

要　点		内　容
附　子	炮制作用	①生附子有毒，加工炮制后毒性降低，便于内服。产地加工成盐附子主要是为了防止药物腐烂，便于贮藏。加工成白附片、黑顺片后毒性降低，可直接入药。炮附片以温肾暖脾为主，可用于心腹冷痛，虚寒吐泻 ②淡附片善于散寒止痛，回阳救逆。用于肢冷脉微，亡阳虚脱，阳虚外感，阴寒水肿，寒湿痹痛 ③附子的毒性成分为乌头碱等二萜双酯类生物碱。各种炮制方法和工艺皆能使附子中生物碱含量下降。但附子中总生物碱的毒性大小并不能以其含量的多少而准确确定。双酯型生物碱的含量才是决定其毒性大小的主要因素
吴茱萸	炮制方法	处方用名有吴茱萸、制吴茱萸 （1）制吴茱萸的制作步骤： ①取甘草片或碎块，加适量水，煎汤去渣 ②加入净吴茱萸，闷润吸尽后置锅内 ③用文火炒至微干 ④取出，晒干 （2）盐吴茱萸的制作步骤： ①取净吴茱萸，置于适宜容器内 ②加入盐水拌匀 ③置锅内用文火加热，炒至裂开，稍微鼓起 ④取出放凉
	炮制作用	①制吴茱萸，能降低毒性，缓和燥性，用于寒疝腹痛，寒湿脚气，厥阴头痛，经行腹痛，脘腹胀满，五更泄泻，呕吐吞酸 ②盐制吴茱萸宜用于疝气疼痛
远　志	炮制方法	处方用名有远志、制远志、炙远志、远志肉 （1）制远志的制作步骤： ①取甘草，加适量水煎煮 2 次，去渣 ②煎液浓缩至甘草量的 10 倍，加入净远志段 ③用文火煮至汤液吸尽 ④取出，晒干 ⑤每 100kg 净远志段，用甘草 6kg （2）蜜远志的制作步骤： ①取炼蜜，加入少量开水稀释后，淋于净远志段中 ②稍闷，置预热的炒制容器内 ③用文火加热炒至蜜被吸尽，药物深黄色，略带焦斑，疏散不黏手为度 ④取出，放凉 ⑤每 100kg 净远志，用炼蜜 25kg
	炮制作用	①生品"戟人咽喉"，多外用。用于痈疽肿毒，乳房肿痛 ②制远志，以甘草汤制远志，既缓其苦燥之性，又能消除刺喉麻感，以安神益智为主。用于心悸，失眠，健忘，精神不安 ③蜜炙后增强润肺化痰止咳的作用，用于寒痰咳逆、咳嗽痰多、咳吐不爽等症

（三）焯 法

焯制的主要目的：①在保存有效成分的前提下，除去非药用部分。如苦杏仁等。②分离不同药用部位。如白扁豆等。

表2-31 焯 法

要 点		内 容
苦杏仁	炮制方法	处方用名有苦杏仁、杏仁、焯杏仁、炒杏仁 （1）焯杏仁的制作步骤： ①取净杏仁置10倍量沸水中，加热约5分钟 ②至种皮微膨起即捞出，用凉水浸泡 ③取出，搓开种皮与种仁，干燥，筛去种皮，用时捣碎 （2）炒杏仁的制作步骤： ①取焯杏仁，置锅内 ②用文火炒至微黄色，略带焦斑，有香气 ③取出放凉，用时捣碎。应注意锅中水要多，水沸后加药并药量要少，使水始终接近100℃，否则破坏酶的效果不好
	炮制作用	①焯苦杏仁作用与生品相同。焯去皮后，除去非药用部位，利于有效成分煎出，并提高药效 ②炒苦杏仁性温，善于温散肺寒。多用于久喘肺虚，肺寒咳喘
白扁豆	炮制方法	处方用名有白扁豆、扁豆、炒扁豆、扁豆衣 （1）扁豆衣的制作步骤： ①取净扁豆置沸水中，稍煮至皮软 ②取出放凉，水中稍泡 ③取出，搓开种皮与种仁，干燥，筛取种皮（其仁亦药用） （2）炒扁豆的制作步骤： ①取净扁豆或仁，置热锅内 ②用文火炒至表面微黄，略有焦斑 ③取出放凉
	炮制作用	①焯制是因需分离不同的药用部位，从而增加药用品种。扁豆衣气味俱弱，健脾作用较弱，偏于祛暑化湿 ②炒扁豆性微温，偏于健脾止泻。用于脾虚泄泻，白带过多

五、其他制法

（一）复制法

复制的主要目的：①降低或消除药物毒性或刺激性。如半夏等。②改变药性。如天南星等。③增强疗效。如白附子等。④矫臭矫味。如紫河车等。

表2-32 复 制

要 点		内 容
半 夏	炮制方法	处方用名有：生半夏、清半夏、姜半夏、法半夏

要　点		内　容
半　夏	炮制方法	（1）清半夏的制作步骤： ①取净半夏，大小分开 ②用 8% 白矾溶液浸泡至内无干心，口尝微有麻舌感 ③取出，洗净 ④切厚片，干燥 ⑤每 100kg 净半夏，用 20kg 白矾 （2）姜半夏的制作步骤： ①取净半夏，大小分开 ②用水浸泡至内无干心时取出 ③另外，取生姜切片煎汤，加白矾与半夏一起煮至透心 ④取出，晾干，或晾至半干，干燥；或切薄片，干燥 ⑤每 100kg 净半夏，用 25kg 生姜，12.5kg 白矾 （3）法半夏的制作步骤： ①取净半夏，大小分开 ②用水浸泡至内无干心时取出 ③另取甘草适量，加水煎煮两次，合并煎液 ④倒入用适量石灰水配制的石灰液中搅拌均匀 ⑤加入上述已浸透的半夏，浸泡，每天搅拌 1～2 次，并使浸液 pH 保持在 12 以上，至切面黄色均匀，口尝微有麻舌感 ⑥取出，洗净，阴干或烘干 ⑦每 100kg 净半夏，用 15kg 甘草，10kg 生石灰
	炮制作用	①半夏经过炮制后，毒性降低，药性得到缓和，副作用可被消除 ②清半夏以燥湿化痰为主，长于化痰，用于湿痰咳嗽、痰涎凝聚、痰热内结、风痰吐逆、咯吐不出 ③姜半夏增强了降逆止呕的作用，以降逆止呕、温中化痰为主，用于胃脘痞满、痰饮呕吐 ④法半夏偏于祛寒痰，同时有调和脾胃之用，痰饮眩悸，痰多咳嗽多用。也多用于中药成方制剂中 ⑤半夏中的有毒成分不溶或难溶于水，可应用辅料解毒，同时缩短水浸泡时间以免损失有效成分。半夏或制半夏镇吐、镇咳的功效明显，其炮制品有破坏肿瘤细胞的功效
天南星	炮制方法	处方名有生天南星、生南星、制天南星、制南星、胆南星 （1）制天南星的制作步骤： ①取净天南星，按大小分别用清水浸泡 ②每日换 2～3 次，如果水面起白沫，换水后加白矾，泡 1 天后，再换水漂至切开口尝微有麻舌感时取出 ③另取白矾、生姜片置锅内，并加适量水煮沸 ④倒入天南星共煮至无干心，取出 ⑤除去生姜片，晾干，四至六成干时切薄片 ⑥至干燥，筛去碎屑

（续表2-32）

要　点		内　容
天南星	炮制方法	（2）胆南星的制作步骤： ①取天南星细粉，加入干净胆汁（或胆膏粉及适量的清水）搅拌均匀，蒸60分钟直至透 ②取出放凉，制成小块。或取天南细粉并加入净胆汁（或胆膏粉及适量清水）搅拌均匀 ③放在温暖处，发酵5～7天 ④再连续蒸或隔水炖9个昼夜，每隔2小时搅拌1次，除去腥臭气，至呈黑色浸膏状，口尝无麻味时取出，晾干 ⑤再蒸软，趁热制成小块
	炮制作用	①南星经制后毒性降低，燥湿化痰的作用增强 ②胆南星毒性降低，其燥烈之性得以缓和，药性由温转变为凉，味由辛转苦，功能由温化寒痰转为清化热痰。以息风定惊、清化热痰力强，用于急惊风、痰热咳喘、癫痫等症

（二）发　酵

发酵的主要目的：①改变原有性能，产生新的治疗作用，扩大用药品种。如六神曲、建神曲、淡豆豉等。②增强疗效。如半夏曲。

表2-33　发　酵

要　点		内　容
六神曲	炮制方法	处方用名有六神曲、神曲、六曲、炒六曲、焦神曲、煨神曲、麸炒六曲、焦六曲 （1）神曲的制作步骤： ①取杏仁、赤小豆碾成粉末，与面粉混合均匀 ②加入鲜青蒿、鲜辣蓼、鲜苍耳草药汁，揉搓成捏之成团，掷之即散的粗颗粒状软材 ③置模具中压制成扁平方块（33cm×20cm×6.6cm），以鲜苘麻叶包严，放入箱内，按品字形堆放，其上以鲜青蒿覆盖 ④置30℃～37℃，经4～6天即可发酵 ⑤待药面生出黄白色霉衣时，取出，除去苘麻叶 ⑥切成2.5cm见方的小块，干燥 ⑦每100kg面粉，用赤小豆、杏仁各4kg，鲜辣蓼、鲜青蒿、鲜苍耳草各7kg。鲜草汁和其药渣煎出液 （2）炒神曲的制作步骤： ①将神曲块投入热锅中 ②文火加热，不断翻炒至表面呈微黄色 ③取出并放凉 （3）麸炒神曲的制作步骤： ①取麦麸皮均匀撒于热锅内 ②待烟起，将神曲倒入，快速翻炒至神曲表面呈棕黄色 ③取出，筛去麸皮，放凉，或用清炒法炒至棕黄色 ④每100kg神曲，用10kg麦麸

要　点	内　　容	
六神曲	炮制方法	（4）焦神曲的制作步骤： ①将神曲块投入热锅内 ②文火加热，不断翻炒，至表面呈焦褐色，有焦香气 ③取出，摊开放凉
	炮制作用	①生六神曲健脾开胃，并且有发散作用 ②神曲经炒后健脾悦胃功能得到增强，发散作用减少 ③麸炒六神曲具有甘香气，功主醒脾和胃。用于脘腹胀满，食积不化，肠鸣泄泻，不思饮食 ④焦六神曲消食化积力强，以治食积泄泻为主 六神曲麸炒品及焦炒品都能较好地促进胃的分泌功能，增强胃肠的推动功能

（三）发　芽

发芽的主要目的：通过发芽，淀粉被分解为糊精、葡萄糖及果糖，蛋白质被分解成氨基酸，脂肪被分解成甘油和脂肪酸，并产生各种消化酶、维生素，使其具有新的功效，扩大用药品种。

表 2-34　发　芽

要　点	内　　容	
麦　芽	炮制方法	处方用名有麦芽、大麦芽、炒麦芽、焦麦芽 （1）麦芽的制作步骤： ①取新鲜成熟饱满的净大麦，用清水浸泡至六七成透时捞出 ②置能排水容器中，盖好，每天淋水 2～3 次，保持湿润 ③待叶芽长至 0.5cm 时，取出干燥即得 （2）炒麦芽的制作步骤： ①取净大麦芽，置预热的炒制容器内 ②文火加热，不断翻动，炒至表面棕黄色，鼓起并且有香气 ③取出晾凉，筛去灰屑 （3）焦麦芽的制作步骤： ①取净麦芽置炒制容器内 ②中火加热，炒至有爆裂声，表面呈焦褐色，鼓起，并有焦香气 ③取出晾凉，筛去灰屑
	炮制作用	①炒麦芽偏温而气香，有消食、行气、回乳之功 ②焦麦芽性偏温而味微涩、微甘，其消食化滞、止泻的作用增强

（四）制　霜

去油制霜的目的：①降低毒性，缓和药性。如巴豆，有大毒，泻下作用猛烈，去油制霜后可降低毒性，缓和泻下作用，保证临床用药安全有效。②降低副作用。如柏子仁，其内含柏子仁油，具有滑肠通便之功，体虚便溏患者不宜用，制成霜后，除去了大部分油分，可降低滑肠的副作用。

具体内容见表 2-35。

表2-35 制 霜

要 点		内 容
巴 豆	炮制方法	处方用名有生巴豆、巴豆霜 （1）生巴豆的制作步骤：取原药材，除去杂质，去净果壳和种皮取仁 （2）炒巴豆的制作步骤： ①取净巴豆仁，置炒制容器内 ②中火加热，炒至表面焦褐色（焦巴豆）或内外皆成焦黑色（巴豆炭） ③取出晾凉 （3）巴豆霜的制作步骤： ①取净巴豆仁，碾如泥状，里层用纸，外层用布包严 ②蒸热，用压榨器压榨去油，如此反复数次，直至药物松散成粉，不再黏结成饼为度 ③少量者，可将巴豆仁碾后用数层粗纸包裹，置热炉台上，受热后，反复压榨换纸，达到上述要求为度
	炮制作用	①炒巴豆毒性稍减，可用于腹水鼓胀、疮痈肿毒、泻痢 ②巴豆霜毒性降低，泻下作用得到缓和，多用于乳食停滞、寒积便秘、腹水、二便不通、喉痹、喉风
西瓜霜	炮制方法	处方用名有西瓜霜 西瓜霜的制作步骤： ①取新鲜西瓜，沿蒂头切一厚片作顶盖，挖出部分瓜瓤 ②将芒硝填入瓜内，盖上顶盖，用竹签扦牢，用碗或碟托住，盖好，悬挂于阴凉通风处 ③待西瓜表面析出白霜时，随时刮下，直至无白霜析出，晾干。或取新鲜西瓜切碎，放入不带釉的瓦罐内，一层西瓜一层芒硝，将口封严，悬挂于阴凉通风处，数日后即自瓦罐外面析出白色结晶物，随析随收集，至无结晶析出为止 ④每100kg西瓜，用15kg芒硝
	炮制作用	西瓜可清热解暑，芒硝可清热泻火，两药结合制作，性味可得到增强，能起协同作用，使得药物更纯洁，有增强清热泻火之功 西瓜霜的主要成分为$Na_2SO_4 \cdot 10H_2O$，此外，还含9种无机元素和18种氨基酸，其中7种为人体必需的氨基酸，并且有广谱抗菌作用

（五）煨

煨法的目的：①除去药物中部分挥发性及刺激性成分，从而降低副作用。如肉豆蔻。②增强疗效。如肉豆蔻。③缓和药性。如诃子、葛根。

表2-36 煨

要 点		内 容
肉豆蔻	炮制方法	处方用名有肉豆蔻、肉果、玉果、煨肉蔻、煨肉果 （1）麦麸煨的制作步骤： ①取麦麸和肉豆蔻同置锅内 ②用文火加热并适当翻动，至麦麸呈焦黄色时，肉豆蔻呈深棕色

要　点		内　容
肉豆蔻	炮制方法	③取出，筛去麦麸，放凉 ④用时捣碎 ⑤每 100kg 肉豆蔻，用 40kg 麦麸 （2）滑石粉煨的制作步骤： ①将滑石粉置锅内，加热炒至灵活状态 ②投入肉豆蔻，翻埋至肉豆蔻呈深棕色并有香气飘逸 ③取出，筛去滑石粉，放凉 ④用时捣碎 ⑤每 100kg 肉豆蔻，用 50kg 滑石粉 （3）面裹煨的制作步骤： ①取面粉加适量水做成团块，再压成薄片 ②逐个包裹肉豆蔻，或以水湿润肉豆蔻表面，如水泛丸法包裹面粉，再湿润包裹至 3～4 层，晒至半干 ③投入已炒热的滑石粉锅中，适当翻动，至面皮呈焦黄色 ④取出，筛去滑石粉，放凉，剥去面皮 ⑤用时捣碎 ⑥每 100kg 肉豆蔻，用 50kg 面粉
	炮制作用	煨肉豆蔻能除去部分油质，不至于滑肠，刺激性得以减小，增强了固肠止泻的作用。用于虚弱冷痢，心腹胀痛，宿食不消，呕吐 肉豆蔻炮制后，有毒成分肉豆蔻醚的含量降低，肉豆蔻醚既有毒也有效，抗炎、镇痛、抗癌作用明显
木　香	炮制方法	处方用名有木香、广木香、云木香、煨木香。煨木香的制作步骤： ①取未干燥的木香片，平铺于吸油纸上，一层木香片一层纸，如此间隔平铺数层，上下用平坦木板夹住，用绳捆扎结实，使木香与吸油纸紧密接触 ②放烘干室或温度较高处，煨至木香所含挥发油渗透于纸上 ③取出木香，放凉，备用
	炮制作用	木香性温，味辛、苦。归脾、大肠、胃、胆经。有健脾消食、行气止痛的作用 ①生木香行气作用强，脘腹胀痛多用 ②煨木香除去部分油质，增强了涩肠止泻的作用。多用于肠鸣腹痛、脾虚泄泻等

（六）提　净

提净的目的：①使药物纯净，提高疗效。②缓和药性。③降低毒性。

表 2-37　提　净

要　点		内　容
芒　硝	炮制方法	处方用名有芒硝 芒硝的制作步骤： ①取适量鲜萝卜，洗净并切成片 ②置锅中，加适量水煮透后捞出萝卜

要　点	内　　容	
芒　硝	炮制方法	③再投入适量天然芒硝（朴硝）一起煮，至全部溶化 ④取出过滤或澄清以后取上清液，放冷 ⑤待结晶大部分析出，取出置避风处适当干燥即得，其结晶母液经浓缩后能继续析出结晶，直至不再析出结晶为止 ⑥每 100kg 朴硝，用 20kg 萝卜
	炮制作用	朴硝用萝卜煮制后所得的芒硝，不但其纯净度得到提高，其咸寒之性亦得以缓和，并借萝卜化痰热、消积滞、下气、宽中作用，以增强芒硝消导、润燥软坚、下气通便之功，故大便燥结，实热便秘，积滞腹痛，肠痈肿痛常用 通过蒸发水分和降低饱和溶液的温度使芒硝结晶析出，同时和杂质分离，使药物达到精制

（七）水　飞

水飞法的目的：①去除杂质，洁净药物。②使药物质地细腻，便于内服和外用，提高其生物利用度。③防止药物在研磨过程中粉尘飞扬，污染环境。④除去药物中可溶于水的毒性物质，如砷、汞等。

表 2-38　水　飞

要　点	内　　容	
朱　砂	炮制方法	处方用名有朱砂、辰砂、丹砂 朱砂粉的制作步骤： ①取原药材，用磁铁吸尽铁屑 ②置乳钵内，加入适量清水研磨成糊状 ③加多量清水搅拌，倾取混悬液 ④下沉的粗粉再按照上述方法，反复操作几次，直到手捻细腻，无亮星为止 ⑤弃去杂质，合并混悬液，静置后倾去上面的清水 ⑥取沉淀晾干，再研细即可。或取朱砂用磁铁吸附铁屑，球磨水飞成细粉，60℃以下烘干，过九号筛
	炮制作用	水飞朱砂可使药物达到纯净，极细，利于制剂及服用。朱砂中的杂质主要是可溶性汞盐和游离汞，可溶性汞盐是朱砂中的主要毒性成分，毒性极大。水飞能使朱砂中毒性汞含量下降，还能降低铅和铁等重金属的含量。水飞时洗涤次数越少，可溶性汞盐的含量越多，而且对 HgS 含量基本无影响
雄　黄	炮制方法	处方用名有雄黄、明雄黄 雄黄粉的制作步骤： ①取净雄黄，加适量清水共研至细 ②加多量清水搅拌均匀，倾取混悬液，下沉部分再按照上述方法反复操作多次 ③除去杂质，合并混悬液 ④静置后分取沉淀，晾干，研细

（续表2-38）

要　点		内　容
雄　黄	炮制作用	水飞使雄黄粉达到极细及纯净，毒性降低，便于制剂。用于疥癣、疮疖疔毒、疟疾、蛇虫咬伤等

（八）干馏法（将药物置于容器内，以火烤灼，使产生汁液的方法）

干馏法的目的：制备有别于原药材的干馏物，产生新的疗效，扩大临床用药范围，以适合临床需要。

表2-39　干馏法

要　点		内　容
竹　沥	炮制方法	处方用名有竹沥、竹沥油、竹油 竹沥的制作步骤： ①取鲜嫩淡竹茎，截成0.3～0.5m的段，劈开洗净，装入坛内 ②装满后坛口向下，架起，坛的底面及周围用锯末和劈柴围严，用火燃烧 ③坛口下面置一罐，竹茎受热后即有汁液流出，滴注罐内，至竹中汁液流尽为止 ④或取鲜竹，洗净，从两节之间锯开，竹节位于中间，纵向劈开两瓣，架在文火上加热，两端流出的汁液接于容器中，即得
	炮制作用	竹沥味甘、苦，性寒。归心、胃经。具有清热豁痰、镇惊利窍的功效。竹沥对热咳痰稠，最具卓效。用于肺热痰壅，咳逆胸闷，亦可用于痰热蒙蔽清窍诸证，中风痰迷，惊痫癫狂等，为痰家之圣剂
蛋黄油	炮制方法	处方用名有蛋黄油、卵黄油 蛋黄油的制作步骤： ①鸡蛋煮熟后，剥取蛋黄置炒制容器内 ②以文火加热，除尽水分后用武火炒熬，至蛋黄油出尽为止 ③滤尽蛋黄油装瓶备用
	炮制作用	蛋黄油具有清热解毒的功效。蛋黄油用于烧伤、湿疹、耳脓、疮疡已溃等症

（九）制绒法（某些纤维性药材，经捶打、推碾成绒絮状，筛去粉末的炮制方法）

制绒的炮制目的：缓和药性或便于应用。

表2-40　制绒法

要　点		内　容
艾　叶	炮制方法	处方用名有艾叶、艾绒、醋艾叶、艾叶炭、醋艾炭 （1）艾绒的制作步骤： ①取净艾叶，置适当容器内 ②捣成绒，筛去粉末 ③拣去叶脉、粗梗，备用 （2）醋艾叶的制作步骤 ①取净艾叶，加入定量的醋拌匀，闷润至醋被吸尽，置预热的炒制容器内

（续表2-40）

要 点		内 容
艾 叶	炮制方法	②用文火加热，炒干 ③取出晾凉 （3）艾叶炭的制作步骤： ①取净艾叶，置预热的炒制容器内 ②用中火加热，炒至表面焦黑色 ③喷淋清水少许，灭尽火星，炒至微干 ④取出晾干 （4）醋艾炭的制作步骤： ①取净艾叶，置预热的炒制容器内 ②用中火加热，炒至表面焦黑色，喷入定量醋 ③灭尽火星，炒至微干 ④取出晾干
	炮制作用	①生艾叶性燥，祛寒燥湿力强，但对胃有刺激性，故多外用 ②制绒是便于制剂和应用。艾绒为制备艾条、艾炷的原料。功用与艾叶相似，药力较优。因其质地绵软，性温走窜，气味芳香，可装入布袋中，以袋兜腹，治老人丹田气弱，脐腹畏寒，小儿受寒，腹痛作泻 ③醋炙品温而不燥，并能缓和对胃的刺激性，增强逐寒止痛的作用 ④艾叶炭辛散之性大减，对胃的刺激性缓和，温经止血的作用增强。可用于崩漏下血，月经过多，或妊娠下血 ⑤醋炙艾叶炭，温经止血的作用增强。用于虚寒性出血

（十）拌衣法（将净制或切制后的药物，表面用水湿润，加入定量的辅料使之粘于药物上，晾干的炮制方法）

拌衣的炮制目的：增强疗效或起到一定的治疗作用。如朱砂拌茯神、茯苓、远志等，增强宁心安神的作用；青黛拌灯心草，有清热凉血的作用。

表2-41　拌衣法

要 点		内 容
灯心草	炮制方法	处方用名有灯心草、灯心、朱砂拌灯心、青黛拌灯心、灯心炭 （1）朱砂拌灯心的制作步骤： ①取净灯心段，置适宜容器内 ②喷淋少许清水，微润，均匀撒入朱砂细粉，搅拌至表面均匀挂上朱砂粉为度 ③取出晾干 注：每100kg灯心草，用朱砂粉6.25kg （2）青黛拌灯心的制作步骤： ①取净灯心段，置适宜容器内 ②喷淋少许清水，微润，均匀撒入青黛粉，搅拌至表面均匀挂上青黛粉为度 ③取出晾干 注：每100kg灯心草，用青黛15kg

要　点	内　　容	
灯心草	炮制方法	（3）灯心炭的制作步骤： ①取净灯心草，扎成小把，置煅锅内 ②上扣一口径较小的锅，接合处用盐泥封固，在扣锅上压以重物，并贴一条白纸或放数粒大米 ③用文武火加热，煅至纸条或大米呈深黄色时停火 ④待锅凉后，取出
	炮制作用	①灯心草生品长于利水通淋。用于心烦失眠，尿少涩痛，口舌生疮 ②朱砂拌灯心以降火安神力强。多用于心烦失眠，小儿夜啼。不宜入煎剂 ③青黛拌灯心偏于清热凉血。多用于尿血 ④灯心炭凉血止血，清热敛疮。外用治咽痹，乳蛾，阴疳。灯心草炭能缩短出血和凝血时间

中药化学成分与药理作用

知识导图

中药化学成分与药理作用 { 生物碱、糖和苷、醌类化合物、苯丙素类化合物
黄酮类化合物、萜类和挥发油
三萜与甾体化合物、其他化学成分

　　研究中药化学成分的体内代谢过程，对我们理解中药如何发挥作用、科学合理选择质量控制成分、临床上精确使用中药具有重要的意义。

第一节　生物碱

一、基本内容

（一）生物碱在动、植物界的分布和存在情况

　　生物碱是指来源于生物界（主要是植物界）的一类含氮有机化合物，主要分布于植物界，在动物界中少有发现。其广泛分布于各种中药中，是许多中药的主要有效成分。生物碱绝大多数存在于双子叶植物中。与中药有关的典型的科有毛茛科、防己科、罂粟科、茄科、马钱科、小檗科、豆科等。生物碱在植物体内多数集中分布于某一部位或某一器官。如金鸡纳生物碱主要分布在金鸡纳树皮中；麻黄生物碱在麻黄髓部含量高；黄柏生物碱主要集中在黄柏树皮中；三颗针生物碱主要集中在根部，尤以根皮中含量最高。

　　生物碱在植物体内，除以酰胺形式存在的生物碱外，仅有少数碱性极弱的生物碱是以游离形式存在的，比如那可丁（narcotine）。绝大多数生物碱是以有机盐形式存在。

（二）生物碱的分类及结构特征

　　目前生物碱较新的分类方法为：按生源途径结合化学结构类型分类。以下五种基本母核类型生物碱的结构特征为主要要求掌握的种类。具体内容见表3-1。

表 3-1　基本母核类型生物碱的结构特征

要　点	化学结构	内　容
吡啶类生物碱	 吡啶　　哌啶	①**简单吡啶类**：这一类生物碱分子较小，很多呈液态，结构简单。如槟榔中的槟榔碱、槟榔次碱，烟草中的烟碱，胡椒中的胡椒碱等 ②**双稠哌啶类**：是由两个哌啶环共用一个氮原子稠合而成的杂环，具喹喏里西啶的基本母核。如苦参中的苦参碱、氧化苦参碱，野决明中的金雀花碱等

要　点	化学结构	内　容
莨菪烷类生物碱	 莨菪烷	这类生物碱大多来源于鸟氨酸，由莨菪烷环系的 C_3-醇羟基与有机酸缩合成酯。重要的化合物有莨菪碱、古柯碱等
异喹啉类生物碱	 异喹啉	①简单异喹啉类：如鹿尾草中的降血压成分萨苏林，是四氢异喹啉的衍生物 ②苄基异喹啉类：又分为 1-苄基异喹啉类（如罂粟中的罂粟碱、乌头中的去甲乌药碱、厚朴中的厚朴碱）与双苄基异喹啉类（如北豆根中的蝙蝠葛碱、汉防己中的汉防己甲素和汉防己乙素） ③原小檗碱类：又分为小檗碱类与原小檗碱类。前者多为季铵碱，如黄连、黄柏、三颗针中的小檗碱；后者多为叔胺碱，如延胡索中的延胡索乙素 ④吗啡烷类：此类化合物具有部分饱和的菲核。如罂粟中的吗啡、可待因，青风藤中的青风藤碱等
吲哚类生物碱	 吲哚	①简单吲哚类：如板蓝根、大青叶中的大青素 B，蓼蓝中的靛苷等 ②色胺吲哚类：如吴茱萸中的吴茱萸碱 ③单萜吲哚类：如萝芙木中的利血平、番木鳖中的士的宁等 ④双吲哚类：是由两分子单吲哚类生物碱聚合而成的衍生物，如长春花中的长春碱和长春新碱
有机胺类生物碱	 麻黄碱	氮原子不在环状结构内是此类生物碱的结构特点。如麻黄中的麻黄碱，秋水仙中的秋水仙碱，益母草中的益母草碱等

二、生物碱的理化性质

表 3-2　生物碱的理化性质

要　点	内　容
性　状	少数是非结晶形粉末，多数生物碱是结晶形固体 ①个别生物碱还具有升华性，如咖啡因 ②多具苦味，少数呈辛辣味或具有其他味道，如甜菜碱具有甜味 ③绝大多数生物碱为无色或白色，仅少数有一定的颜色，如小檗碱、蛇根碱呈黄色，药根碱、小檗红碱呈红色等。而利血平在紫外光下显荧光
旋光性	本身为手性分子或含有手性碳原子的生物碱皆有旋光性，而且多呈左旋光性

（续表 3-2）

要　点	内　容	
溶解性	游离生物碱	（1）亲脂性生物碱：许多具仲胺和叔胺氮原子的生物碱有较强的脂溶性 （2）亲水性生物碱 季铵型生物碱（小檗碱）、含 N- 氧化物结构的生物碱（如氧化苦参碱）、小分子生物碱（如麻黄碱、烟碱）、酰胺类生物碱（如秋水仙碱、咖啡碱） （3）具有特殊官能团的生物碱 ①具有酚羟基或羧基的生物碱：此类生物碱称为两性生物碱，不但能溶于酸水，还能溶于碱水溶液。如吗啡、槟榔次碱 ②具有内酰胺或内酯结构的生物碱：正常情况下，此类生物碱的溶解性与一般叔胺碱相似，但是在强碱性溶液中加热时，它的内酯（或内酰胺）结构可开环形成羧酸盐而溶于水中，酸化后环合析出 有些生物碱的溶解性与上述规律并不相符，比如吗啡是酚性生物碱，但难溶于乙醚、三氯甲烷；喜树碱不溶于一般有机溶剂，而溶于酸性三氯甲烷；石蒜碱在有机溶剂中难溶，而溶于水等
	生物碱盐	生物碱盐一般易溶于水，难溶或不溶于亲脂性有机溶剂，可溶于乙醇、甲醇。某些生物碱盐难溶于水，如小檗碱盐酸盐、麻黄碱草酸盐等
碱　性	碱性强弱的表示方法	碱性为生物碱的重要性质之一。生物碱碱性强度统一用其共轭酸的酸式离解常数 pK_a 值表示。pK_a 越大，其碱性越强；反之，则碱性越弱。根据 pK_a 值大小，可将生物碱分为： ①强碱（$pK_a>11$），比如胍类生物碱、季铵碱 ②中强碱（$pK_a 7 \sim 11$），比如脂胺、脂杂环类生物碱 ③弱碱（$pK_a 2 \sim 7$），比如芳香胺、N- 六元芳杂环类生物碱 ④极弱碱（$pK_a<2$），比如酰胺、N- 五元芳杂环类生物碱
	碱性强弱与分子结构的关系	①氮原子的杂化方式：含氮化合物氮原子的孤对电子都处于杂化轨道上，其碱性随轨道中 s 成分比例的增加而减弱，即 $sp^3 > sp^2 > sp$ ②电性效应：生物碱分子结构中的电性效应（包括诱导效应和共轭效应），能影响氮原子上电子云的分布，因而影响生物碱的碱性大小，如麻黄碱 pK_a >去甲基麻黄碱 pK_a ③空间效应：若生物碱氮原子附近取代基存在空间立体障碍，不利于其接受质子，则生物碱的碱性减弱，如莨菪碱 pK_a >山莨菪碱 pK_a >东莨菪碱 pK_a ④氢键效应：当生物碱成盐后，氮原子附近如有羧基、羟基等取代基并处于有利于形成稳定的分子内氢键时，其共轭酸稳定，碱性强
沉淀反应		大多数的生物碱在稀醇或酸水中与某些试剂反应生成难溶于水的复盐或络合物，此反应称为生物碱沉淀反应，这些试剂称为生物碱沉淀试剂，如碘化铋钾试剂、碘化汞钾试剂、碘－碘化钾试剂、硅钨酸试剂、饱和苦味酸试剂、雷氏铵盐试剂 某些沉淀试剂可用于分离、纯化生物碱，比如雷氏铵盐可用于沉淀、分离季铵碱。某些能产生组成恒定的沉淀物的生物碱沉淀反应，还可以用于生物碱的定量分析，例如生物碱与硅钨酸试剂能生成稳定的沉淀，可用于含量测定 【阳性结果的判断】 ①在进行生物碱沉淀反应时，需用 3 种以上试剂分别进行反应，如果均能发生沉淀反应，可判断为阳性效果

要　点	内　容
沉淀反应	②需注意假阳性的干扰，所产生的沉淀反应有可能是酸水浸出液中的蛋白质、多肽、氨基酸、鞣质，不能确定生物碱的存在 ③需注意假阴性的干扰，麻黄碱、吗啡、咖啡碱等生物碱不与生物碱沉淀试剂反应，也不能确定生物碱是否不存在
显色反应	某些生物碱可与一些试剂反应生成不同颜色的产物，这些试剂称为生物碱显色剂 【常用的生物碱显色剂】 Mandelin 试剂（1% 钒酸铵的浓硫酸溶液）：莨菪碱及阿托品显红色，吗啡显蓝紫色，可待因显蓝色，士的宁显蓝紫色，奎宁显淡橙色 Macquis 试剂（含少量甲醛的浓硫酸）：吗啡显橙色至紫色，可待因显洋红色至黄棕色 Fröhde 试剂（1% 钼酸钠或钼酸铵的浓硫酸溶液）：吗啡显紫色渐转棕色，小檗碱显棕绿色；利血平显黄色渐转蓝色，乌头碱显黄棕色

三、含生物碱类化合物的常用中药

表 3-3　含生物碱类化合物的常用中药

要　点	内　容
苦　参	①苦参中主要生物碱及其化学结构 苦参包含的生物碱主要有苦参碱和氧化苦参碱，在《中国药典》中以其作为指标成分进行鉴别和含量测定，含量测定要求苦参碱和氧化苦参碱总量不得少于 1.2%。这些生物碱都属于双稠哌啶类，具有喹喏里西啶的基本结构，除了 N- 甲基金雀花碱外，皆由两个哌啶环共用一个氮原子稠合而成。分子中都有两个氮原子，分别是叔胺氮与酰胺氮　　　　　　　　　　苦参碱 ②苦参生物碱的药理作用 苦参总生物碱具有抗肿瘤、抗病原微生物、抗心律失常、解热、抗炎、抗变态反应和调节免疫等作用 ③苦参生物碱在临床应用中应注意的问题 据文献报导，苦参碱可致胆碱酯酶活性下降，静脉滴注苦参碱引起胆碱酯酶活性下降，产生倦怠、乏力、纳差等不良反应；苦参栓可致外阴过敏；苦参注射液致过敏性休克并可致恶心、呕吐；苦参素胶囊致乙肝加重等，临床应用时需注意
山豆根	（1）山豆根主要生物碱及其化学结构 山豆根的主要活性成分是生物碱，山豆根的生物碱大部分属于喹喏里西啶类，主要是氧化苦参碱和苦参碱，《中国药典》以氧化苦参碱和苦参碱作为指标成分进行含量测定要求药材两者总量不得少于 0.70%，饮片两者总量不得少于 0.60%。另外，还含微量 N- 甲基金雀花碱、槐果碱、氧化槐果碱、槐定碱、鹰爪豆碱等 其中氧化苦参碱、槐果碱、苦参碱、槐定碱和氧化槐果碱属于苦参碱型生物碱，是由三价氮原子形成稠合的两个哌啶环（又称双稠哌啶）组合而成，不同分子间的差异主要体现在 H 的构型以及有无双键 （2）山豆根的药理作用 ①山豆根有抗肿瘤作用，所含苦参碱、氧化苦参碱对实验性肿瘤均呈抑制作用

（续表 3-3）

要　点	内　容
山豆根	②山豆根具有抗炎、镇痛、解热作用，且对金黄色葡萄球菌、痢疾杆菌、大肠埃希菌、结核杆菌、霍乱弧菌、麻风杆菌、絮状表皮癣菌、白色念珠菌以及钩端螺旋体均有抑制作用 ③山豆根还有抗心律失常和保肝作用 （3）山豆根在临床应用中应注意的问题 山豆根中毒的主要原因是超剂量用药（大于10g）。因此，应用时应严格掌握剂量，一般以 3～6g 为宜 中毒时主要症状为：①不同程度的头痛，头晕，恶心，呕吐，腹痛（或腹泻），四肢无力，心悸，胸闷。②重者表现为面色苍白，四肢颤抖、麻木，大汗淋漓，心跳加快，血压升高，步态不稳等。③继则呼吸急促、四肢抽搐、面唇青紫、瞳孔散大，最终因呼吸衰竭而死亡
麻　黄	（1）麻黄中主要生物碱及其化学结构 麻黄中含有多种生物碱，主要是麻黄碱和伪麻黄碱，前者占总生物碱的40%～90%，《中国药典》中以盐酸麻黄碱和盐酸伪麻黄碱为指标成分进行含量测定，要求药材和饮片含盐酸麻黄碱和盐酸伪麻黄碱的总量不得少于 0.80% 麻黄生物碱分子中的氮原子都在侧链上，是有机胺类生物碱。麻黄碱和伪麻黄碱属于仲胺衍生物，而且互为立体异构体，它们的结构区别在于 C_1 的构型不同 （2）麻黄的药理作用 ①发汗：通过影响下丘脑体温调节中枢，启动散热过程，兴奋外周 α_1 受体，阻碍汗腺导管对钠离子的重吸收 ②平喘、镇咳、祛痰：麻黄水煎液、麻黄醇提取物、麻黄生物碱、麻黄碱均具有平喘、镇咳作用。麻黄挥发油具有祛痰作用 ③利尿：麻黄具有一定的利尿作用，且以 D- 伪麻黄碱的作用最明显 ④解热、镇痛、抗炎：麻黄水煎液、麻黄挥发油具有显著的解热作用。伪麻黄碱、甲基麻黄碱、麻黄碱是抗炎作用的主要有效成分。麻黄唑酮是麻黄中新分离出的具有抗炎活性的成分 （3）麻黄生物碱在临床应用中应注意的问题 麻黄生物碱具兴奋中枢神经系统及强心、升高血压的作用，因此用量过大（治疗量的5～10倍）或急性中毒者，可引起头痛，烦躁，失眠，心悸，大汗不止，体温及血压升高，心动过速，心律失常，呕吐，甚至昏迷、惊厥、呼吸及排尿困难，心室纤颤等症状，甚至心肌梗死或死亡。
黄　连	（1）黄连中主要生物碱及其化学结构 生物碱是黄连的主要有效成分，从中分离出来的生物碱有巴马汀、小檗碱、黄连碱、木兰碱、药根碱和甲基黄连碱等，其中以小檗碱含量最高（可达10%）。这些生物碱均属苄基异喹啉类衍生物，木兰碱为阿朴菲型除外，其他皆属于原小檗碱型，且都是季铵型生物碱。《中国药典》以小檗碱为指标成分进行含量测定。以盐酸小檗碱计，要求味连含小檗碱不得少于 5.5%，

（续表 3-3）

要　点	内　容
黄　连	表小檗碱不得少于 0.80%，黄连碱不得少于 1.6%，巴马汀不得少于 1.5%；要求雅连含小檗碱不得少于 4.5%；要求云连含小檗碱不得少于 7.0% （2）黄连的药理作用 ①抗菌、抗病毒：黄连的抗菌谱广，对革兰阳性和革兰阴性、结核杆菌、真菌等均有抑制或杀灭作用。黄连对钩端螺旋体、幽门螺杆菌也有抑制作用。黄连的抗菌有效成分主要是小檗碱。黄连制剂、小檗碱对各型流感病毒均有抑制作用 ②抗毒素、抗腹泻：黄连、小檗碱能提高机体对多种细菌毒素的耐受力，从而改善毒血症状 ③解热、抗炎：黄连及小檗碱对多种致热物质如牛奶、酵母引起的动物发热有解热作用。小檗碱对多种实验性炎症早期渗出、水肿和晚期肉芽增生都有明显的抑制作用 ④降血糖：黄连煎剂及小檗碱能降低肾上腺素、四氧嘧啶和自发性糖尿病动物的血糖水平，并改善葡萄糖耐量
延胡索	（1）延胡索中主要生物碱及其化学结构 延胡索含有多种苄基异喹啉类生物碱，包括去氢延胡索甲素、延胡索甲素和延胡索乙素（dl- 四氢巴马汀）等，两分子异喹啉共用一个氮原子的稠环化合物是其主要的结构特征，《中国药典》以延胡索乙素为指标成分进行含量测定，要求含量不得少于 0.050% （2）延胡索的药理作用 ①镇痛：延胡索多种制剂均有明显的镇痛作用，总碱中延胡索甲素、乙素为镇痛作用的有效成分，其中延胡索乙素作用最强。虽然延胡索乙素镇痛强度较吗啡弱，但无成瘾性，也无呼吸抑制、便秘等副作用 ②镇静、催眠：延胡索及其有效成分左旋四氢巴马汀对兔、犬及猴具有镇静催眠作用，能明显降低小鼠自发活动与被动活动。延胡索乙素与巴比妥类药物有协同作用，并能对抗苯丙胺的兴奋作用 ③抗心肌缺血：延胡索对异丙肾上腺素诱导的大鼠心肌坏死有一定的保护作用。延胡索总碱、去氢延胡索甲素、延胡索乙素可明显扩张冠脉血管，增加冠脉流量，降低心肌耗氧量，改善心肌血氧供需平衡，减小心肌梗死范围 ④抗脑缺血：延胡索乙素对大脑局灶性脑缺血再灌注损伤有保护作用，能减轻缺血再灌注脑电活动的抑制，明显减轻脑水肿造成的神经功能障碍及脑组织的病理损害 ⑤抗血栓：延胡索乙素静脉给药对大鼠实验性血栓形成有明显的抑制作用，并剂量依赖性地抑制 ADP、花生四烯酸和胶原诱导的血小板聚集 （3）延胡索临床应用中应注意的问题 临床应用延胡索乙素治疗剂量时，可能有眩晕、乏力、偶有恶心、过量可出现呼吸抑制、帕金森综合征等表现。去氢延胡索甲素副作用也较低，少数病例有发疹、腹部胀满、腹痛、恶心等反应
防　己	①防己主要生物碱及其化学结构 生物碱是防己的有效成分，其中汉防己乙素（防己诺林碱）约为 0.5%，汉防己甲素（粉防己碱）约为 1%。《中国药典》以防己诺林碱和粉防己碱为指标成分进行含量测定。

要　点	内　容
防　己	对药材要求两者总量不得少于1.6%；对饮片要求两者总量不得少于1.4%。因两者分子结构中7位取代基的不同，前者为酚羟基，极性较大；后者为甲氧基，极性小 ②防己的药理作用 防己生物碱具有抗炎、镇痛、抗肿瘤的作用等，同时具有调节免疫力和耐缺氧的作用等 ③防己生物碱在临床应用中应注意的问题 据文献报道，少数患者服药后出现轻度嗜睡、乏力、恶心、腹部不适，个别人出现大便次数增加，停药后症状可缓解；静注部位可能发生疼痛或静脉炎 汉防己甲素　R=CH$_3$ 汉防己乙素　R=H
川　乌	①川乌中主要毒性生物碱及其化学结构 乌头和附子所含的主要成分是二萜类生物碱，属于四环或五环二萜类衍生物，其重要和含量较高的有乌头碱、次乌头碱和新乌头碱。《中国药典》以此三者为指标成分进行含量测定，要求三者总量应为0.050%～0.17%。因C$_{14}$和C$_8$的羟基常和乙酸、苯甲酸结合成酯，所以它们被称为二萜双酯型生物碱。这类生物碱的毒性很强，人若口服4mg则会导致死亡 　　　　R　　　R$_1$ 乌头碱　C$_2$H$_5$　OH 次乌头碱　CH$_3$　H 新乌头碱　CH$_3$　OH ②川乌中主要毒性生物碱在炮制过程中的变化 乌头碱、次乌头碱、新乌头碱等为双酯型生物碱，具麻辣味，毒性极强，是乌头的主要毒性成分。如果把双酯型生物碱在碱水中加热，或把乌头直接浸泡于水中加热或不加热仅在水中长时间浸泡，都可水解酯基，生成单酯型生物碱或无酯键的醇胺型生物碱。如乌头碱水解后生成的单酯型生物碱为乌头次碱，无酯键的醇胺型生物碱为乌头原碱。单酯型生物碱的毒性比双酯型生物碱小，而醇胺型生物碱几乎无毒性，但它们的原双酯型生物碱的疗效均不降低。这就是乌头及附子经水浸、加热等炮制后毒性变小的化学原理 ③川乌的药理作用 川乌具有镇痛、抗炎、免疫抑制、降血压及强心作用 ④川乌生物碱在临床应用中应注意的问题 由于乌头碱类化合物有剧毒，用之不当易致中毒，且毒性较强，0.2mg即可中毒，2～4mg即可致人死亡。其药物引起的不良反应主要涉及神经系统及心血管系统，临床应用时需注意。此外，乌头不宜与半夏、瓜蒌、贝母、白蔹、白及等同用，临床配伍时应注意 ⑤川乌的毒性作用机制 川乌、草乌和附子的毒性作用主要表现为对心脏和神经系统的损害

第三章

要　点	内　　容
洋金花	①洋金花中主要生物碱及其化学结构 莨菪烷类生物碱是洋金花主要化学成分，由莨菪醇类和芳香族有机酸结合生成的一元酯类化合物。主要有东莨菪碱、莨菪碱（阿托品）、山莨菪碱、N-去甲莨菪碱和樟柳碱。《中国药典》以东莨菪碱为指标成分进行含量测定，要求东莨菪碱不得少于0.15% $N-CH_3$　　　CH_2OH R—（结构式）—O—C—C—CH—苯环 　　　　　　　　‖　｜ 　　　　　　　　O　H R=H　　莨菪碱 R=OH　　山莨菪碱 ②洋金花中生物碱的药理作用 莨菪碱及其外消旋体阿托品有解痉镇痛、解有机磷中毒和散瞳作用；东莨菪碱除具有莨菪碱的生理活性外，还有镇静、麻醉作用 ③洋金花在临床应用中应注意的问题 食用过量或误食易致中毒，少儿较为多见。其中毒机制主要为M-胆碱反应。对周围神经表现为抑制副交感神经功能作用，对中枢神经系统则为兴奋作用，严重者转入中枢抑制，也可影响呼吸及温度调节中枢
天仙子	①天仙子主要生物碱及其化学结构 天仙子主要的生物碱有东莨菪碱和莨菪碱（阿托品）。《中国药典》以东莨菪碱和莨菪碱为指标成分进行含量测定，要求两者总量不得少于0.080%。东莨菪碱分子中有氧桥，中枢作用最强；山莨菪碱作用最弱 ②天仙子主要生物碱的药理作用 天仙子主要含有东莨菪碱，具有加快心率、改善微循环、解痉、平喘等作用 ③天仙子在临床应用中应注意的问题 由于天仙子含有莨菪烷类生物碱，使天仙子的安全用药范围很窄。过量易导致中毒甚至死亡，心脏病患者及孕妇忌用，用量控制在0.06～0.6g
马钱子	①马钱子中主要生物碱的化学结构与毒性 生物碱在马钱子成熟种子中所含量为1.5%～5%，主要生物碱是士的宁（又名番木鳖碱）、马钱子碱及其氮氧化物，还含少量其他的吲哚类生物碱10余种，其中以士的宁含量最多，占总碱量的35%～50%，其次是马钱子碱，约占总碱量的30%～40%。《中国药典》以士的宁和马钱子碱为指标成分进行含量测定，要求士的宁的含量应为1.20%～2.20%，马钱子碱的含量不得少于0.80% 士的宁的结构骨架与马钱子碱相似，属于吲哚类衍生物。在分子结构中，它们均有两个氮原子，其中吲哚环上的氮原子呈内酰胺结构，几乎没有碱性，另一个氮原子为叔胺状态，因此，它们只相当于一元碱，呈中等强度碱性 ②马钱子生物碱的药理作用 马钱子碱通过中枢和外周两种途径发挥镇痛作用，并具有免疫调节、抗肿瘤和抗心律失常作用，可治疗风湿性关节炎、强直性脊柱炎等 ③马钱子在临床应用中应注意的问题 马钱子所含的生物碱主要是马钱子碱和士的宁，后者约占总生物碱的45%，既是主要的有效成分，也是有毒成分。成人若用量5～10mg就可发生中毒现象，30mg能致死。另外，有毒成分能通过皮肤被吸收，故外用时不宜大面积涂敷
千里光	①千里光主要生物碱及其化学结构 千里光中所含有的生物碱主要是吡咯里西啶类生物碱，其主要化学成分有千里光菲

（续表 3-3）

要　点	内　容
千里光	宁碱、痕量的阿多尼弗林碱及千里光宁碱等，还含有黄酮苷等成分。阿多尼弗林碱的结构由千里光次碱和千里光酸两个部分组成 ②千里光的药理作用 千里光具有较强的广谱抗菌活性，其药理作用主要体现在抗病原微生物和抗炎作用 ③千里光在临床应用中应注意的问题 千里光具有肾毒性、肝毒性和胚胎毒性，《中国药典》以阿多尼弗林碱为指标成分进行限量测定，其中阿多尼弗林碱的含量不得超过 0.004%
雷公藤	①雷公藤主要生物碱及其化学结构 雷公藤中主要化学成分为雷公藤甲素、雷公藤乙素和雷公藤红素等。雷公藤甲素不是生物碱，是二萜类化合物。雷公藤中生物碱的基本结构主要有倍半萜大环内酯生物碱与精眯类生物碱两类 ②雷公藤的药理作用 雷公藤生物碱类化合物中雷公藤次碱、雷公藤春碱、雷公藤新碱、异雷公藤春碱等具有明显的免疫抑制作用。雷公藤红素具有抗炎和抗肿瘤作用 ③雷公藤在临床应用中应注意的问题 雷公藤的主要毒性为生殖毒性，也可引起肝、肾、心脏和局部刺激等毒性反应。中毒后临床表现为腹绞痛、剧吐、腹泻、发热、头昏、腰痛、乏力、尿少、腮腺肿胀、全身肌肉痛、双颊肿痛、血压改变、尿液异常等，后期还有可能发生黏膜糜烂、骨髓抑制、抽搐、脱发等，严重者可能发生昏迷、呼吸衰竭及休克，甚至死亡

第二节　糖和苷

一、糖及其分类

单糖是多羟基醛或酮，为组成糖类及其衍生物的基本单元。结构可用 Fischer 投影式和 Haworth 投影式表示。一般情况下，将单糖 Fischer 投影式中距羰基最远的那个不对称碳原子的构型定为整个糖分子的绝对构型，其羟基向左的为 L 型，向右的为 D 型。

1. 常见的单糖有：

（1）五碳醛糖：D- 木糖，L- 阿拉伯糖，D- 核糖。

（2）六碳醛糖：D- 葡萄糖，D- 甘露糖，D- 半乳糖。

（3）甲基五碳醛糖：L- 鼠李糖，D- 鸡纳糖，D- 夫糖。

（4）六碳酮糖：D- 果糖。

（5）糖醛酸：D- 葡萄糖醛酸，D- 半乳糖醛酸。

由 2 ～ 9 个单糖通过苷键结合而成的直链或支链聚糖称为低聚糖。按含有单糖的个数又可将其分为二糖、三糖、四糖等。具有游离醛基或酮基的糖称为还原糖，如二糖中的槐糖和樱草糖。若两个单糖皆以半缩醛或半缩酮上的羟基通过脱水缩合而成的聚糖，则没有还原性，如蔗糖、海藻糖等均为非还原糖。

2. 多聚糖或多糖：由 10 个以上单糖通过苷键连接而成的糖。

二、苷及其分类

表 3-4 苷及其分类

要　点	内　容
按苷元的化学结构分类	根据苷元的结构可分为木脂素苷、氰苷、蒽醌苷、香豆素苷、黄酮苷、吲哚苷等。如苦杏仁苷、七叶内酯苷、靛苷
按苷类在植物体内的存在状况分类	①原生苷：是指原存在于植物体内的苷 ②次生苷：是指水解后失去一部分糖的苷
按苷键原子分类	① O- 苷：以苷元不同又可分为醇苷（如毛茛苷、红景天苷、獐牙菜苦苷）、酚苷（如天麻苷、水杨苷）、氰苷（如苦杏仁苷）、酯苷（如山慈菇苷 A）、吲哚苷（如靛苷） ② S- 苷：如萝卜苷、芥子苷等 ③ N- 苷：如腺苷、鸟苷、胞苷、尿苷、巴豆苷等 ④ C- 苷：如牡荆素、芦荟苷等
其他分类方法	①苷类根据连接单糖基的个数分为单糖苷、二糖苷等 ②根据苷元上接糖链的数目可分为单糖链苷、二糖链苷等 ③根据糖的种类可分为核糖苷、葡萄糖苷等 ④按生理作用分类，比如强心苷等 ⑤按其特殊性质分类，比如皂苷等

三、糖和苷化学性质

表 3-5 糖和苷化学性质

要　点		内　容
糖的化学性质	氧化反应	单糖分子中有伯醇基、醛（酮）基、仲醇基和邻二醇基结构单元。通常最易被氧化的是醛（酮）基，伯醇次之
	羟基反应	糖和苷的羟基反应包括酰化、醚化、缩醛（缩酮）化以及与硼酸的络合反应等。半缩醛羟基在糖及苷的羟基中是最活泼的，伯醇羟基次之，再次是 $C_2\text{-}OH$
	羰基反应	糖的羰基除发生上述氧化反应外，还可被催化氢化或金属氢化物还原，其产物叫糖醇。该反应与硝酸氧化一样，常用于糖的结构测定 此外，具有醛或酮羰基的单糖能与苯肼反应，首先是生成腙，在过量苯肼存在的情况下，α- 羟基继续与苯肼作用生成脎。除糖外 α- 羟基醛或酮都可发生类似反应
苷键的裂解	酸催化水解	苷键有缩醛结构，易为稀酸催化水解 ①按苷键原子不同，酸水解的易难顺序为：N- 苷＞ O- 苷＞ S- 苷＞ C- 苷 ②呋喃糖苷比吡喃糖苷易水解，水解速率大 50～100 倍 ③酮糖比醛糖易水解 ④吡喃糖苷中吡喃环的 C_5 上取代基越大越难水解，因此五碳糖最易水解，其顺序为五碳糖＞甲基五碳糖＞六碳糖＞七碳糖。如果接有 -COOH，则最难水解 ⑤氨基糖较羟基糖难水解，羟基糖又较去氧糖难水解

要　点	内　容	
苷键的裂解	酸催化水解	⑥芳香属苷如酚苷因苷元部分有供电子结构，水解比脂肪属苷如萜苷、甾苷等要容易得多。某些酚苷，如蒽醌苷、香豆素苷不用酸，只加热也可能水解成苷元 ⑦苷元为小基团者，苷键横键的比苷键竖键的易于水解，因为横键上原子易于质子化。苷元为大基团者，苷键竖键的比横键的易于水解，因为苷的不稳定性促使水解
	碱催化水解	苷键具有酯的性质时，如苷元是酸、酚、有羰基共轭的烯醇类或成苷的羟基 β- 位有吸电子基取代者，则遇碱就能水解
	酶催化水解	酶促反应的特点是专属性高，条件温和。常用的酶如下： ① β- 果糖苷水解酶：如转化糖酶 ② α- 葡萄糖苷水解酶：如麦芽糖酶 ③ β- 葡萄糖苷水解酶：如杏仁苷酶
显色反应	糖和苷元最重要的显色反应是 Molish 反应，常用的试剂由浓硫酸和 α- 萘酚组成	

四、含氰苷类化合物的常用中药

表 3-6　含氰苷类化合物的常用中药

要　点	内　容
苦杏仁	（1）苦杏仁中主要成分及其化学结构 苦杏仁含有的主要成分是苦杏仁苷，《中国药典》以苦杏仁苷为指标成分进行含量测定，规定含量不低于 3.0% （2）苦杏仁的药理作用 ①镇咳、平喘、祛痰：苦杏仁炮制品水煎液对豚鼠有显著的镇咳和平喘作用，苦杏仁水煎液对小鼠有显著的祛痰作用 ②增强免疫功能：苦杏仁可促进有丝分裂原所致脾脏 T 淋巴细胞增殖，增强小鼠脾脏 NK 细胞活性，增强肝 Kupffer 细胞的吞噬功能 （3）苦杏仁苷的代谢转化途径 苦杏仁苷既是苦杏仁止咳祛痰的药效物质基础，又是其毒性产生的主要原因，过量服用有毒。由于苦杏仁苷的药效依赖于肠道菌群 β- 糖苷酶的催化，因此，服用抗生素药物时，同时服用苦杏仁对疾病治疗会有影响
桃仁	桃仁中的主要化学成分为蛋白质、脂溶性物质、甾醇及其糖苷类、酚酸类、黄酮类等，其中脂溶性成分占桃仁干质量的 50%，蛋白质占 25% 桃仁含氰苷化合物，其中含苦杏仁苷 1.5% ～ 3.0%，《中国药典》以苦杏仁苷为指标成分进行含量测定，规定苦杏仁苷含量不低于 2.0%
郁李仁	郁李仁主要化学成分为郁李仁苷 A、郁李仁苷 B、原儿茶酸、香草酸、熊果酸、苦杏仁苷，以及黄酮类化合物山奈苷、阿福豆苷等，《中国药典》以苦杏仁苷为指标成分进行含量测定，规定苦杏仁苷含量不低于 2.0%

第三节　醌类化合物

醌类化合物基本上具有 α，β-α'，β' 不饱和酮的结构，当其分子中连有 -OH、-OCH$_3$ 等助色团时，多显示黄、红、紫等颜色。在许多常用中药中，如大黄、虎杖、丹参、紫草等存在此类化合物，其中许多有明显的生物活性。

一、结构与分类

醌类化合物从结构上分主要有苯醌、菲醌、萘醌、蒽醌等四类。具体内容见表 3-7。

表 3-7　结构与分类

要点	化学结构	内容
苯醌类	对苯醌　　邻苯醌	苯醌类化合物从结构上可分为两大类：邻苯醌、对苯醌。中药软紫草中分得的几个对 PGE$_2$ 生物合成有抑制作用的活性物质 arnebinol、arnebinone 等属于对苯醌类化合物
萘醌类	α(1,4)	自然界得到的萘醌类化合物几乎都是 α-萘醌类 从中药紫草和软紫草中分得的一系列紫草素及异紫草素衍生物，有抗炎、抗菌、止血、抗癌及抗病毒功效，与其清热凉血的药性相符，因此，可认为紫草中的有效成分就是这些萘醌化合物
菲醌类	丹参醌 Ⅰ	从中药丹参根中提取到多种菲醌衍生物，其中丹参醌Ⅰ、丹参醌ⅡA、丹参醌ⅡB、羟基丹参醌ⅡA、丹参酸甲酯、隐丹参醌等为邻醌类衍生物，而丹参新醌甲、丹参新醌乙、丹参新醌丙则为对醌类化合物
蒽醌类	单蒽核基本化学结构式	单蒽核类	（1）蒽醌及其苷类 ①大黄素型：其羟基分布于两侧苯环上。许多中药如虎杖、大黄等有致泻作用的活性成分就属此类化合物 ②茜草素型：其羟基分布于一侧苯环上。如中药茜草中的茜草素及其苷、伪羟基茜草素、羟基茜草素 （2）氧化蒽酚类：蒽醌在碱性溶液中能被锌粉还原生成氧化蒽酚及其互变异构体蒽二酚 （3）蒽酚或蒽酮类：蒽醌在酸性溶液中被还原，则生成蒽酚及其互变异构体蒽酮。在新鲜大黄中含有蒽酚类成分，贮存 2 年以上后，则检测不到蒽酚 （4）C-糖基蒽类

（续表 3-7）

要 点	化学结构	内 容
蒽醌类	大黄酚 茜草素	双蒽 核类	①二蒽酮类衍生物：如中药大黄、番泻叶中致泻的主要成分番泻苷 A、B、C、D 等都是二蒽酮类衍生物二蒽酮类化合物 C_{10}—C'_{10}，键易断裂，生成蒽酮类化合物。大黄中致泻的主要成分番泻苷 A，就是因为它在肠内转变为大黄酸蒽酮由此发挥作用 ②二蒽醌类：蒽醌类脱氢缩合或二蒽酮类氧化都能形成二蒽醌类。天然二蒽醌类中两个蒽醌环都相同且对称。两个蒽环因空间位阻的相互排斥，呈反向排列，如山扁豆双醌 ③去氢二蒽酮类：中位二蒽酮脱去一分子氢被进一步氧化，两环之间以双键相连的称为去氢二蒽酮。颜色呈紫红色 ④日照蒽酮类：去氢二蒽酮进一步氧化，α 与 α' 位相连组成一六元环，形成日照蒽酮类化合物 ⑤中位苯骈二蒽酮类：天然蒽衍生物中氧化程度最高

二、理化性质

表 3-8 理化性质

要 点		内 容
性 状		醌类化合物如果没有酚羟基的话就近乎无色。因助色团酚羟基的引入，从而表现出一定的颜色，颜色随引入的助色团越多而越深。天然醌类多是有色晶体。苯醌及萘醌大多以游离状态存在，而蒽醌类往往结合成苷，存在于植物体中
升华性		游离的醌类多具有升华性，小分子的萘醌类及苯醌类具挥发性，可随水蒸气馏出，根据这一特点可对其进行提取、精制
溶解性		游离醌类微溶或不溶于水，多溶于乙醇、乙醚、苯、三氯甲烷等有机溶剂。醌类成苷后，极性增大，易溶于热水、甲醇、乙醇，几乎不溶于乙醚、苯等非极性溶剂
酸碱性		蒽醌类衍生物多有酚羟基，所以有酸性，易溶于碱性溶剂。蒽醌类衍生物酸性强弱排列的顺序为：含 -COOH >含两个以上 β-OH >含一个 β-OH >含两个以上 α-OH >含一个 α-OH。在分离工作中，常采取碱梯度萃取法来分离蒽醌类化合物。因有氧原子存在，蒽醌类衍生物也有微弱的碱性，能溶于浓 H_2SO_4 成金属氧盐后再转成阳离子，并且伴有颜色改变	【说明】 ① 1，4，5，8 位为 α 位 ② 2，3，6，7 位为 β 位
显色反应	Feigl 反应	醌类衍生物在碱性条件下加热与邻二硝基苯、醛类反应，生成紫色化合物
	无色 亚甲蓝 显色试验	无色亚甲蓝乙醇溶液（1mg/ml）专用于检出萘醌及苯醌。样品在白色背景下呈现蓝色斑点，可用于区别蒽醌类

（续表 3-8）

要　点		内　　容
显色反应	Bornträger's 反应	在碱性溶液中，羟基醌类颜色发生改变并加深，大多呈橙、红、紫红和蓝色。如羟基蒽醌类化合物遇碱显红至紫红色，称之为 Bornträger's 反应 蒽酮、蒽酚、二蒽酮类化合物需经氧化形成羟基蒽醌后才能显色，其机制是形成了共轭体系
	Kesting–Craven 反应	当苯醌及萘醌类化合物的醌环上存在未被取代的位置时，在碱性条件下与含活性次甲基试剂，比如丙二酸酯、乙酰乙酸酯反应，呈蓝紫色或蓝绿色 蒽醌类化合物因不含未取代的醌环，所以不发生该反应，可与苯醌及萘醌类化合物区别
	与金属离子的反应	具有 α-酚羟基或邻二酚羟基的蒽醌类化合物可与 Mg^{2+}、Pb^{2+} 等金属离子形成络合物。在一定 pH 条件下，与 Pb^{2+} 形成的络合物可以沉淀析出，与 Mg^{2+} 形成的络合物有一定的颜色，可用于鉴别

三、含醌类化合物的常用中药

表 3-9　含醌类化合物的常用中药

要　点	内　　容
大　黄	（1）大黄中的主要蒽醌类成分 《中国药典》以总蒽醌和游离蒽醌为指标成分，采用高效液相色谱法测定药材和饮片中大黄酸、芦荟大黄素、大黄酚、大黄素和大黄素甲醚等总蒽醌的含量，要求药材总蒽醌不得少于 1.5%，游离蒽醌不得少于 0.20%；而对于不同饮片，总蒽醌和游离蒽醌要求不同 （2）大黄的药理作用 ①泻下：大黄泻下作用明确，致泻的主要成分为结合型蒽醌苷，其中以二蒽酮苷中的番泻苷泻下作用最强。大黄酸蒽酮具有胆碱样作用，可兴奋肠平滑肌上 M 胆碱受体，促进结肠蠕动；大黄酸蒽酮抑制肠平滑肌细胞膜上 Na^+-K^+-ATP 酶，抑制 Na^+ 从肠腔转移至细胞内，使肠腔内渗透压升高，H_2O、Na^+ 滞留，使肠腔容积扩大，机械性刺激肠壁，使肠蠕动增强而致泻 ②抗菌：大黄酸、大黄素具有抗菌作用，大黄煎剂及其水、醇、醚提取物在体外对一些致病真菌有抑制作用 ③抗炎：大黄煎剂对多种炎症动物模型均有抗炎作用，对炎症早期的渗出、水肿和炎症后期的结缔组织增生均有明显的抑制作用 ④止血：大黄止血的有效成分主要有大黄酚、儿茶素和没食子酸等
虎　杖	虎杖主要含有蒽醌类化合物，《中国药典》采用高效液相色谱法测定药材中的大黄素和虎杖苷含量，大黄素不得少于 0.60%，虎杖苷不得少于 0.15%
何首乌	（1）蒽醌类成分是何首乌的主要成分，以大黄素、大黄酚、大黄素甲醚、大黄酸、芦荟大黄素等为主，《中国药典》以二苯乙烯苷和结合蒽醌为指标成分进行含量测定，要求何首乌含二苯乙烯苷不得少于 1.0%，制何首乌含二苯乙烯苷不得少于

（续表 3-9）

要　点	内　容
何首乌	0.70%；对何首乌和制何首乌要求结合蒽醌均不得少于 0.10%（以大黄素和大黄素甲醚计） （2）何首乌的药理作用 ①促进造血功能：何首乌显著增加骨髓造血干细胞，提高粒－单系祖细胞产生率及骨髓红系祖细胞数量 ②降血脂、抗动脉粥样硬化：何首乌可降低 TC、TG 水平，提高 HDL/TC 的比值。何首乌总苷能防止载脂蛋白 E 基因缺陷小鼠动脉粥样硬化病变的形成 ③增强免疫功能：何首乌能增强巨噬细胞吞噬能力，提高 NK 细胞活性；提高老年大鼠外周淋巴细胞 DNA 的损伤修复能力，能促进小鼠 T、B 淋巴细胞增殖
芦　荟	①羟基蒽醌类衍生物是芦荟中的主要活性成分，《中国药典》以芦荟苷为指标成分进行含量测定，芦荟苷含量不得少于 16.0%。注意，对不同芦荟品种，其芦荟苷含量要求有所不同。芦荟中的蒽醌类成分多属于大黄素型 ②芦荟主要蒽醌类成分的药理作用大黄酸有抑菌、抗病毒作用，大黄素、芦荟大黄素有抗肿瘤的作用，芦荟酸和芦荟泻素的药用价值为健胃和通便，芦荟霉素具有抗癌、抗病毒、抗菌的作用
决明子	①大决明和小决明的种子都含蒽醌类、萘并吡咯酮类、脂肪酸类化学成分等。其主要成分是蒽醌类化合物，含量约 1%。《中国药典》以大黄酚、橙黄决明素为指标成分进行含量测定，含量分别不得少于 0.20% 和 0.80% ②决明子主要蒽醌类成分的药理作用：决明子具有缓泻作用，也具有抗菌作用，对金黄色葡萄球菌、白色葡萄球菌、白喉杆菌、伤寒杆菌等都有较好的抗菌作用。决明子还有降脂和抗动脉粥样硬化作用等
丹　参	（1）丹参的化学成分主要有两大部分：脂溶性成分和水溶性成分。脂溶性成分多数为共轭醌、酮类化合物。如丹参酮 I、丹参酮 II_A、丹参酮 II_B、隐丹参酮等。《中国药典》采用高效液相色谱法测定丹参中丹参酮类和丹酚酸 B 含量，要求丹参酮 II_A、丹参酮 I 和隐丹参酮的总量不得少于 0.25%，丹酚酸 B 不得少于 3.0% 另外，水溶性成分则包括丹参素、丹酚酸 A、丹酚酸 B、原儿茶酸、原儿茶醛等。 （2）丹参的药理作用 ①抗心肌缺血、抗脑缺血：丹参可使心功能不良的心肌收缩力增强而不增加心肌耗氧量。丹参酮 II_A、丹参素具有扩张冠状血管，增加冠脉流量，促进侧支循环的作用。丹参酮 II_A 能减少中性粒细胞缺血区脑组织浸润，减少炎性介质的释放，减轻脑缺血组织的炎症反应，降低血脑屏障通透性，减轻脑缺血再灌注损伤组织水肿及周围神经元和胶质细胞的破坏 ②改善微循环：丹参能够改善微循环。丹参素可使微循环血流加快、微动脉扩张、毛细血管网开放数目增多、血液流态得到改善 ③改善血液流变性、抗血栓：丹参有抗血液凝固作用，延长出血、凝血时间。丹参、丹参酮 II_A 和丹参素均能抑制血小板内磷酸二酯酶的活性，抑制血小板聚集。丹参还具有激活纤溶酶原作用，促进纤维蛋白转化为裂解产物，产生纤溶作用，促进血栓溶解 ④降血脂、抗动脉粥样硬化：丹参煎剂可降低血和肝中的三酰甘油含量，降低实验动物主动脉内膜的通透性、主动脉粥样硬化面积及主动脉壁的胆固醇含量

第三章

（续表 3-9）

要 点	内 容
紫 草	①萘醌类化合物是紫草的主要化学成分。《中国药典》采用紫外分光光度法测定药材中羟基萘醌总含量，以左旋紫草素计，不得少于 0.80%，采用高效液相色谱法测定药材中 β，β'－二甲基丙烯酰阿卡宁（β，β'－二甲基丙烯酰欧紫草素）的含量，不得少于 0.30% ②紫草主要萘醌类成分的药理作用：紫草常用于麻疹和外阴部湿疹、阴道炎、子宫颈炎及婴儿皮炎等疾病的治疗。临床应用的紫草素为羟基萘醌的混合物，各类成分均系萘醌分子侧链上羟基与不同酸形成的酯，存在于紫草根中。该类成分具有抗肿瘤、抗炎和抗病原微生物作用

第四节　苯丙素类化合物

　　苯丙素类化合物是由 C_6-C_3 构成的一类天然产物，主要包含香豆素和木脂素类化合物。

　　香豆素是邻羟基桂皮酸的内酯，广泛分布于高等植物中，尤其以芸香科和伞形科为多见，少数发现于动物和微生物。在植物体内，它们往往以游离状态或与糖结合成苷的形式存在。

　　木脂素类多数是游离的，也有少量与糖结合成苷而存在，由于较广泛地存在于植物的木部和树脂中，或开始析出时呈树脂状，故称为木脂素。

一、结构与分类

　　苯骈 α-吡喃酮是香豆素的母核。分子中苯环或 α-吡喃酮环上常存在取代基，如羟基、苯基、烷氧基、异戊烯基等，其中异戊烯基的活泼双键有机会与邻位羟基环合成呋喃或吡喃环的结构，故此可将香豆素分为五大类：①简单香豆素类（伞形花内酯、茵芋苷）；②呋喃香豆素类（补骨脂内酯、白芷内酯）；③吡喃香豆素类（美花椒内酯、邪蒿内酯）；④异香豆素类（茵陈炔内酯、仙鹤草内酯）；⑤其他香豆素类（沙葛内酯、黄檀内酯）。

　　其中，简单香豆素类是指仅在苯环有取代基的香豆素类。绝大部分香豆素在 C-7 位都有含氧基团存在，仅少数例外。伞形花内酯，即 7-羟基香豆素可以认为是香豆素类成分的母体。

伞形花内酯

二、理化性质

表 3-10　理化性质

要 点		内 容
香豆素	性状	游离的香豆素大部分有较好的结晶，且多数有香味。香豆素中分子量小者有挥发性，可随水蒸气蒸馏，并升华 香豆素苷多数挥发性和无香味，也不能升华
	溶解性	游离的香豆素可溶于沸水，在冷水中难溶，易溶于甲醇、三氯甲烷、乙醇和乙醚 香豆素苷类可溶于水、甲醇和乙醇，难溶于乙醚等极性小的有机溶剂
	荧光性质	香豆素类在可见光下是无色或浅黄色结晶。香豆素母体本身无荧光，而

要　点		内　容
香豆素	荧光性质	羟基香豆素在紫外光下多显出蓝色荧光，荧光在碱溶液中更加显著。呋喃香豆素多显蓝色荧光，荧光性质常用于色谱法检识香豆素
	与碱的作用	香豆素类及其苷因分子中有内酯环，在热稀碱溶液中内酯环可开环生成顺邻羟基桂皮酸盐，加酸又能重新闭环成为原来的内酯。但长时间在碱中放置或是 UV 光照射，则可转变为稳定的反邻羟基桂皮酸盐，再加酸就无法环合成内酯环。香豆素和浓碱共沸，往往得到酚类或酚酸等裂解产物。所以用碱液提取香豆素时，一定要注意碱液的浓度，并避免长时间加热，防止内酯环被破坏
	显色反应	①异羟肟酸铁反应：在碱性条件下开环，与盐酸羟胺缩合成异羟肟酸，再在酸性条件下与三价铁离子络合成盐而显红色 ②三氯化铁反应：有酚羟基的香豆素类能与三氧化铁试剂产生颜色反应，通常为蓝绿色 ③Gibb's 反应：Gibb's 试剂是 2，6- 二氯（溴）苯醌氯亚胺，其在弱碱性条件下能与酚羟基对位的活泼氢缩合成蓝色化合物 ④ Emerson 反应：Emerson 试剂是氨基安替比林和铁氰化钾，它能和酚羟基对位的活泼氢生成红色缩合物
	呋喃香豆素的光化学毒性	许多香豆素有光敏作用。呋喃香豆素外涂或内服后经日光照射可引起皮肤色素沉着。中药补骨脂的主要有效成分为补骨脂素和异补骨脂素。这类化合物主要是通过光敏反应发挥生物效应，能用于对白斑病的治疗 对正常人群来说，呋喃香豆素类的光敏性质会伤害人体皮肤，轻则引起皮肤黄褐斑或色素沉着，重则引起皮肤损伤，甚至是皮肤癌，因此这类化合物的使用受到严格限制
木脂素		木脂素为 C_6-C_3 结构，游离木脂素偏亲脂性，难溶于水，可溶于苯、乙醚、三氯甲烷、乙醇等。与糖结合成苷者水溶性增大，并且容易被酶或酸水解 木脂素分子中常用的官能团有：醇羟基、甲氧基、酚羟基、亚甲二氧基、羧基和内酯环，因此，它亦具有这些官能团有的化学性质。例如 Labat 反应等

三、含香豆素类化合物的常用中药

表 3-11　含香豆素类化合物的常用中药

要　点	内　容
秦　皮	秦皮的原植物主要有木犀科植物大叶白蜡树及白蜡树两种，大叶白蜡树皮中主要含七叶苷（秦皮甲素，aesculin）和七叶内酯（秦皮乙素，aesculetin），而白蜡树皮中主要含白蜡素和七叶内酯以及白蜡树苷 《中国药典》采用高效液相色谱法并规定本品按干燥品计，含秦皮甲素、秦皮乙素的总量不得少于 1.0%
前　胡	多种类型的香豆素及其糖苷、三萜糖苷及甾体糖苷、挥发油等是前胡主要化学成分 《中国药典》采用高效液相色谱法测定药材中白花前胡甲素和白花前胡乙素含量，其中，白花前胡甲素含量不得少于 0.90%，白花前胡乙素不得少于 0.24%
肿节风	肿节风的主要成分为：酚类、黄酮苷、鞣质、香豆素和内酯类化合物。其中，香豆素类主要包括东莨菪内酯（scopletin）、异嗪皮啶（isofraxitin）等

（续表 3-11）

要　点	内　容
肿节风	《中国药典》采用高效液相色谱法测定药材中异嗪皮啶和迷迭香酸含量，其中异嗪皮啶含量不得少于 0.020%，迷迭香酸含量不得少于 0.020%
补骨脂	补骨脂含多种香豆素类成分，包括补骨脂内酯（补骨脂素）、异补骨脂内酯（异补骨脂素）和补骨脂次素等 《中国药典》采用高效液相色谱法测定药材中补骨脂素及异补骨脂素含量，两者总含量不得少于 0.70%

四、含木脂素类化合物的常用中药

表 3-12　含木脂素类化合物的常用中药

要　点	内　容
五味子	五味子中含木脂素较多，约达 5%，近年来从其果实中分得了一系列联苯环辛烯型木脂素。《中国药典》采用高效液相色谱法测定药材中五味子醇甲的含量，要求不得少于 0.40% 五味子醇甲
厚　朴	木脂素类化合物是厚朴的主要化学成分，包括厚朴酚以及和厚朴酚等，《中国药典》采用高效液相色谱法测定药材中厚朴酚与和厚朴酚含量，两者总含量不得少于 2.0%
连　翘	①连翘中的木脂素类成分多是双环氧木脂素和木脂内酯，《中国药典》以挥发油、连翘苷及连翘酯苷 A 为指标成分进行含量测定，要求青翘的挥发油含量不得少于 2.0%（ml/g），青翘的连翘酯苷 A 含量不得少于 3.5%，老翘含连翘酯苷 A 不得少于 0.25%；对连翘苷含量要求不得少于 0.15% ②连翘的药理作用：连翘具有抗氧化作用。连翘苷对 DPPH 自由基有一定的清除作用。连翘木脂素组分能够清除脑缺血损伤产生的大量自由基，减轻脂质过氧化反应，减缓蛋白质变性失活和膜屏障功能受损，减轻脑缺血再灌注所致的神经损伤和脑神经元细胞死亡程度。从连翘果实中提取分离得到的连翘昔元对低密度脂蛋白氧化有抑制作用。研究表明连翘对磷酸二酯酶的抑制作用，发现并确定相应的活性成分为（＋）-松脂素和（＋）-松脂素 -D- 糖苷。体外实验表明连翘中的木脂素类及其苷均有抑制 cAMP 磷酸二酯酶活性的作用。连翘还有抗病原微生物和抗炎作用
细　辛	①辽细辛中的主要化学成分是木脂素类、黄酮类和挥发油等。挥发油约占其含量的 3%。《中国药典》以细辛脂素为指标成分进行含量测定含量不少于 0.05%，并规定挥发油不得少于 2.0%（ml/g） ②细辛的药理作用：细辛具有解热、镇痛和抗炎作用。细辛甲醇提取物含有一些吗啡样活性作用的成分，其抗炎镇痛机制为部分阻止缓激肽和组胺受体 ③细辛在临床应用中应注意的问题：细辛含有痕量的马兜铃酸 I，有肝肾毒性，《中国药典》对马兜铃酸 I 进行限量检查，要求其含量不得过 0.001%

第三章

第五节 黄酮类化合物

一、结构与分类

表 3-13　黄酮类化合物的主要结构类型

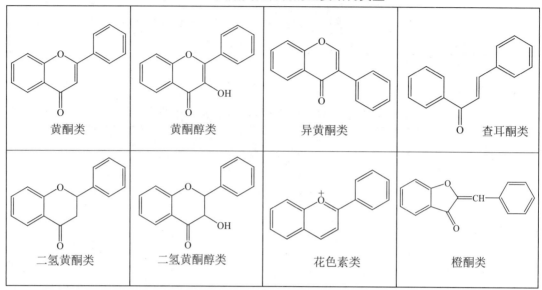

| 黄酮类 | 黄酮醇类 | 异黄酮类 | 查耳酮类 |
| 二氢黄酮类 | 二氢黄酮醇类 | 花色素类 | 橙酮类 |

二、理化性质

表 3-14　理化性质

要　点		内　容
性　状		黄酮类化合物多数是结晶性固体，少数（如黄酮苷类）是无定形粉末。游离的苷元中，除了黄烷、黄烷醇、二氢黄酮醇及二氢黄酮有旋光性外，其余都没有光学活性。黄酮苷类由于在结构中引入糖分子，所以都有旋光性，而且大多是左旋。黄酮类化合物的颜色与分子中是否有交叉共轭体系及助色团（-OCH$_3$、-OH 等）的数目、种类以及取代位置相关。一般情况下，黄酮、黄酮醇及其苷类多显灰黄色至黄色，查耳酮为黄色至橙黄色，而异黄酮类、二氢黄酮醇、二氢黄酮，因不具有交叉共轭体系或共轭链较短，所以不显色（二氢黄酮醇及二氢黄酮）或显浅黄色（异黄酮）
溶解性		一般游离苷元难溶或者不溶于水，易溶于甲醇、乙醇、乙醚、乙酸乙酯等有机溶剂及稀碱水溶液中
酸碱性	酸性	多数黄酮类化合物因分子中有酚羟基，所以显酸性。因为酚羟基数目和位置不同，酸性强弱也不一样。例如黄酮，其酚羟基酸性强弱顺序依次为：7，4'- 二羟基 >7 或 4'- 羟基 > 一般酚羟基 >5- 羟基
	碱性	γ- 吡喃酮环上的醚氧原子，因存在未共用的电子对，所以表现出微弱的碱性
显色反应	还原试验	①盐酸 - 镁粉（或锌粉）反应：为鉴定黄酮类化合物最常用的颜色反应 ②四氢硼钠（钾）反应：在黄酮类化合物中，NaBH$_4$ 对二氢黄酮类化合物专属性比较高，能与二氢黄酮类化合物反应产生红色至紫色

（续表 3-14）

要　点		内　容
显色反应	金属盐类试剂的络合反应	①铝盐：常用试剂是 1% 三氯化铝或硝酸铝溶液。生成的络合物大多为黄色（λ_{max} = 415nm），且有荧光，可用于定性与定量分析 ②铅盐：常用 1% 乙酸铅及碱式乙酸铅水溶液，能生成黄色至红色沉淀 ③锆盐：多用 2% 二氯氧化锆甲醇溶液。黄酮类化合物分子中有游离的 3- 或 5- 羟基存在时，都能与该试剂反应生成黄色的锆络合物 ④镁盐：乙酸镁甲醇溶液常作为显色剂，本反应能在纸上进行。试验时在滤纸上滴加 1 滴供试液，喷以乙酸镁的甲醇溶液，加热干燥，然后在紫外光灯下观察。二氢黄酮、二氢黄酮醇类可显天蓝色荧光，如果有 C_5-OH，色泽更加明显。黄酮醇、黄酮及异黄酮类等则显黄色至橙黄色乃至褐色 ⑤氯化锶（$SrCl_2$）：氯化锶在氨性甲醇溶液中可与分子中具有邻二酚羟基结构的黄酮类化合物生成绿色至棕色乃至黑色沉淀 ⑥三氯化铁：醇溶液或三氯化铁水溶液是常用的酚类显色剂。多数黄酮类化合物因为分子中含酚羟基，因此可产生阳性反应，但一般情况下，仅在含有氢键缔合的酚羟基时，呈现的颜色才会明显
	硼酸显色反应	当黄酮类化合物分子中有下列结构时，在无机酸或有机酸存在条件下，可与硼酸反应，生成亮黄色 一般情况下，在草酸存在下显黄色且有绿色荧光，但在枸橼酸丙酮存在的条件下，则只显黄色而没有荧光
	碱性试剂显色反应	①二氢黄酮类容易在碱液中开环，转变成相应的异构体——查耳酮类化合物，显橙色至黄色 ②黄酮醇类在碱液中先是呈黄色，通入空气后变成棕色，据此可用于区别其他黄酮类 ③黄酮类化合物的分子中有邻二酚羟基取代或 3，4'- 二羟基取代时，在碱液中不稳定，容易被氧化，由黄色→深红色→绿棕色沉淀

三、含黄酮类化合物的常用中药

表 3-15　含黄酮类化合物的常用中药

要　点	内　容
黄　芩	（1）黄芩中主要成分及其化学结构 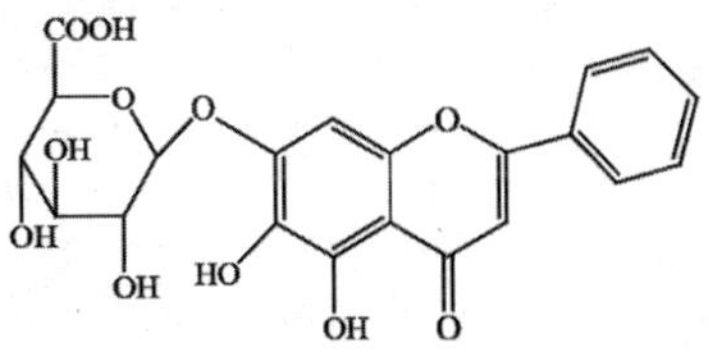 黄芩苷 ①《中国药典》以黄芩苷为指标成分进行含量测定要求药材含量不得少于 9.0%，饮片含量不得少于 8.0% ②黄芩苷几乎不溶于水，难溶于甲醇、丙酮、乙醇，但可溶于热乙酸。遇乙酸铅生成橙红色沉淀，遇三氯化铁显绿色。溶于碱及氨水中初显黄色，不久则变为黑棕色。经水解后生成的黄芩素分子中具有邻三酚羟基，易被氧化转为醌类衍生物而显绿色，这是保存或炮制不当的黄芩能够变绿色的原因。黄芩变绿后，有效成分受到破坏，质量也随之降低 （2）黄芩的药理作用 ①抗菌、抗病毒、抗毒素：黄芩对常见致病菌包括细菌、真菌等具有广谱的抗菌作用，

（续表 3-15）

要　点	内　　容
黄　芩	对某些病毒如流感病毒等也有抑制效果。其活性成分主要是黄芩素与黄芩苷。黄芩的醇提物对内毒素攻击所致小鼠的死亡有保护作用。黄芩苷具有降解内毒素的作用 ②解热、抗炎：黄芩的水提物或醇提物、黄芩总黄酮、黄芩苷对多种实验性体温升高动物模型均有降低体温的作用。黄芩及其多种提取物对角叉菜胶、二甲苯等所致急性炎症有良好的抗炎作用。黄芩素、黄芩苷是其抗炎的有效成分 ③抗过敏：黄芩素、汉黄芩素、汉黄芩苷、黄芩新素Ⅱ等黄酮类成分均可稳定肥大细胞膜，抑制抗原－抗体反应致肥大细胞的组胺释放。黄芩苷、黄芩素对豚鼠离体气管过敏性收缩及整体动物过敏性哮喘均有缓解作用 （3）黄芩在临床应用中应注意的问题 曾有报道双黄连注射液引起过敏性休克、过敏样反应、高热、寒战等不良反应，使用时应注意 （4）黄芩苷的代谢动力学 口服黄芩苷生物半衰期较长，完全从体内消除需要 36 小时以上；静脉给药黄芩苷生物半衰期较短，约 0.16 小时，代谢消除速度也较快，维持有效血药浓度时间短，故黄芩的临床使用易采用口服给药方式
葛　根	（1）葛根中主要成分及其化学结构 葛根含有异黄酮类化合物，主要成分有大豆素、大豆苷、大豆素 -7, 4'- 二葡萄糖苷及葛根素 -7- 木糖苷、葛根素。《中国药典》以葛根素为指标成分进行含量测定，要求含葛根素不得小于 2.4% （2）葛根的药理作用 ①解热：葛根素是解热作用的主要有效成分 ②降血糖、降血脂：葛根煎剂有降血糖作用，葛根素、葛根多糖是其降糖的有效成分。葛根素可调节 β- 内啡肽水平、降低血清晚期糖基化终产物（AGEs）和单核细胞趋化蛋白（MCP）水平，逆转胰岛素抵抗（IR）所致的心血管并发症。葛根可降低载脂蛋白 A$_1$、甘油三酯，葛根素可降低血清胆固醇水平 ③抗心肌缺血、抗脑缺血：葛根总异黄酮有增加冠状动脉血流量及降低心肌耗氧量等作用。葛根总黄酮、葛根素可使麻醉的犬脑血管扩张，脑血流量增加，脑循环改善。对抗去甲肾上腺素引起的金黄地鼠脑微循环障碍，对抗脑卒中模型自发高血压大鼠实验性脑缺血引起的脑卒中 （3）葛根在临床应用中应注意的问题 葛根中含有葛根素及大量黄酮类物质，葛根素有 α 受体阻断作用。葛根素注射剂偶可见急性血管内溶血的不良反应，建议对本药过敏或过敏体质者禁用
银杏叶	①银杏叶中的黄酮类化合物有黄酮、黄酮醇及其苷类、儿茶素类和双黄酮等。《中国药典》以总黄酮醇苷和萜类内酯为指标成分进行含量测定。要求总黄酮醇苷不少于 0.4%，要求萜类内酯不少于 0.25% ②银杏叶制剂为血小板激活因子抑制剂，长期服用可能抑制血小板的凝血功能引起脑出血。还能引起过敏反应、致粒细胞减少、剥脱性皮炎等不良反应
槐　花	槐花中主要成分及其化学结构：槐米含有皂苷，槲皮素，芦丁，槐二醇，白桦脂醇以及槐米甲、乙、丙素和黏液质等。芦丁是其有效成分。《中国药典》以总黄酮和芦丁为指标成分对槐米或槐花进行含量测定。要求槐花总黄酮（以芦丁计）不少于

要　点	内　容
槐　花	8.0%，槐米总黄酮不少于 20.0%，对照品采用芦丁；要求芦丁含量，槐花不得少于6.0%，槐米不得少于 15.0%
陈　皮	陈皮中除了含挥发油外，还含多种黄酮类化合物，橙皮苷的用途不但与芦丁相似，还有维生素 P 样功效，多制作成甲基橙皮苷供药用，是治疗冠心病药物"脉通"的重要原料之一。《中国药典》以橙皮苷为指标成分对陈皮进行含量测定。要求橙皮苷含量不少于 3.5%；广陈皮中橙皮苷含量不得少于 2.0%，对广陈皮，另外要求测定川陈皮素和橘皮素的总量，总量不得少于 0.42%
满山红	满山红的祛痰成分是杜鹃素，临床用于治疗慢性支气管炎。《中国药典》以杜鹃素为对照品对满山红进行含量测定。要求杜鹃素含量不少于 0.08% 临床上服用满山红水溶性粗提物能轻度短期降压，使用时应注意：部分患者服用后，可引起心率减慢

第六节　萜类和挥发油

一、萜类的定义

　　萜类化合物是一类由甲戊二羟酸衍生而成，基本碳架多具有 2 个或 2 个以上异戊二烯单位（C5 单位）结构特征的不同饱和程度的衍生物。

二、萜的分类

表 3-16　萜的分类

要　点	内　容
单　萜	单萜是指基本碳架由 2 分子异戊二烯单位构成，含 10 个碳原子的萜烯及其衍生物。如无环单萜的香叶醇、单环单萜的薄荷醇、双环单萜的龙脑（冰片） L- 薄荷醇
环烯醚萜类	环烯醚萜类是臭蚁二醛的缩醛衍生物，属单萜类化合物。结构与分类为： （1）环烯醚萜苷 ① C-4 位有取代基的环烯醚萜苷。如栀子中的清热泻火的主要有效成分栀子苷、京尼平苷和京尼平苷酸，鸡屎藤中的鸡屎藤苷 ② 4- 去甲基环烯醚萜苷。如地黄中的降血糖有效成分梓醇和梓苷 （2）裂环环烯醚萜苷 如龙胆中的龙胆苦苷、獐牙菜中的獐牙菜苷和獐牙菜苦苷等 栀子苷　　龙胆苦苷
倍半萜	①倍半萜类：由 3 个异戊二烯单位构成的天然萜类化合物，如从青蒿（黄花蒿）中分离得到的具有过氧结构的倍半萜内酯，有很好的抗恶性疟疾活性 ②双环倍半萜马桑毒素和羟基马桑毒素用于治疗精神分裂症。奠类化合物也属于双

（续表 3-16）

要　点	内　容
倍半萜	环倍半萜，是由五元环与七元环骈合而成的芳烃衍生物。从莪术根挥发油中分得的莪术醇为薁类衍生物，具有抗肿瘤活性
二　萜	二萜：由 20 个碳原子、4 个异戊二烯单位构成的萜类衍生物。如穿心莲内酯、芫花酯、雷公藤内酯、银杏内酯、紫杉醇、维生素 A、甜菊苷等

三、挥发油

表 3-17　挥发油

要　点		内　容
挥发油的化学组成		挥发油的四类主要组成成分：①萜类化合物；②芳香族化合物；③脂肪族化合物；④其他类化合物
挥发油的通性	性状	①常温下挥发油大多是淡黄色或无色透明液体，少数挥发油有其他颜色，如佛手油显绿色，桂皮油显红棕色，薁类多显蓝色。多具有浓烈的特异性气味，而气味常是其品质优劣的重要标志 ②冷却条件下挥发油主要成分常能析出结晶，称"析脑"，这种析出物习称为"脑"，如樟脑、薄荷脑等。滤去析出物的油称为"脱脑油"，如薄荷油的脱脑油习称"薄荷素油"，但是仍然含有约 50% 的薄荷脑
	挥发性	挥发油可于常温下自然挥发，如将挥发油涂在纸片上，较长时间放置后，挥发油因挥发而不留油迹，脂肪油则留下永久性油迹，据此可区别二者。挥发油可随水蒸气蒸馏
	溶解性	挥发油不溶于水，易溶于乙醚、石油醚、油脂、二硫化碳等亲脂性有机溶剂，能在高浓度的乙醇中溶解
	物理常数	①挥发油大多比水轻，有的比水重（如桂皮油、丁香油），相对密度一般在 0.85 ～ 1.065 之间 ②挥发油几乎都有光学活性，比旋度范围在 +97° ～ +117° 以内。大多折光性强，折光率范围是 1.43 ～ 1.61 之间 ③挥发油的沸点一般是在 70℃ ～ 300℃ 间
	稳定性	挥发油与空气及光线经常接触会渐渐氧化变质，挥发油的相对密度会因此增加，颜色变深，原有香味失去，形成树脂样物质，无法随水蒸气蒸馏
	化学反应	挥发油组成成分常含有醇羟基、双键、酮、醛、内酯、酸性基团等结构，所以能发生相应的化学反应，如与肼类产生缩合反应、与溴及亚硫酸氢钠发生加成反应，并有异羟肟酸铁反应、银镜反应、皂化反应及遇碱成盐反应等
挥发油的化学常数	酸值	是代表挥发油中游离羧酸和酚类成分含量的指标。表示方法是：中和 1g 挥发油中游离酸性成分所消耗氢氧化钾的毫克数
	酯值	是代表挥发油中酯类成分含量的指标。表示方法是：以水解 1g 挥发油中所含酯需消耗氢氧化钾的毫克数表示
	皂化值	是代表挥发油中游离羧酸、酚类成分和结合态酯总量的指标。表示方法是：以皂化 1g 挥发油所消耗氢氧化钾的毫克数。皂化值是酸值和酯值之和

四、含萜类化合物的常用中药

表 3-18　含萜类化合物的常用中药

要点	内　容
穿心莲	①穿心莲叶中含有多种二萜内酯和二萜内酯苷类成分，如新穿心莲内酯、穿心莲内酯、脱水穿心莲内酯、14-去氧穿心莲内酯等。穿心莲内酯含量为其中最高的，为主要活性成分。《中国药典》以穿心莲内酯、新穿心莲内酯，14-去氧穿心莲内酯、脱水穿心莲内酯为指标成分进行含量测定，要求其总量不得少于 1.50% ②穿心莲的药理作用：穿心莲内酯为穿心莲抗炎作用的主要活性成分，临床已用于治疗急性细菌性痢疾、胃肠炎、咽喉炎、感冒发热等。穿心莲具有降血糖、保肝等作用 穿心莲内酯
青　蒿	（1）青蒿所含萜类化合物有异蒿酮、蒿酮、桉油精、樟脑等单萜、青蒿素、青蒿甲素、青蒿乙素、青蒿丙素及青蒿酸等倍半萜以及 β-香树脂醋酸酯等三萜化合物，其中研究最为深入的是倍半萜内酯化合物 除了萜类化合物外，青蒿还含有香豆素、黄酮和植物甾醇类成分。在青蒿所含有的化学成分中，青蒿素为主要抗疟有效成分，临床应用表明青蒿素 （2）青蒿的药理作用： ①抗疟原虫：青蒿素是青蒿中的主要抗疟成分，青蒿素及其衍生物对疟原虫红细胞内期有杀灭作用，但对红细胞外期和红细胞前期无效。其作用机制是青蒿素及其衍生物具有过氧桥（C—O—O—C）结构，在虫体血红蛋白酶催化下，降解释放出血红素和少量游离的 Fe^{2+}，Fe^{2+} 催化裂解青蒿素过氧桥，产生大量自由基和活性氧，破坏疟原虫的膜系结构，导致疟原虫死亡 ②抗肿瘤：青蒿素及其衍生物对包括白血病、乳腺癌、宫颈癌、卵巢癌、胃癌、结肠癌、肝癌、胰腺癌、肺癌、骨瘤癌及前列腺癌等在内多种肿瘤细胞具有一定的抑制或杀灭作用 青蒿素
龙　胆	①龙胆含有的主要有效成分为裂环环烯醚萜苷类化合物，如獐牙菜苦苷、獐牙菜苷和龙胆苦苷等。另外，还含黄酮、生物碱、内酯及香豆素等化合物。《中国药典》以龙胆苦苷为指标成分进行含量测定，龙胆中含量不得少于 3.0%；坚龙胆中含量不得少于 1.5% ②龙胆苦苷味极苦，龙胆苦苷在氨的作用下可转化成龙胆碱

五、含挥发油的常用中药

表 3-19　含挥发油的常用中药

要点	内　容
薄　荷	①单萜类及其含氧衍生物是薄荷挥发油的主要化学成分：薄荷油的质量优劣主要依据其中薄荷醇（薄荷脑）含量的高低而定，《中国药典》以挥发油作为质量控制指标成分之一，要求其含量不得少于 0.8%（ml/g）。同时规定，薄荷脑也作为指标成分，采用气相色谱法测定，含量不得少于 0.20%

（续表 3-19）

要　点	内　　容
薄　荷	②临床应用应注意的问题：薄荷中主要挥发油成分薄荷油及其成分在一定摄入量范围内对人是安全的，但据临床报道，人过量服用薄荷油可产生多种不良反应，甚至死亡。薄荷超量服用后不良反应主要可引起中枢麻痹，表现为恶心、呕吐、眩晕、眼花、大汗、腹痛、腹泻、口渴、四肢麻木、血压下降、心率缓慢、昏迷等。尤其是大病初愈、寒凉体质的人过量服用更容易出现上述情况
莪　术	（1）莪术含挥发油 1.0% ～ 2.5%，《中国药典》规定原药材含挥发油不得少于 1.5%（ml/g），饮片含挥发油不得少于 1.0%（ml/g）。经用气相色谱 - 质谱联用法（GC-MS）分析测定，鉴定出多种成分。莪术醇、莪术二醇、吉马酮、莪术酮及莪术二酮等为莪术挥发油的主要有效成分，它们是倍半萜类化合物 莪术醇 （2）莪术的药理作用： ①抗肿瘤：莪术制剂及其多种成分如莪术油注射液、莪术醇、β- 榄香烯等对多种肿瘤细胞如小鼠肉瘤、宫颈癌、艾氏腹水瘤等均有不同程度的抑制作用 ②扩张血管、改善微循环：莪术可显著扩张外周血管，使股动脉血管阻力降低，血流量增加。对肾上腺素造成的肠系膜微循环障碍有显著的拮抗作用，可减轻微动脉收缩的程度，促进微动脉血流的恢复，从而改善微循环 ③改变血液流变性、抗血栓：莪术可降低全血黏度，加快血流速度，改善血液循环，抑制血栓形成。莪术水提醇沉液可显著抑制 ADP 诱导的血小板聚集，抑制体内血栓形成，总黄酮静脉注射可显著抑制血栓形成
艾　叶	艾叶的化学成分主要有黄酮、挥发油和三萜类成分。其中艾叶含挥发油 0.45% ～ 1.00%，《中国药典》以桉油精（桉叶素）和龙脑为指标成分，采用气相色谱法进行含量测定，要求含桉油精不得少于 0.050%，含龙脑不得少于 0.020%。艾叶挥发油主要包括单萜类衍生物、单萜类化合物、倍半萜类化合物及其衍生物，其中 30 种单萜类衍生物占挥发油的 79.20%，为艾叶挥发油的主要组成部分，包括 1，8- 桉树脑、香桧烯、茨烯、樟脑、1- 辛烯 -3- 醇、α- 松油醇、丁香酚等。艾叶有抗菌作用
肉　桂	①肉桂皮含挥发油 1% ～ 2%。《中国药典》以桂皮醛指标成分进行含量测定，并以挥发油作为质量控制指标，要求其含量不得少于 1.2%（ml/g）。肉桂醛是油中的主要成分，其含量达 75% ～ 85% ②肉桂的药理作用：肉桂具有抗消化性溃疡、止泻、利胆作用，也有降血糖、降血脂等作用。肉桂中原花青素成分具有抗糖尿病的药理作用。肉桂醛占肉桂挥发油总量的 80% 左右，具有很强的杀菌作用，现代研究表明，肉桂挥发油对革兰阳性菌及革兰阴性菌均有良好的体外抑菌效果

第七节　三萜与甾体化合物

　　多数三萜类化合物是一类基本母核由 30 个碳原子组成的萜类化合物，其结构根据异戊二烯定则可视为六个异戊二烯单位聚合而成，也是一类重要的中药化学成分。甾体类化合物是广泛存在于自然界中的一类天然化学成分，包括植物甾醇、胆汁酸、C_{21} 甾类、昆虫变态激素、强心苷、甾体皂苷、甾体生物碱、蟾毒配基等。尽管种类繁多，但它们的结构中都具有环戊烷骈多氢菲的甾体母核。

皂苷是一类结构复杂的苷类化合物，其苷元为具有螺甾烷及其有相似生源的甾族化合物或三萜类化合物。大多数皂苷水溶液用力振荡可产生持久性的泡沫，故称为皂苷。

一、结构与分类

（一）三萜皂苷

三萜皂苷是由三萜皂苷元和糖组成，苷元为三萜类化合物，其基本骨架由 6 个异戊二烯单位组成。具体内容见表 3-20。

表 3-20　三萜皂苷的结构与分类

分　类	内　容	化学结构
四环三萜	羊毛甾烷型（如猪苓酸 A）、达玛烷型 [如 20（s）- 原人参二醇]	达玛烷
五环三萜	①齐墩果烷型（如齐墩果酸） ②乌苏烷型（如乌苏酸，又称熊果酸） ③羽扇豆烷型（如羽扇豆醇、白桦醇和白桦酸）	

（二）甾体皂苷

甾体皂苷与三萜皂苷相似，均由甾体皂苷元与糖组成，这是天然广泛存在的一类化学成分。甾体皂苷分类主要有：①螺旋甾烷醇和异螺旋甾烷醇类（如薯蓣皂苷元和沿阶草皂苷 D 苷元）。②呋甾烷醇类（原蜘蛛抱蛋皂苷）。③变形螺旋甾烷醇类（如燕麦皂苷 B）等。

螺旋甾烷

（三）强心苷

强心苷是存在于生物界中的一类对心脏有显著生理活性的甾体苷类。

1. 强心苷元部分的结构与分类

表 3-21　强心苷元部分的结构与分类

要　点	内　容	化学结构
结构特征	强心苷由强心苷元与糖缩合而成。其结构特点如下： ①甾体母核 A、B、C、D 四个环的稠合方式为 A/B 环有顺、反两种形式，但大多是顺式；B/C 环都是反式；C/D 环大多是顺式 ②甾体母核 C-10、C-13、C-17 的取代基都是 β 型。C-10 大多有甲基或羟甲基、醛基、羧基等含氧基团，C-13 是甲基取代，C-17 是不饱和内酯环取代。C-3、C-14 位有羟基取代，C-3 羟基大多数为 β 构型，较少为 α 构型，强心苷中的糖常与 C-3 羟基缩合形成苷。C-14 羟基都是 β 构型。有的母核含双键，双键常在 C-4、C-5 位或 C-5、C-6 位	强心甾烯（甲型强心苷元）

（续表3-21）

要　点	内　容	化学结构
分　类	①甲型强心苷元（强心甾烯类），大多数强心苷属于此类 ②乙型强心苷元（海葱甾二烯或蟾蜍甾二烯类），如中药蟾蜍中的强心成分蟾毒配基类	

2.构成强心苷的糖的结构特征及其与苷元的连接方式

表3-22　构成强心苷的糖的结构特征及其与苷元的连接方式

要　点	内　容
结构特征	①α-羟基糖：组成强心苷的α-羟基糖，除常见的*D*-葡萄糖、*L*-鼠李糖外还有*L*-夫糖、*D*-鸡纳糖、*D*-弩箭子糖、*D*-6-去氧阿洛糖等6-去氧糖和*L*-黄花夹竹桃糖、*D*-洋地黄糖等6-去氧糖甲醚 ②α-去氧糖：强心苷中普遍具有α-去氧糖，如*D*-洋地黄毒糖等2，6-二去氧糖；*L*-夹竹桃糖、*D*-加拿大麻糖、*D*-迪吉糖和*D*-沙门糖等2，6-二去氧糖甲醚
与苷元的连接方式	①Ⅰ型：苷元-（2，6-二去氧糖）x-（*D*-葡萄糖）y，如紫花洋地黄苷A ②Ⅱ型：苷元-（6-去氧糖）x-（*D*-葡萄糖）y，如黄夹苷甲 ③Ⅲ型：苷元-（*D*-葡萄糖）y，如绿海葱苷 植物界存在的强心苷，以Ⅰ型、Ⅱ型较多，Ⅲ型较少

（四）胆汁酸类化学成分的结构特点

天然胆汁酸是胆烷酸的衍生物，在动物的胆汁中其通常与甘氨酸或牛磺酸的氨基以酰胺键结合成甘氨胆汁酸或牛磺胆汁酸，且以钠盐形式存在。

胆烷酸的结构中有甾体母核，其中B/C环稠合皆为反式，C/D环稠合也多为反式，而A/B环稠合有顺反两种异构体形式。

（五）蜕皮激素类化学成分的结构特点

蜕皮激素是一类具有强蜕皮活性的物质，具有促进细胞生长的作用，能够刺激真皮细胞分裂，产生新的表皮而使昆虫蜕皮，它对人体有促进蛋白质合成的作用。例如在台湾产的牛膝根中发现羟基蜕皮甾酮和牛膝甾酮，从川牛膝根中分离得到川牛膝甾酮。蜕皮激素的主要结构特点是甾核上带有7位双键和6-酮基，此外还有多个羟基，因而在水中溶解度较大。这类激素的活性与A/B环为顺式即5β-有关，因为5α-的表蜕皮甾酮没有变态激素的活性。蜕皮激素对人不仅有促进蛋白质合成的作用，还有可排除体内的胆甾醇、降血脂以及抑制血糖上升等生物活性。

二、理化性质

（一）三萜皂苷与甾体皂苷的理化性质

表3-23　三萜皂苷与甾体皂苷的理化性质

要　点	内　容
性　状	①皂苷分子量比较大，不易结晶，大多是无色或乳白色无定形粉末，只有少数是结晶体，如常春藤皂苷是针状结晶，而皂苷元大多可形成较好的结晶

（续表 3-23）

要　点	内　容
性　状	②皂苷大多味苦而辛辣，其粉末对人体黏膜的刺激性强烈，鼻内黏膜尤为敏感，亦有例外，如甘草皂苷甜味显著，而且对黏膜刺激性较弱 ③皂苷大多有吸湿性，故应干燥保存 ④多数三萜皂苷均呈酸性，亦有例外，如人参皂苷、柴胡皂苷等呈中性
溶解度	大多数皂苷极性较大，易溶于水、乙醇及热甲醇等极性较大的溶剂，难溶于乙醚、丙酮等有机溶剂
发泡性	皂苷水溶液经强烈振荡可产生持久性的泡沫，而且不因加热而消失，这是因为皂苷有降低水溶液表面张力
溶血性	皂苷的水溶液大多可破坏红细胞，产生溶血现象。但并不是所有的皂苷都有溶血现象，这种现象与分子结构有密切关系，例如人参总皂苷没有溶血现象，但是经过分离后的以人参三醇及齐墩果酸为苷元的人参皂苷却有显著的溶血作用，而以人参二醇为苷元的人参皂苷则有抗溶血作用
皂苷的水解	皂苷苷键的裂解，通常可用一般苷类化合物苷键裂解的方法，如酸催化水解、酶解和氧化水解等
显色反应	<table><tr><td>Liebermann 反应</td><td>将样品溶于醋酐中，加入浓硫酸 1 滴，呈黄→红→蓝→紫→绿等颜色变化，最后褪色</td></tr><tr><td>醋酐 - 浓硫酸（Liebermann -Burchard）反应</td><td>样品溶于醋酐中，加入数滴浓硫酸 - 醋酐（1∶20），显色，颜色变化与 Liebermann 反应相同。这个反应可区分三萜皂苷和甾体皂苷，前者最终呈红色或紫色，后者最后呈蓝绿色</td></tr><tr><td>三氯乙酸反应</td><td>将含甾体皂苷样品的三氯甲烷溶液滴在滤纸上，加 1 滴三氯乙酸试液，加热到 60℃，生成红色渐变为紫色</td></tr><tr><td>五氯化锑反应</td><td>皂苷样品溶于三氯甲烷或醇后，点于滤纸上，喷以 20% 五氯化锑的三氯甲烷溶液（不含水和乙醇），干燥后 60℃～70℃加热，显灰蓝色、蓝色或灰紫色斑点</td></tr><tr><td>芳香醛 - 硫酸或高氯酸反应</td><td>在以芳香醛为显色剂的反应中，最普遍的是香草醛，它常作为甾体皂苷显色剂，具有显色灵敏的特点 除了香草醛外，还可应用的有对 - 二甲氨基苯甲醛</td></tr></table>

（二）强心苷的理化性质

1. 物理性质

（1）性状：多为无定形粉末或无色结晶，具有旋光性，C-17 侧链为 β 构型者味苦，为 α 构型者味不苦。对黏膜具有刺激性。

（2）溶解性：强心苷一般可溶于醇、水和丙酮等极性溶剂，微溶于含醇三氯甲烷、乙酸乙酯，难溶于乙醚、苯和石油醚等极性小的溶剂。苷元则难溶于水等极性溶剂，易溶于三氯甲烷、乙酸乙酯等有机溶剂。

强心苷的溶解性与分子中所含糖的种类、数目、苷元所含的羟基数及其位置有关。

①糖的数目：因为原生苷分子中含糖基数目多，故亲水性比其次生苷及苷元强。

②羟基数目：羟基数越多，亲水性越强。

③羟基的位置：当糖基与苷元上的羟基数目相同时，可形成分子内氢键者，其亲水性弱，反之则强。

2. 化学性质

（1）强心苷的颜色反应

表 3-24　强心苷的颜色反应

要　点	内　容
甾体母核的颜色反应	① Liebermann-Burchard 反应（醋酐 - 浓硫酸反应）：样品溶于三氯甲烷，加醋酐 - 浓硫酸（20：1），产生红→紫→蓝→绿→污绿等颜色变化，最后褪色。或将样品溶于冰醋酸，加试剂产生同样的反应 ② Salkowski 反应：样品溶于三氯甲烷，将浓硫酸沿管壁缓缓加入，硫酸层显血红色或蓝色，三氯甲烷层有绿色荧光 ③ Tschugaev 反应：样品溶于冰醋酸，加几粒乙酰氯和氯化锌后煮沸，或取样品溶于三氯甲烷，加乙酰氯、冰醋酸、氯化锌煮沸，反应液呈现紫红→蓝→绿颜色的变化 ④三氯化锑反应：样品溶液点于滤纸或薄层板上，喷 20% 三氯化锑的三氯甲烷溶液（不含乙醇及水），于 60℃～ 70℃加热 3 ～ 5 分钟，样品斑点呈现灰蓝色、蓝色、灰紫色等颜色。这个反应灵敏度较高，可用于纸色谱或薄层色谱的显色 ⑤三氯乙酸 - 氯胺 T 反应：样品溶液点于滤纸或薄层板上，喷以 25% 的三氯乙酸 - 氯胺 T 试剂（4ml 25% 的三氯乙酸乙醇溶液加 1ml 3% 氯胺 T 水溶液，混匀），晾干后于 100℃加热数分钟，置于紫外光灯下观察。羟基洋地黄毒苷元衍生的苷类显亮蓝色荧光；洋地黄苷元衍生的苷类显黄色荧光；异羟基洋地黄毒苷元衍生的苷类显蓝色荧光。故此反应可用于区别洋地黄类强心苷的各种苷元
C-17 位上不饱和内酯环的颜色反应	① Legal 反应：又名亚硝酰铁氰化钠试剂反应。取 1 ～ 2mg 样品，溶于 2 ～ 3 滴吡啶中，加 3% 亚硝酰铁氰化钠溶液和 2mol/L 氢氧化钠溶液各 1 滴，反应液呈深红色并渐渐褪去 ② Raymond 反应：又名间二硝基苯试剂反应。取约 1mg 样品，用少量 50% 乙醇溶解后加入 0.1ml 间二硝基苯乙醇溶液，摇匀后再加入 0.2ml 20% 氢氧化钠，反应液呈蓝紫色 ③ Kedde 反应：又名 3，5- 二硝基苯甲酸试剂反应。取样品的甲醇或乙醇溶液于试管中，加入 3 ～ 4 滴 3，5- 二硝基苯甲酸试剂（A 液：2% 的 3，5- 二硝基苯甲酸甲醇或乙醇溶液；B 液：2mol/L 氢氧化钾溶液，用前等量混合），溶液呈红色或紫红色 ④ Baljet 反应：又名碱性苦味酸试剂反应。取样品的甲醇或乙醇溶液于试管中，加入碱性苦味酸试剂（A 液：1% 苦味酸乙醇溶液；B 液：5% 氢氧化钠水溶液，使用之前等量混合）数滴，溶液呈橙色或橙红色。该反应有时发生较慢，要放置 15 分钟以后才能显色
α- 去氧糖颜色反应	① Keller-Kiliani（K-K）反应：取 1mg 样品，用 5ml 冰醋酸溶解，加 1 滴 20% 的三氯化铁水溶液，混匀后倾斜试管，沿管壁缓慢加入 5ml 浓硫酸，观察界面和乙酸层的颜色变化。若存在有 α- 去氧糖，乙酸层显蓝色。界面的显色，是由于浓硫酸对苷元所起的作用逐渐向下层扩散。其显色随苷元羟基、双键的数目和位置不同而各异，可显红色、绿色、黄色等，但久置后因炭化作用，都转为暗色

（续表 3-24）

要　点	内　容
α- 去氧糖颜色反应	②呫吨氢醇（Xanthydrol）反应：取少许样品，加 1ml 呫吨氢醇试剂（呫吨氢醇 10mg 溶于 100ml 冰醋酸中，加入 1ml 浓硫酸），置水浴上加热 3 分钟，如果分子中有 α- 去氧糖则显红色 该反应极为灵敏，分子中的 α- 去氧糖可定量发生反应，因此还可用于定量分析 ③对 - 二甲氨基苯甲醛反应：将样品的醇溶液点于滤纸上，喷对 - 二甲氨基苯甲醛试剂（4ml 1% 对 - 二甲氨基苯甲醛的乙醇溶液，加入 1ml 浓盐酸），于 90℃加热 30 秒，分子中如果有 α- 去氧糖可显灰红色斑点 ④过碘酸钠 - 对硝基苯胺反应：将样品的醇溶液点于滤纸或薄层板上，先喷过碘酸钠水溶液（5ml 过碘酸钠的饱和水溶液，加 10ml 蒸馏水稀释），室温下放置 10 分钟再喷对硝基苯胺试液（4ml 1% 对硝基苯胺的乙醇溶液，加 1ml 浓盐酸混匀），迅速在灰黄色背底上出现深黄色斑点，置紫外灯下观察则表现为棕色背底上出现黄色荧光斑点。再喷 5% 氢氧化钠甲醇溶液，斑点转为绿色

（2）水解反应

强心苷的苷键可被酸或是酶催化水解，分子中的内酯环和其他酯键可被碱水解。

表 3-25　水解反应

要　点	内　容
酸水解	分为温和酸水解、强烈酸水解和氯化氢 - 丙酮法水解 ①温和酸水解：用稀酸（如 0.02 ～ 0.05mol/L 的盐酸或硫酸）在含水醇中经过短时间加热回流，可使 I 型强心苷水解成苷元和糖 由于苷元和 α- 去氧糖之间、α- 去氧糖与 α- 去氧糖之间的糖苷键极易被酸水解，在这样的条件下即可断裂。而 α- 去氧糖与 α- 羟基糖、α- 羟基糖与 α- 羟基糖之间的苷键在这样的条件下不易断裂，往往得到二糖或三糖。因此水解条件温和，对苷元的影响较小，不至于引起脱水反应，对不稳定的 α- 去氧糖亦不致分解。如： 紫花洋地黄苷 A $\xrightarrow{\text{稀酸温和水解}}$ 洋地黄毒苷元 +2 分子 D - 洋地黄毒糖 + D - 洋地黄双糖（D - 洋地黄毒糖 - D - 葡萄糖） K - 毒毛旋花子苷 $\xrightarrow{\text{稀酸温和水解}}$ 毒毛旋花子苷元 + 毒毛旋花子三糖 [D - 加拿大麻糖 - （D - 葡萄糖）₂] ②强烈酸水解：II 型和III 型强心苷中苷元直接相连的皆为 α- 羟基糖，因糖的 α- 羟基阻碍了苷键原子的质子化，以致水解较为困难，用温和酸水解不能使其水解，因此，必须增高酸的浓度（3% ～ 5%），使作用时间延长或同时加压，才可使 α- 羟基糖定量地水解下来 ③氯化氢 - 丙酮法（Mannich 和 Siewert 法）： 将强心苷置于含 1% 氯化氢的丙酮溶液中，于 20℃放置 2 周。由于糖分子中 C-2 羟基和 C-3 羟基与丙酮反应，生成丙酮化物，进而水解，可得到原生苷元及糖衍生物
酶水解	酶水解有一定专属性。在含强心苷的植物中，有水解葡萄糖的酶，但没有水解 α- 去氧糖的酶，故能水解除去分子中的葡萄糖，得到保留 α- 去氧糖的次级苷
碱水解	强心苷的苷键无法被碱水解。但碱能使强心苷分子中的内酯环裂解、酰基水解、双键移位和苷元异构化等

（三）胆汁酸的理化性质

胆酸的结构中有羧基，因此具有羧基官能团的化学性质，即它可与碱反应生成盐、与醇反应生成酯。胆汁酸的鉴别反应见表 3-26。

表 3-26　胆汁酸的鉴别反应

反应名称	内　容
Pettenkofer 反应	该反应是根据蔗糖在浓硫酸作用下生成羟甲基糠醛，后者与胆汁酸缩合生成紫色物质的原理而进行的，所有的胆汁酸皆呈阳性反应
Gregory-Pascoe 反应	该反应可用于胆酸的含量测定
Hammarsten 反应	胆酸显紫色，鹅去氧胆酸不显色
改良的 Hammarsten 反应	胆酸显紫色。去氧胆酸和鹅去氧胆酸无上述颜色变化

三、含三萜皂苷类化合物的常用中药

表 3-27　含三萜皂苷类化合物的常用中药

要　点	内　容
人　参	（1）人参含有多糖、皂苷和挥发油等多种化学成分，人参皂苷是人参的主要有效成分之一。《中国药典》以人参皂苷为指标成分对红参、人参和人参叶进行含量测定。其中，红参和人参的质量控制成分为人参皂苷 Rg_1、人参皂苷 Re 和人参皂苷 Rb_1。要求人参中人参皂苷 Rg_1 和人参皂苷 Re 的总量不得少于 0.30%，人参皂苷 Rb_1 不得少于 0.20% （2）结构与分类。人参皂苷可以分为三类，分别是： 人参皂苷二醇型（A 型）包括人参皂苷 Rb_1、人参皂苷 Rc 和人参皂苷 Rd；人参皂苷三醇型（B 型）包括人参皂苷 Re、人参皂苷 Rf 和人参皂苷 Rg_1；齐墩果烷型（C 型）包括人参皂苷 Ro 等 （3）药理作用： ①增强免疫功能：人参能提高免疫功能低下动物巨噬细胞吞噬活性及 NK 细胞活性，提高抗原刺激小鼠的抗体水平。人参皂苷、人参多糖是人参提高免疫功能的有效成分 ②增强学习记忆能力：人参、人参皂苷对多种化学物造成的实验动物记忆获得、记忆巩固和记忆再现障碍均有改善作用 ③强心、抗休克：人参治疗剂量有增强心功能的作用，可增加多种动物的心肌收缩力、减慢心率、增加心排出量和冠脉流量 ④扩血管、调节血压：人参对血压有双向调节作用，小剂量可使血压升高，大剂量使血压下降。人参既可使高血压患者血压降低，又可使低血压或休克患者血压回升 ⑤人参还具有调节胃肠功能、保护胃黏膜、促进胃溃疡愈合的作用 （4）人参在临床应用中应注意的问题：人参毒性很小，长期服用或剂量过大，可引起兴奋、失眠、心悸、口干舌燥和口舌生疮等症状。人在内服 3% 人参酊剂 100ml 后，仅感到轻度不安和兴奋，超过 200ml 可出现中毒现象：全身玫瑰疹、瘙痒、眩晕、头痛、体温升高及出血。临床上对于实证，如燥热引起的咽喉干燥症等忌用人参，临床应用应注意

（续表 3-27）

要　点	内　容
三　七	（1）三萜皂苷类是三七中主要化学成分，含量高达 12%。《中国药典》以人参皂苷 Rg_1、人参皂苷 Rb_1 及三七皂苷 R_1 指标成分进行含量测定，要求三者总量不得少于 5.0% （2）三七的药理作用： ①止血：三七具有较强的止血作用 ②抗血栓：三七、三七总皂苷可抑制血小板聚集，激活尿激酶，促进纤维蛋白溶解 ③扩张血管，改善微循环：三七皂苷可舒张血管，其中对冠状动脉的血管舒张作用最强，并具有一定的血管内皮依赖性。三七皂苷能改善肠系膜、冠状动脉、肝脏微循环。三七皂苷 Rg_1 可改善耳廓微循环、脑微循环 ④抗心肌缺血、抗脑缺血、抗动脉粥样硬化：三七、三七皂苷、三七黄酮可改善心肌缺血时的心电图变化，缩小心肌梗死面积。三七皂苷能减小脑损伤大鼠的脑水肿和脑梗死面积。同时，三七皂苷可调节脂代谢、抗动脉粥样硬化、改善斑块稳定性，可改善内皮功能、抑制整合素的表达
甘　草	（1）甘草所含的三萜皂苷以甘草皂苷含量最高。甘草皂苷又名甘草酸，是甘草中的甜味成分。《中国药典》以甘草苷和甘草酸为指标成分，控制甘草和炙甘草的质量，其中甘草苷为黄酮苷，并要求甘草和炙甘草的甘草苷含量均不得少于 0.50%，甘草中甘草酸的含量不得少于 2.0%，炙甘草中甘草酸的含量不得少于 1.0% （2）甘草的药理作用： ①抗溃疡：甘草粉、甘草浸膏、甘草次酸、甘草素、甘草苷、异甘草苷对多种实验性溃疡模型均有抑制作用，能促进溃疡愈合 ②镇咳、祛痰：甘草能促进咽喉和支气管黏膜的分泌，呈现祛痰镇咳的作用。甘草流浸膏、甘草次酸、甘草黄酮均有镇咳、祛痰作用 ③解毒：甘草对药物、动物毒素、细菌毒素等多种因素中毒均有一定的解毒作用，其解毒作用的有效成分主要为甘草酸和甘草次酸 （3）甘草在临床应用中应注意的问题：甘草毒性甚低，有潴钠排钾作用，长期服用，能引起水肿和血压升高，过量服用可发生水肿、气喘、头痛，伴以高血压、肺水肿，对老年患者可引发心源性哮喘等；甘草次酸可抑制豚鼠甲状腺功能，有降低基础代谢的趋势。临床应用应注意
黄　芪	①黄芪的化学成分众多，主要含黄酮类、皂苷类、多糖类及氨基酸类等。在黄芪及其同属近缘植物中共分离出三萜皂苷 40 余种，其结构是四环三萜及五环三萜苷类，苷的糖多是半乳糖、鼠李糖、葡萄糖，多接于苷元 3，6 位。《中国药典》以黄芪甲苷和毛蕊异黄酮葡萄糖苷为指标成分进行药材和饮片的含量测定，要求药材含黄芪甲苷不得少于 0.080%，饮片含黄芪甲苷不得少于 0.060%；要求药材和饮片含毛蕊异黄酮葡萄糖苷不得少于 0.020% ②黄芪的药理作用：黄芪具有增强免疫功能，强心，扩张外周血管、冠状血管及肾血管，改善微循环，抑制血小板聚集等作用。黄芪煎液、黄芪注射液等对机体免疫功能有显著促进作用，主要成分为黄芪多糖和黄芪甲苷，并有促进造血干细胞分化和增殖的功能，促进骨髓造血的功能
合欢皮	①合欢皮极性部分的主要成分是三萜皂苷，大多属于五环三萜类齐墩果烷型衍生物。《中国药典》以（-）-丁香树脂酚 -4-O-β-D- 呋喃芹糖基 -（1 → 2）-β-D- 吡喃葡萄糖苷为指标成分进行含量测定，要求不得少于 0.030%

（续表 3-27）

要　点	内　容
合欢皮	②合欢皮的药理作用：合欢皮属养心安神药，具有镇静催眠的作用。传统临床应用证明其有安神作用，对精神刺激所致的失眠疗效较佳，单用有效，也可入复方使用。临床方剂合欢汤有解郁作用。合欢皮乙醇提取物具有良好的体内抗肿瘤活性，能明显抑制小鼠荷瘤生长速度，延长荷瘤鼠存活时间
商　陆	①商陆的化学成分主要包括三萜及其皂苷类。《中国药典》以商陆皂苷甲（商陆皂苷A）指标成分进行含量测定，含量不得少于 0.15% ②商陆的药理作用：商陆的利尿作用与药物剂量有关，小剂量有利尿作用，大剂量反而使尿量减少，但其利尿作用对水肿患者较显著，对正常人不是很明显。商陆皂苷元A、C 是祛痰有效成分，并有镇咳平喘等作用
柴　胡	（1）在柴胡中，总皂苷的含量为 1.6%～3.8%，所含皂苷均为三萜皂苷。柴胡的主要有效成分是柴胡皂苷。《中国药典》以柴胡皂苷a和柴胡皂苷d 为指标成分对柴胡药材进行含量测定，柴胡皂苷元为齐墩果烷衍生物 （2）柴胡的药理作用： ①解热、镇痛、抗炎：柴胡是治疗外感发热的要药，善于治疗寒热往来的半表半里之热。柴胡、柴胡挥发油及柴胡皂苷等对多种原因引起的动物实验性发热均有明显的解热作用。柴胡皂苷、皂苷元A和挥发油是柴胡解热的主要有效成分。柴胡煎剂、柴胡皂苷对多种实验性疼痛模型均有镇痛作用。柴胡水提物、柴胡粗皂苷、柴胡皂苷和柴胡挥发油有抗炎作用 ②保肝、利胆、降血脂：柴胡、醋炙柴胡、柴胡皂苷对动物实验性肝损伤具有保护作用，能降低 AST、ALT 活性，减轻肝组织损伤。柴胡可增加实验动物的胆汁排出量，降低胆汁中胆酸、胆色素和胆固醇浓度，黄酮类成分是利胆的有效成分。柴胡皂苷可降低实验性高脂血症动物的血脂水平，加速胆固醇及其代谢产物从胆汁和粪便的排泄

四、含甾体皂苷类化合物的常用中药

表 3-28　含甾体皂苷类化合物的常用中药

要　点	内　容
麦　冬	①麦冬甾体皂苷主要包括麦冬皂苷（ophiopogonin）A、B、B'、C、C'、D、D'，其中A、B、C、D 的苷元是鲁斯可皂苷元（ruscogenin），B'、C'、D' 的苷元是薯蓣皂苷元（dinsgenin），两种苷元都是 25（S）的异构体 《中国药典》以鲁斯可皂苷元作为对照品，测定麦冬总皂苷含量，要求含量不得少于 0.12% 麦冬所含的甾体皂苷元主要是螺旋甾烷醇型，大多为 25（R，S），分为：Ⅰ和Ⅱ型为鲁斯可皂苷元，Ⅲ型为薯蓣皂苷元，Ⅳ型为雅莫皂苷元，Ⅴ型为偏喏皂苷元等 ②药理作用：麦冬提取物具有抗心肌缺血的作用，并呈现出一定的量效关系，大剂量组能明显改善心肌缺血引起的细胞超微结构的改变。麦冬总皂苷对缺血再灌注损伤心肌具有保护作用，还可显著维持血管内皮细胞血管调节物质的动态平衡，维持其正常生理功能，从而能有效预防和治疗血瘀症。另外，麦冬皂苷有显著性的抗炎作用，鲁斯可皂苷元和麦冬皂苷D 为其中的两种活性成分。麦冬活性多糖可保护心肌细胞，具有良好的免疫增强作用

（续表 3-28）

要　点	内　容
知　母	（1）甾体皂苷和芒果苷是知母中的主要化学成分，《中国药典》上把知母皂苷B Ⅱ和芒果苷作为知母药材的质量控制成分，要求知母皂苷 B Ⅱ含量不少于 3.0%，芒果苷的含量不少于 0.70%。饮片指标低于原药材，如蓝知母要求知母皂苷 B Ⅱ含量不得少于 2.0%，芒果苷含量不得少于 0.40% 知母根茎中含皂苷约 6%，其类型为异螺甾烷醇类（如知母皂苷Ⅰ）、呋甾烷醇类（如知母皂苷 B Ⅴ等）和螺甾烷醇类（如知母皂苷 A Ⅲ等）。其中知母皂苷 A Ⅲ含量最高 （2）药理作用 ①解热、抗炎：知母提取物对大肠埃希菌所致家兔发热有明显的解热作用。其解热特点是起效慢，但作用持久。其解热的主要有效成分是菝葜皂苷元和知母皂苷 ②抑制交感神经 -β 受体功能：知母及其皂苷元能降低阴虚患者血、脑、肾上腺中多巴胺 β 羟化酶活性，抑制过快的 β 受体蛋白合成，从而抑制交感神经 -β 受体功能 ③降血糖：知母水提物、知母总酚和知母多糖能够降低四氧嘧啶引起的家兔和小鼠糖尿病的血糖升高。知母皂苷能够抑制 α- 葡萄糖苷酶

五、含强心苷类化合物的常用中药

表 3-29　含强心苷类化合物的常用中药

要　点	内　容
香加皮	①香加皮中主要强心苷及其化学结构 香加皮中含有强心苷类化合物是甲型强心苷，其中，杠柳毒苷（periplocin）和杠柳次苷（peripocymarin）是主要成分 ②香加皮中强心苷的毒性表现 香加皮有一定毒性，毒性的主要来源是杠柳毒苷，香加皮生药制剂给猫灌胃 1g/kg 能致死 中毒后血压先升后降，心收缩力增强后减弱，心律不齐，乃至心肌纤颤而死亡
罗布麻叶	①罗布麻叶中主要强心苷及其化学结构 甲型强心苷是罗布麻叶中所含的主要强心苷，包括 1 个苷元：毒毛旋花子苷元；3 个苷：毒毛旋花子苷元 -β-D- 毛地黄糖苷、毒毛旋花子苷元 -β-D- 葡萄糖基 -（1→4）-β-D- 毛地黄糖苷、加拿大麻苷 ②罗布麻叶中强心苷的毒性表现 一般来说，罗布麻叶毒性较低，但剂量不宜过大，不然也会引起心脏等方面的毒性反应

六、含胆汁酸类化学成分的常用动物药

表 3-30　含胆汁酸类化学成分的常用动物药

要　点	内　容
牛　黄	牛黄含胆汁酸大约为 8%，主要成分是胆酸、去氧胆酸及石胆酸。《中国药典》以胆酸和胆红素为牛黄的质量控制成分，要求胆酸含量不少于 4.0%，胆红素含量不得少于 25.0%

（续表 3-30）

要　点	内　容
熊　胆	熊胆的化学成分是胆汁酸类的碱金属盐、胆甾醇及胆红素。从生物活性方面讲，其主要有效成分为牛磺熊去氧胆酸，此外还有鹅去氧胆酸、胆酸和去氧胆酸

七、含强心苷元成分的常用动物药

蟾酥化学成分：蟾酥有着复杂的化学成分，主要成分有强心甾烯蟾毒类（甲型强心苷元）、蟾蜍甾二烯类（乙型强心苷元）、吲哚碱类、甾醇类以及肾上腺素、蛋白质、多糖、氨基酸和有机酸等，前两类成分有强心作用。

《中国药典》以蟾毒灵、华蟾酥毒基和脂蟾毒配基为指标成分进行含量测定，要求两者总量不得少于 7.0%。

脂蟾毒配基兼有兴奋呼吸、强心和升高动脉血压等多种药理作用，已用于临床，商品名为蟾立苏。

八、含蜕皮激素类化学成分的中药

牛膝

1. 牛膝中蜕皮激素及其结构特点：牛膝中含有甾体化合物，包括蜕皮激素及植物甾醇等，蜕皮激素主要是羟基促蜕皮甾酮及牛膝甾酮。《中国药典》以 β-蜕皮甾酮为指标成分进行含量测定，要求其含量不得少于 0.030%。

2. 牛膝的药理作用：现代临床及药理学研究表明，牛膝有调脂、延缓衰老、抗凝血、增强免疫、抗肿瘤等作用，同时能影响生殖系统，怀牛膝水煎液灌胃，可使小白鼠胚泡着床率降低，并显著增多子宫内肥大细胞数量。

第八节　其他化学成分

一、有机酸

（一）结构和分类

按有机酸结构的特点可分为三大类：芳香族、脂肪族和萜类有机酸。

芳香族有机酸：包括对羟基桂皮酸、咖啡酸、阿魏酸和芥子酸。

桂皮酸类衍生物的结构特点是：基本结构为苯丙酸，取代基多为羟基、甲氧基等。

对羟基桂皮酸	R=R″=H	R′=OH	
咖啡酸	R=R′=OH	R″=H	
阿魏酸	R=OCH3	R′=OH	R″=H
异阿魏酸	R=OH	R′=OCH3	R″=H
芥子酸	R=R″OCH3	R′=OH	

有些桂皮酸衍生物以酯的形式存在于植物中，如咖啡酸与奎宁酸结合成的酯，3-咖啡酰奎宁酸（又称绿原酸）和 3，4-二咖啡酰奎宁酸是茵陈利胆有效成分及金银花抗菌有效成分。

（二）含有机酸的常用中药

具体内容见表 3-31。

表 3-31　含有机酸的常用中药

要　点	内　容	
金银花	（1）金银花中主要含有木犀草苷和有机酸类化合物。《中国药典》规定，金银花含木犀草苷不得少于 0.050%，含绿原酸不得少于 1.5%，含酚酸类的总量不得少于 3.8% （2）绿原酸的结构及其特点 ①绿原酸是一分子咖啡酸与一分子奎宁酸结合而成的酯，也就是 3- 咖啡酰奎宁酸 ②异绿原酸是绿原酸的同分异构体，是 5- 咖啡酰奎宁酸 （3）药理作用 异绿原酸及绿原酸是金银花的主要抗菌有效成分，现又证明，3，4- 二咖啡酰奎宁酸、3，5- 二咖啡酰奎宁酸和 4，5- 二咖啡酰奎宁酸的混合物也是金银花的抗菌有效成分 ①抗菌、抗病毒：金银花具有广谱抗菌、抗病毒作用。绿原酸和异绿原酸是金银花主要抗菌、抗病毒的有效成分 ②抗内毒素：金银花可加速血中内毒素的清除，金银花注射液能明显减少铜绿假单胞菌及其内毒素所致的小鼠死亡，用鲎试验测定显示金银花注射液可明显降低内毒素含量 ③解热、抗炎：金银花煎剂能延缓酵母所致大鼠的体温升高，对内毒素引起的家兔发热，也有明显解热作用。金银花提取物能抑制实验性大鼠足肿胀、肉芽囊肿的炎性渗出和肉芽组织形成	
当归	当归有机酚酸的化学结构	当归中主要含有有机酸类成分、挥发油及多糖类成分。有机酸类成分主要包括：香草酸、阿魏酸、烟酸和琥珀酸等。《中国药典》以阿魏酸和挥发油为指标成分进行含量测定，要求阿魏酸含量不得少于 0.050%，挥发油含量不得少于 0.4%（ml/g）
	当归的药理作用	当归具有抗贫血、增强免疫功能，调节血压，降血脂等作用。阿魏酸是当归抗心肌缺血的有效成分
丹参	丹参中的化学成分主要有：脂溶性的二萜醌类化合物及水溶性的酚酸类成分 丹酚酸 B 是丹参中酚性酸的主要成分。《中国药典》要求测定丹参中丹参酮类和丹酚酸 B 的含量	
马兜铃	（1）马兜铃中有机酸的结构特点 ①马兜铃中主要含马兜铃酸类成分：马兜铃酸 A ～ E、7- 甲氧基 -8- 羟基马兜铃酸、7- 羟基马兜铃酸、7- 甲氧基马兜铃酸、青木香酸 ②生物碱类成分：轮环藤酚碱、木兰花碱 ③挥发油：马兜铃烯、青木香酮、1（10）- 马兜铃烯、9- 马兜铃酮、马兜铃酮等 （2）马兜铃的毒性 马兜铃含马兜铃酸，能引起肾脏损害等不良反应。儿童和老年人慎用，孕妇、婴幼儿以及肾功能不全者禁用。为免引起呕吐，不宜用量过大 马兜铃酸是一种有肾毒性的化学成分。马兜铃醇提物小鼠灌胃的 LD_{50} 为 22.029g/kg。马兜铃水煎剂 30g（生药）/kg 大鼠灌胃可致非少尿性肾脏损伤。马兜铃还有致畸、致突变等毒性	

马兜铃酸

二、鞣质

鞣质又称鞣酸或单宁，是植物界中一类结构比较复杂的多元酚类化合物。

表 3-32 鞣 质

要 点	内 容
鞣质的结构与分类	（1）可水解鞣质 ①没食子酸鞣质，如五倍子鞣质 ②逆没食子酸鞣质，如诃子鞣质 （2）缩合鞣质，如儿茶素、大黄鞣质
理化性质	

	性状	鞣质大多是无定形粉末，分子量在 500～3000 之间，呈米黄色、褐色、棕色等，有吸湿性
	溶解性	鞣质极性较强，能溶于水、乙醇、甲醇、丙酮等亲水性溶剂，也能溶于乙酸乙酯，难溶于三氯甲烷、乙醚等亲脂性溶剂
	还原性	鞣质是多元酚类化合物，容易被氧化，还原性较强，能还原多伦试剂和费林试剂
	与蛋白质作用	鞣质能与蛋白质结合生成不溶于水的复合物沉淀。实验室一般用明胶进行鉴别、提取和除去鞣质
	与三氯化铁作用	鞣质的水溶液能与三氯化铁作用呈蓝黑色或绿黑色，通常用来作为鞣质的鉴别反应。蓝黑墨水的制造就是利用鞣质的这一性质
	与重金属作用	鞣质的水溶液可与乙酸铜、乙酸铅、氯化亚锡等重金属盐产生沉淀。这一性质通常在鞣质的提取分离或除去中药提取液中的鞣质中得到运用
	与生物碱作用	鞣质是多元酚类化合物，有酸性，能与生物碱结合生成难溶于水的沉淀。常将其作为生物碱的沉淀反应试剂
	与铁氰化钾的氨溶液作用	鞣质的水溶液与铁氰化钾氨溶液反应呈深红色，且很快变成棕色

除去鞣质的方法	①冷热处理法　　　　　　②石灰法 ③铅盐法　　　　　　　　④明胶法 ⑤聚酰胺吸附法　　　　　⑥溶剂法
含可水解鞣质的中药	五倍子： ①五倍子中主要鞣质及其化学结构：鞣质是五倍子中的主要有效成分 ②主要鞣质为：1，2，3，4，6- 五 -O- 没食子酰基 -β-D- 葡萄糖，3-O- 二没食子酰基 -1，2，4，6- 四 -O- 没食子酰基 -β-D- 葡萄糖等

三、蛋白质和酶

（一）蛋白质

蛋白质是一种由氨基酸通过肽键聚合而成的高分子化合物，分子量可达数百万甚至上千万。多数可溶于水，形成胶体溶液，加热煮沸则变性凝结而自水中析出，振摇蛋白质水溶液能产生类似肥皂的泡沫；不溶于有机溶剂，因此中药制剂生产中常用水煮醇沉法除去蛋白质。

蛋白质由于存在大量肽键，将其溶于碱性水溶液中，加入少量硫酸铜溶液，即显紫色或深紫红色。这种显色反应称为双缩脲反应，是鉴别蛋白质的常用方法。

天花粉蛋白有引产作用，临床用于中期妊娠是引产，并可用于除去恶性葡萄胎；半夏鲜汁中的半夏蛋白具有抑制早期妊娠作用。

（二）酶

酶是一种活性蛋白，除具有蛋白质的通性外，还具有促进中药化学成分水解的性质，如苷类。黄夹苷（强心灵）的生产工艺流程是利用酶解，使黄夹苷甲和黄夹苷乙分子中的葡萄糖水解掉，所得次生苷的强心作用较原生苷提高 5 倍左右。

（三）含蛋白质类的中药——水蛭

（1）水蛭中的主要化学物质：水蛭素是水蛭的主要有效药用成分。

（2）水蛭的药理作用：水蛭具有抗凝血、抗血栓形成、改善血液流变性、脑保护、抗脑缺血、抗炎、保护肾脏、抗组织纤维化等作用。

四、多　糖

近年来，发现一些中药中的多糖具有较强的生物活性。例如，香菇多糖、灵芝多糖、猪苓多糖等均具有抗肿瘤作用；昆布中的昆布素有治疗动脉粥样硬化作用；黄芪多糖和人参多糖具有免疫调节作用；银耳多糖能有效地保护肝细胞，等等。

五、其他化学成分

表 3-33　其他化学成分

要　点	内　容
麝　香	①麝香的化学成分较为复杂，其中麝香酮为天然麝香的有效成分之一，使麝香具有特有的香气，对冠心病有与硝酸甘油同样的疗效，而且副作用小。《中国药典》以麝香酮为指标成分进行含量测定，要求麝香酮含量不得少于 2.0% ②麝香中还含有降麝香酮，麝香吡啶和羟基麝香吡啶 A、B 等 10 余种雄甾烷衍生物，而且还有多肽、脂肪酸、胆甾醇及其酯和蜡等。麝香的雄性激素样作用与其含有的雄甾烷衍生物有密切关系，质量较好的麝香，雄甾烷类衍生物含量在 0.5% 左右。另外，麝香中的含氮类化合物的生理活性也不容忽视
斑　蝥	①斑蝥素（单萜类）是斑蝥的有效成分，也是毒性成分。《中国药典》规定，斑蝥含斑蝥素不得少于 0.35% ②斑蝥的药理作用：斑蝥中斑蝥素具有抗肿瘤作用，包括抗肺癌作用、抗肝癌作用、抗卵巢癌作用、抗胰腺癌作用、抗宫颈癌作用等

第 四 章

常用中药的鉴别

微信扫扫，本章做题

知识导图

$$常用中药的鉴别\begin{cases}常用植物类中药的鉴别\\常用动物类中药的鉴别\\常用矿物类中药的鉴别\end{cases}$$

第一节 常用植物类中药的鉴别

一、根及根茎类中药

（一）根类中药的性状鉴定

根类中药无节、节间和叶，一般无芽。根的形状，通常为圆柱形、长圆锥形、圆锥形或纺锤形等。双子叶植物的根一般为直根系，主根发达，侧根较细。主根常为圆柱形，如黄芪、甘草、牛膝等，或呈圆锥形，如桔梗、白芷、黄芩等，有的呈纺锤形，如何首乌、地黄等；少数为须根系，多数细长的须根集生于根茎上，如威灵仙、细辛、龙胆等。单子叶植物的根一般为须根系，有的须根先端膨大成纺锤形块根，如百部、麦冬、郁金等。

根的表面常有纵皱纹或横纹，有的可见皮孔；有的根顶端带有茎残基或根茎，根茎俗称"芦头"，上有茎痕，俗称"芦碗"（如人参等）。观察根的横断面或横切面特征，首先应注意区分双子叶植物的根和单子叶植物的根：双子叶植物的根有自中心向外的放射状结构，木部尤为明显；形成层环大多明显，环内的木部较环外的皮部大；中心常无髓；外表常有栓皮。单子叶植物的根横断面自中心向外无放射状结构；内皮层环较明显；中央有髓；外表无木栓层，有的具较薄的栓化组织。

（二）根茎类中药的性状鉴定

根茎类是一类变态茎，为地下茎的总称，包括根状茎、鳞茎、块茎以及球茎等。根茎表面有节和节间，节上常有退化的鳞片状或膜质小叶、叶柄基部残余物或叶痕；有时可见幼芽或芽痕；根茎上面或顶端常残存茎基或茎痕，侧面和下面有细长的不定根或根痕。

药材中以根状茎多见，有长圆柱形或扁圆柱形（玉竹、石菖蒲）、长卵形或纺锤形（莪术、香附）、不规则连珠状或结节状（苍术、射干）、不规则结节状拳形团块或肥厚团块状（川芎、白术）等。鳞茎的地下茎呈扁平皿状，节间极短，称鳞茎盘，上面有肉质肥厚的鳞叶（百合、川贝母等）。块茎常呈类球形或扁球形（半夏、天南星），也有椭圆形或长条形（天麻等）。

观察根茎的横断面，首先应区分双子叶植物根茎和单子叶植物根茎。双子叶植物根茎外表常有木栓层；横切面有放射状结构，木部尤为明显；中央有明显的髓部；形成层环明显。单子叶植物根茎外表无木栓层或仅具较薄的栓化组织；横切面不呈放射状结构，皮层及中柱均有维管束小点散布；无髓部；通常可见内皮层环纹。其次，应注意根茎断面组织中有无分泌组织散布，如伞形科的川芎、羌活等，菊科的白术、苍术等均有油点等。还应注意少数双子叶植物根茎的异常构造，如大黄的"星点"等。

（三）常用根及根茎类中药

表4-1 狗 脊

要 点		内 容
来 源		为蚌壳蕨科植物金毛狗脊的干燥根茎
产 地		主产于福建、四川等省
采收加工		秋、冬二季采挖，除去泥沙，干燥；或去硬根、叶柄及金黄色绒毛，切厚片，干燥，为"生狗脊片"；蒸后晒至六、七成干，切厚片，干燥，为"熟狗脊片"
性状鉴别	药材	（1）狗脊 ①形状：呈不规则的长块状 ②表面：深棕色，残留金黄色绒毛，上面有红棕色的木质叶柄数个，下面残存黑色细根 ③质地：坚硬，不易折断 ④气味：无臭，味淡、微涩 （2）生狗脊片 ①形状：呈不规则长条形或圆形 ②切面：浅棕色，近边缘1～4mm处有1条棕黄色隆起的木质部环纹或条纹，偶有金黄色绒毛残留 ③质地：脆，易折断，有粉性 （3）熟狗脊片： 呈黑棕色，质坚硬，木质部环纹明显； 药材以肥大、质坚实、无空心者为佳
	饮片	烫狗脊：形如狗脊片，表面略鼓起。棕褐色。气微，味淡、微涩 饮片以厚薄均匀、外表无绒毛、质坚实、无空心者为佳

表4-2 绵马贯众

要 点		内 容
来 源		为鳞毛蕨科植物粗茎鳞毛蕨的干燥根茎和叶柄残基
产 地		主产于黑龙江、吉林、辽宁等省
采收加工		秋季采挖，削去叶柄、须根，除去泥沙，晒干
性状鉴别	药材	①形状：呈长倒卵形，略弯曲，上端钝圆或截形，下端较尖 ②表面：黄棕色至黑褐色，密被排列整齐的叶柄残基及鳞片，并有弯曲的须根 ③叶柄残基：呈扁圆形，表面有纵棱线，质硬而脆，断面略平坦，棕色，有黄白色维管束5～13个，环列；外侧常有3条须根

（续表 4-2）

要　点		内　容
性状鉴别	药材	④根茎：质坚硬，断面略平坦，深绿色至棕色，有黄白色维管束 5～13 个，环列，其外散有较多的叶迹维管束 ⑤气味：气特异，味初淡而微涩，后渐苦、辛 以个大、质实、叶柄残基断面棕绿色者为佳，断面变黑者不能药用
	饮片	（1）绵马贯众 ①形状：呈不规则厚片或碎块 ②根茎：外表面黄棕色至黑褐色，多被有叶柄残基，有的可见棕色鳞片 ③切面：淡棕色至红棕色，有黄白色维管束小点，环状排列 ④气味同药材 （2）绵马贯众炭 ①形状：呈不规则厚片或碎片 ②颜色：表面焦黑色，内部焦褐色 ③味：涩

表 4-3　细　辛

要　点		内　容
来　源		为马兜铃科植物北细辛、汉城细辛或华细辛的干燥根和根茎。前两种习称"辽细辛"
产　地		北细辛和汉城细辛主产于吉林、辽宁、黑龙江等省；华细辛主产于陕西、四川、湖北、江西、安徽等省。以"辽细辛"为道地药材
采收加工		夏季果熟期或初秋采挖，除净地上部分和泥沙，阴干
性状鉴别	药材	（1）北细辛 ①形状：常卷曲成团 ②根茎：横生呈不规则圆柱形，具短分枝，表面灰棕色，粗糙，有环形节，分枝顶端有碗状茎痕 ③根：细长，密生于节上；表面灰黄色，平滑或具纵皱纹；有须根；质脆，易折断，断面平坦，黄白色或白色 ④气味：辛香，味辛辣、麻舌 （2）华细辛：气味较弱，以根灰黄、干燥、味辛辣而麻舌者为佳
	饮片	①形状：呈不规则的段 ②根茎：外表皮灰棕色，有时可见环形的节 ③根：细，外表面灰黄色，平滑或具纵皱纹，可见须根及须根痕 ④切面：黄白色或白色 ⑤质地：脆 ⑥气味：气辛香，味辛辣、麻舌

表 4-4　大　黄

要　点	内　容
来　源	为蓼科植物掌叶大黄、唐古特大黄或药用大黄的干燥根及根茎

第四章

（续表4-4）

要　点	内　容
产　地	掌叶大黄主产于甘肃、青海、西藏、四川等省。药用大黄主产于四川、贵州、云南、湖北、陕西等省
采收加工	秋末茎叶枯萎或次春植株发芽前采挖，除去泥土及细根，刮去外皮（忌用铁器），加工成圆柱形、卵圆形，或切成瓣、段、块、片，绳穿成串干燥或直接干燥

要　点		内　容
性状鉴别	药材	①形状：呈类圆柱形、圆锥形、卵圆形或不规则块片状，除尽外皮者表面黄棕色至红棕色，有的可见到类白色网状纹理及"星点"（异型维管束）散在，残留的外皮棕褐色 ②质地：坚实，有的中心稍松软 ③断面：淡红棕色或黄棕色，显颗粒性 ④根茎髓部：宽广，有"星点"环列或散在 ⑤根木部：发达，具放射状纹理，形成层环明显，无"星点" ⑥气味：气清香，味苦而微涩，嚼之粘牙，有沙粒感 ⑦以个大、身干、质坚实、气清香、味苦而微涩者为佳
	饮片	（1）大黄 ①形状：呈类圆形或不规则形厚片或块，大小不等 ②外表皮：黄棕色或棕褐色，有纵皱纹及疙瘩状隆起 ③切面：黄棕色至淡红棕色，较平坦，根茎有明显散在或排列成环的星点，有空隙 （2）酒大黄：形如大黄片，表皮深棕黄色，有的可见焦斑。微有酒香气 （3）熟大黄：呈不规则块片，表面黑色。断面中间隐约可见放射状纹理，质坚硬，气微香 （4）大黄炭：表面焦黑色，内部深棕色或焦褐色。具焦香气
显微鉴别		大黄、酒大黄、熟大黄、大黄炭粉末： ①草酸钙簇晶大而多 ②大黄粉末微量升华，可见菱状针晶或羽状针晶

表4-5　虎　杖

要　点	内　容
来　源	为蓼科植物虎杖的干燥根茎及根
产　地	主产于江苏、浙江、安徽、广东、广西、四川等地
采收加工	春、秋二季采挖，除去须根，洗净，趁鲜切短段或厚片，晒干
性状鉴别 ——药材	①形状：多为不规则厚片或圆柱形短段 ②外皮：棕褐色，有纵皱纹及须根痕 ③切面：皮部较薄，木部宽广，射线呈放射状，皮部与木部较易分离 ④根茎：髓中有隔或呈空洞状 ⑤质地：坚硬 ⑥气味：气微，味微苦、涩

表4-6　何首乌

要点		内容
来源		为蓼科植物何首乌的干燥块根
产地		主产于河南、湖北、广西、广东、贵州、四川、江苏等地
采收加工		秋、冬二季叶枯萎时采挖，削去两端，洗净，个大的切块，干燥
性状鉴别	药材	①形状：呈团块状或不规则纺锤形 ②表面：红棕色或红褐色，皱缩不平，有浅沟，有横长皮孔样突起及细根痕 ③质地：体重，质坚实，不易折断 ④切断面：浅黄棕色或浅红棕色，显粉性，皮部有4～11个类圆形异型维管束环列，形成云锦状花纹，中央木部较大，有的呈木心 ⑤气味：气微，味微苦而甘涩 以个大、身干、表面红褐色、断面显云锦状花纹，质坚粉性足者为佳
	饮片	（1）何首乌：为不规则厚片或块。余同药材 （2）制何首乌 ①形状：为不规则皱缩的块片，厚约1cm ②表面：黑褐色或棕褐色，凹凸不平 ③质地：坚硬 ④断面：角质样，棕褐色或黑色 ⑤味道：气微，味微甘而苦涩

表4-7　牛膝

要点		内容
来源		为苋科植物牛膝的干燥根
产地		主要栽培于河南省武陟、沁阳等地，为"四大怀药"之一
采收加工		冬季茎叶枯萎时采挖，除去须根及泥沙，捆成小把，晒至干皱后，将顶端切齐晒干
性状鉴别	药材	①形状：呈细长圆柱形，挺直或稍弯曲 ②表面：灰黄色或淡棕色，有微扭曲的细纵皱纹、排列稀疏的侧根痕和横长皮孔样突起 ③质地：硬脆，易折断，受潮后变软 ④断面：平坦，淡棕色，略呈角质样而油润，中心维管束木质部较大，黄白色，其外周散有多数黄白色点状维管束，习称"筋脉点" ⑤气味：气微，味微甜而稍苦涩 以根粗长、肉肥、皮细、黄白色者为佳
	饮片	（1）牛膝 ①形状：呈圆柱形的段 ②外表皮：灰黄色或淡棕色，有微细的纵皱纹及横长皮孔 ③质地：硬脆，易折断，受潮易变软 ④切面：平坦，淡棕色或棕色，略呈角质样而油润，中心维管束木质部较大，黄白色，其外围散有多数黄白色点状维管束，习称"筋脉点"，断续排列成2～4轮

（续表4-7）

要　点		内　容
性状鉴别	饮片	⑤气味：气微，味微甜而稍苦涩 （2）酒牛膝形如牛膝段。表面颜色略深，偶有焦斑。微有酒香气

表4-8　川牛膝

要　点		内　容
来　源		为苋科植物川牛膝的干燥根
产　地		主产于四川，以四川天全县、宝兴县所产质量最佳
采收加工		秋、冬二季采挖，除去芦头、须根及泥沙，烘或晒至半干，堆放回润，再烘干或晒干
性状鉴别	药材	①形状：呈近圆柱形，微扭曲，向下略细或有少数分枝 ②表面：黄棕色或灰褐色，具纵皱纹、支根痕和多数横长的皮孔样突起 ③质地：韧，不易折断 ④断面：浅黄色或棕黄色，维管束点状，排列成数轮同心环 ⑤气味：气微，味甜
	饮片	（1）川牛膝 ①形状：呈圆形或椭圆形薄片 ②外表皮：黄棕色或灰褐色 ③切面：淡黄色至棕黄色，可见多数黄色点状维管束排成数轮同心环 ④气味：气微，味甜 （2）酒川牛膝 ①形状：形如川牛膝饮片 ②表面：棕黑色 ③气味：微有酒香气，味甜

表4-9　商　陆

要　点		内　容
来　源		为商陆科植物商陆或垂序商陆的干燥根
产　地		主产于湖南、湖北、安徽、陕西等地
采收加工		秋季至次春采挖，除去须根及泥沙，切成块或片，晒干或阴干
性状鉴别	药材	①形状：为纵切或横切的不规则块片，厚薄不等 ②外皮：灰黄色或灰棕色 ③横切片：弯曲不平，边缘皱缩，切面浅黄棕色或黄白色，异型维管束隆起，木部隆起，形成数个突起的同心性环轮，俗称"罗盘纹" ④纵切片：弯曲或卷曲，异型维管束木部呈平行条状突起 ⑤质地：硬 ⑥气味：气微，味稍甜，久嚼麻舌
	饮片	①生商陆：为厚片或块，余同药材 ②醋商陆：形如商陆片（块）。表面黄棕色，微有醋香气，味稍甜，久嚼麻舌

表 4-10　银柴胡

要　点		内　容
来　源		为石竹科植物银柴胡的干燥根
产　地		主产于宁夏、陕西、甘肃及内蒙古等地
采收加工		春、夏间植株萌发或秋后茎叶枯萎时采挖；栽培品于种植后第三年9月中旬或第四年4月中旬采挖，除去残茎、须根及泥沙，晒干
性状鉴别	药材	①形状：呈类圆柱形，偶有分枝 ②表面：浅棕黄色至浅棕色，有扭曲的纵皱纹及支根痕，多具盘状凹陷或孔穴状，习称"砂眼"，从砂眼处折断可见棕色裂隙中有细砂散出 ③根：头部略膨大，有密集的芽苞、茎或根茎的残基，呈疣状突起，习称之为"珍珠盘" ④质地：硬而脆，易折断 ⑤断面：不平坦，较疏松，有裂隙，皮部甚薄，木部有白、黄色相间的放射状纹理 ⑥气味：气微，味甘 以根长均匀，外皮淡棕黄色，断面黄白色、质较疏松者为佳
	饮片	呈不规则圆形厚片，余同药材

表 4-11　太子参

要　点	内　容
来　源	为石竹科植物孩儿参的干燥块根
产　地	主产于江苏、山东、安徽、贵州等地
采收加工	夏季茎叶大部分枯萎时采挖，洗净，除去须根，置沸水中略烫后晒干或直接干燥
性状鉴别——药材	①形状：呈细长纺锤形或细长条形，稍弯曲 ②表面：灰黄色至黄棕色，较光滑，微有纵皱纹，凹陷处有须根痕。顶端有茎痕 ③质地：硬而脆 ④断面：较平坦，周边淡黄棕色，中心淡黄白色，角质样 ⑤气味：气微，味微甘

表 4-12　威灵仙

要　点		内　容
来　源		为毛茛科植物威灵仙、棉团铁线莲或东北铁线莲的干燥根和根茎
产　地		威灵仙主产于江苏、浙江、江西、湖南等地
采收加工		秋季采挖，除去泥沙，晒干
性状鉴别	药材	①根茎：呈柱状；表面淡棕黄色；顶端残留茎基；质较坚韧，断面纤维性；下侧着生多数细根

（续表4-12）

要　点		内　容
性状鉴别	药材	②根：呈细长圆柱形，稍弯曲，表面黑褐色，有细皱纹，有的皮部脱落，露出黄白色木部；质硬脆，易折断，断面皮部较广，木部淡黄色，略呈方形，皮部与木部常有裂隙 ③气味：气微，味淡 以根长、皮黑肉白、质坚实、无地上残基者为佳
	饮片	①形状：呈不规则的段 ②表面：黑褐色、棕褐色或棕黑色，有细纵纹，有的皮部脱落，露出黄白色木部 ③切面：皮部较广，木部淡黄色，略呈方形或近圆形，皮部与木部间常有裂隙

表4-13　川　乌

要　点		内　容
来　源		为毛茛科植物乌头的干燥母根
产　地		主产于四川省江油、平武、青川、安县、布拖等地
采收加工		6月下旬至8月上旬采挖，除去子根、须根及泥沙，晒干
性状鉴别	药材	①形状：呈不规则圆锥形，稍弯曲，顶端常有残茎，中部多向一侧膨大 ②表面：棕褐色或灰棕色，皱缩，有小瘤状侧根及子根脱离后的痕迹 ③质地：坚实 ④断面：类白色或浅灰黄色，形成层环纹呈多角形 ⑤气味：气微，味辛辣、麻舌 以饱满、质坚实、断面色白、有粉性者为佳
	饮片	制川乌： ①形状：为不规则圆形或长三角形的片 ②表面：黑褐色或黄褐色，有灰棕色形成层环纹 ③质地：质脆，体轻 ④断面：有光泽 ⑤气味：气微，微有麻舌感

表4-14　草　乌

要　点		内　容
来　源		为毛茛科植物北乌头的干燥块根
产　地		主产于东北、华北各省
采收加工		秋季茎叶枯萎时采挖，除去须根及泥沙，干燥
性状鉴别	药材	①形状：呈不规则长圆锥形，略弯曲，形如乌鸦头，顶端常有残茎和少数不定根残基，有的顶端一侧有一枯萎的芽，一侧有一圆形或扁圆形不定根残基（习称"钉角"） ②表面：灰褐色或黑棕褐色，皱缩，有纵皱纹、点状须根痕和数个瘤状侧根

要　点		内　容
性状鉴别	药材	③质地：硬 ④断面：灰白色或暗灰色，有裂隙，形成层环纹多角形或类圆形，髓部较大或中空 ⑤气味：气微，味辛辣、麻舌 以个大、质坚实、断面色白、有粉性、残茎及须根少者为佳
	饮片	制草乌： ①形状：为近三角形或不规则圆形的片 ②表面：黑褐色，有灰白色多角形形成层环及点状维管束，并有空隙，周边皱缩或弯曲 ③质地：脆 ④气味：气微，味微辛辣，稍有麻舌感

表4-15　附　子

要　点		内　容
来　源		为毛茛科植物乌头的子根的加工品
产　地		主产于四川的江油、平武、绵阳等地以及陕西省
采收加工		6月下旬至8月上旬采挖，除去母根、须根及泥沙，习称"泥附子" ①盐附子：选择个大、均匀的泥附子，洗净，浸入食用胆巴的水溶液中过夜，再加食盐，继续浸泡，每日取出晒晾，并逐渐延长晒晾时间，直至附子表面出现大量结晶盐粒（盐霜）、体质变硬为止 ②黑顺片：取泥附子，按大小分别洗净，浸入食用胆巴的水溶液中数日，连同浸液煮至透心，捞出，水漂，纵切成厚约0.5cm的片，再用水浸漂，用调色液使附片染成浓茶色，取出，蒸至出现油面、光泽后，烘至半干，再晒干或继续烘干 ③白附片：选择大小均匀的泥附子，洗净，浸入食用胆巴的水溶液中数日，连同浸液煮至透心，捞出，剥去外皮，纵切成0.3cm的片，用水浸漂，取出，蒸透，晒干
性状鉴别	药材	（1）盐附子 ①形状：呈圆锥形 ②表面：灰黑色，被盐霜。顶端有凹陷的芽痕，周围有瘤状突起的支根或支根痕 ③横切面：灰褐色，可见充满盐霜的小空隙及多角形形成层环纹，环纹内侧导管束小点排列不整齐 ④气味：气微，味咸而麻，刺舌 以个大、坚实、灰黑色、表面起盐霜者为佳 （2）黑顺片 ①形状：为纵切片，上宽下窄 ②外观：外皮黑褐色，切面暗黄色，油润具光泽，半透明状，并有纵向导管束 ③质地：硬而脆，断面角质样 ④气味：气微，味淡 以片大、厚薄均匀、表面油润光泽者为佳 （3）白附片：无外皮，黄白色，半透明；以片大、色白、半透明者为佳

（续表 4-15）

要　点		内　容
性状鉴别	饮片	（1）附片（黑顺片、白附片）：同药材，直接入药 （2）淡附片 ①形状：呈纵切片，上宽下窄 ②切面：切面与外皮均褐色，半透明，有纵向导管束 ③质地和断面：硬，断面角质样 ④气味：气微，味淡，口尝无麻舌感 （3）炮附片：表面鼓起，黄棕色。质松脆。气微，味淡

表 4-16　白　芍

要　点		内　容
来　源		为毛茛科植物芍药的干燥根
产　地		主产于浙江、安徽、四川、贵州、山东等省，均系栽培
采收加工		夏、秋二季采挖，洗净，除去头尾及细根，置沸水中煮后除去外皮或去皮后再煮，晒干
性状鉴别	药材	①形状：呈圆柱形，平直或稍弯曲，两端平截 ②表面：类白色或淡红棕色，光洁或有纵皱纹及细根痕，偶有残存的棕褐色外皮 ③质地：坚实，不易折断 ④断面：较平坦，类白色或略带棕红色，形成层环明显，射线放射状 ⑤气味：气微，味微苦、酸 以根粗、坚实、无白心或裂隙者为佳
	饮片	（1）白芍 ①形状：多呈类圆形的薄片 ②表面：淡棕红色或类白色。切面类白色或微带棕红色，形成层环明显，可见稍隆起的筋脉纹呈放射状排列 ③气味：气微，味微苦、酸 （2）炒白芍：形如白芍片。表面微黄色或淡棕黄色，有的偶见焦斑。气微香 （3）酒白芍：形如白芍片。表面微黄色或淡棕黄色，有的可见焦斑。微有酒香气
显微鉴别		白芍、炒白芍、酒白芍粉末： ①糊化淀粉粒团块甚多 ②草酸钙簇晶存在于薄壁细胞中，常排列成行或一个细胞中含数个簇晶 ③纤维长梭形，壁厚，微木化，具大的圆形纹孔

表 4-17　赤　芍

要　点	内　容
来　源	为毛茛科植物芍药及川赤芍的干燥根

（续表4-17）

要　点		内　容
产　地		芍药主产于内蒙古和东北等地；川赤芍主产于四川、甘肃、陕西等省。多系野生
采收加工		春、秋二季采挖，除去根茎、须根及泥土，晒干
性状鉴别	药材	①形状：呈圆柱形，稍弯曲 ②表面：棕褐色，粗糙，有纵沟及皱纹，并有须根痕及横长的皮孔样突起，有的外皮易脱落 ③质地：硬而脆，易折断 ④断面：粉白色或粉红色，皮部窄，木部放射状纹理明显，有的有裂隙。 ⑤气味：气微香，味微苦、酸涩 以根粗壮、断面粉白色、粉性大者为佳
	饮片	为类圆形切片。其余同药材

表4-18　黄　连

要　点		内　容
来　源		为毛茛科植物黄连、三角叶黄连或云连的干燥根茎。以上三种分别习称"味连""雅连""云连"
产　地		味连主产于重庆石柱县，四川洪雅、峨眉等地
采收加工		秋季采挖，除去须根及泥沙，干燥，撞去残留须根
性状鉴别	药材	（1）味连 ①形状：多分枝，常弯曲，集聚成簇，形如鸡爪 ②表面：灰黄色或黄褐色，粗糙，有不规则结节状隆起、须根及须根残基，有的节间表面平滑如茎秆，习称"过桥"。上部多残留褐色鳞叶，顶端常留有残余的茎或叶柄 ③质地：硬 ④断面：不整齐，皮部橙红色或暗棕色，木部鲜黄色或橙黄色，呈放射状排列，髓部有的中空 ⑤气味：气微，味极苦 （2）雅连：多为单枝，略呈圆柱形，微弯曲，"过桥"较长。顶端有少许残茎 （3）云连：弯曲呈钩状，多为单枝，较细小 均以粗壮、坚实、断面皮部橙红色、木部鲜黄色或橙黄色者为佳
	饮片	（1）黄连片：呈不规则的薄片，外表皮灰黄色或黄褐色，粗糙，有细小的须根。切面或碎断面：鲜黄色或红黄色，具放射状纹理。气微，味极苦 （2）酒黄连：形如黄连片，色泽加深。略有酒香气 （3）姜黄连：形如黄连片，表面棕黄色。有姜的辛辣味 （4）萸黄连：形如黄连片，表面棕黄色。有吴茱萸的辛辣香气
	显微鉴别	黄连、黄连片、酒黄连、姜黄连粉末： ①中柱鞘纤维束鲜黄色，纤维壁稍厚，纺锤形或梭形，纹孔明显 ②石细胞类方形、类圆形、类长方形或近多角形，黄色，壁厚，壁孔明显 ③鳞叶表皮细胞绿黄色或黄棕色，细胞长方形或长多角形，壁微波状弯曲或作连珠状增厚

表 4-19 升 麻

要 点		内 容
来 源		为毛茛科植物大三叶升麻、兴安升麻或升麻的干燥根茎
产 地		主产于黑龙江、吉林、辽宁，河北、山西、陕西等省亦产
采收加工		秋季采挖，除去泥沙，晒至须根干时，燎去或除去须根，晒干
性状鉴别	药材	①形状：为不规则的长形块状，多分枝，呈结节状 ②表面：黑褐色或棕褐色，粗糙不平，有坚硬的细须根残留，上面有数个圆形空洞的茎基痕，洞内壁显网状沟纹；下面凹凸不平，具须根痕 ③质地：坚硬，不易折断，体轻 ④断面：不平坦，有裂隙，纤维性，黄绿色或淡黄白色 ⑤气味：气微，味微苦而涩 以个大、质坚、表面黑褐色为佳
	饮片	①形状：不规则厚片 ②表面：黑褐色或棕褐色，粗糙不平，有的可见须根痕或坚硬的细须根残留 ③切面：黄绿色或淡黄白色，具有网状或放射状纹理，纤维性 ④质地气味同药材

表 4-20 防 己

要 点		内 容
来 源		为防己科植物粉防己的干燥根
产 地		主产于浙江、安徽、湖北、湖南、江西等地
采收加工		秋季采挖，洗净，除去粗皮，晒至半干，切段，个大者再纵切，干燥
性状鉴别	药材	①形状：不规则圆柱形、半圆柱形或块状，多弯曲 ②表面：淡灰黄色，在弯曲处常有深陷横沟而成结节状的瘤块样 ③质地：坚实，体重 ④断面：平坦，灰白色，富粉性，有排列较稀疏的放射状纹理 ⑤气味：气微，味苦 以质坚实、粉性足、去净外皮者为佳
	饮片	①形状：呈类圆形或半圆形的厚片 ②外表：皮淡灰黄色 ③切面：灰白色，粉性，有稀疏的放射状纹理 ④气味：气微、味苦

表 4-21 北豆根

要 点	内 容
来 源	为防己科植物蝙蝠葛的干燥根茎
产 地	主产于东北及河北、山东、山西等地

（续表4-21）

要　点		内　容
采收加工		春、秋二季采挖，除去须根和泥沙，干燥
性状鉴别	药材	①形状：细长圆柱形，弯曲，有分枝 ②表面：黄棕色至暗棕色，多有弯曲的细根，并可见突起的根痕和纵皱纹，外皮易剥落 ③质地：韧，不易折断 ④断面：不整齐，纤维细，木部淡黄色，呈放射状排列，中心有髓 ⑤气味：气微，味苦
	饮片	为不规则的圆形厚片。表面淡黄色至棕褐色，木部淡黄色，呈放射状排列，纤维性，中心有髓，白色。气微，味苦

表4-22　延胡索（元胡）

要　点		内　容
来　源		为罂粟科植物延胡索的干燥块茎
产　地		主产于浙江东阳、磐安，湖北、湖南、江苏等地亦产，多为栽培
采收加工		夏初茎叶枯萎时采挖，除去须根，洗净，置沸水中煮至恰无白心时，取出晒干
性状鉴别	药材	①形状：呈不规则扁球形 ②表面：黄色或黄褐色，有不规则网状皱纹，顶端有略凹陷的茎痕，底部常有疙瘩状突起 ③质地：硬而脆 ④断面：黄色，角质样，有蜡样光泽 ⑤气味：气微，味苦 以个大、饱满、质坚实、断面色黄者为佳
	饮片	（1）延胡索 ①形状：呈不规则的圆形厚片 ②外表：皮黄色或黄褐色，有不规则细皱纹 ③切面：黄色，角质样，具蜡样光泽 ④气味：气微，味苦 （2）醋延胡索：形如延胡索或片，表面和切面黄褐色，质较硬。微具醋香气

表4-23　板蓝根

要　点		内　容
来　源		为十字花科植物菘蓝的干燥根
产　地		主产于河北、江苏、河南、安徽
采收加工		秋季采挖，除去泥沙，晒干
性状鉴别	药材	①形状：呈圆柱形，稍扭曲

（续表4-23）

要 点		内 容
性状鉴别	药材	②表面：淡灰黄色或淡棕黄色，有纵皱纹、横长皮孔样突起及支根痕。根头略膨大，可见暗绿色或暗棕色轮状排列的叶柄残基和密集的疣状突起 ③质地：略软，体实 ④断面：皮部黄白色，木部黄色 ⑤气味：气微，味微甜后苦涩 以条大、粗大、体实者为佳
	饮片	①形状：呈圆形厚片 ②外表：皮淡灰黄色至淡棕黄色，有纵皱纹 ③切面：皮部黄白色，木部黄色 ④气味：气微，味微甜后苦涩

表 4-24 南板蓝根

要 点		内 容
来 源		为爵床科植物马蓝的干燥根茎及根
产 地		主产于西南、华南地区
采收加工		夏、秋两季采挖，除去地上茎，洗净，晒干
性状鉴别	药材	①形状：根茎呈类圆形，多弯曲，有分支 ②表面：灰棕色，具细纵纹，节膨大，节上长有细根或茎残基；外皮易剥落，呈蓝灰色 ③质地：硬而脆，易折断 ④断面：不平坦，皮部蓝灰色，木部灰蓝色至淡黄褐色，中央有髓 ⑤根：粗细不一，弯曲有分枝，细根细长而柔韧 ⑥气味：气微，味淡
	饮片	①形状：呈类圆形厚片 ②外表皮：灰棕色或暗棕色 ③切面：灰蓝色至淡黄褐色，中央有类白色或灰蓝色海绵状的髓 ④气味：气微，味淡

表 4-25 地 榆

要 点		内 容
来 源		为蔷薇科植物地榆或长叶地榆的干燥根。后者习称"绵地榆"
产 地		地榆主产于东北及内蒙古、山西、陕西等地；长叶地榆主产于安徽、浙江、江苏、江西等地
采收加工		春季将发芽时或秋季植株枯萎后采挖，除去须根，洗净，干燥；或趁鲜切片，干燥
性状鉴别	药材	（1）地榆 ①形状：呈不规则纺锤形或圆柱形，稍弯曲 ②表面：灰褐色至暗棕色，具纵皱纹，粗糙

（续表 4-25）

要　点	内　容
性状鉴别	**药材** ③质地：硬 ④折断面：较平坦，略显粉质，皮部淡黄色，木部粉红色或淡黄色，有放射状纹理 ⑤气味：气微，味微苦而涩 （2）绵地榆 ①形状：根呈长圆柱形，稍弯曲，着生于短粗的根茎上 ②表面：红棕色或棕紫色，有细纵纹 ③质地：坚韧，不易折断 ④断面：黄棕色或红棕色，皮部有多数黄白色或黄棕色绵状纤维，木部淡黄色，放射状纹理不明显 ⑤气味：气微，味微苦涩 以条粗、质坚、断面粉色者为佳
	饮片 地榆 ①形状：呈不规则的类圆形片或斜切片 ②外表皮：灰褐色至深褐色 ③切面：较平坦，粉红色、淡黄色或黄棕色，木部略显呈放射状排列；或皮部有多数黄棕色绵状纤维 ④气味：气微，味微苦涩

表 4-26　苦　参

要　点	内　容
来　源	为豆科植物苦参的干燥根
产　地	主产于山西、河南、河北等省
采收加工	春、秋二季采挖，除去根头及小支根，洗净，干燥，或趁鲜切片，干燥
性状鉴别	**药材** ①形状：呈长圆柱形，下部常有分枝 ②表面：灰棕色或棕黄色，具纵皱纹及横长皮孔样突起，外皮薄，多破裂反卷，易剥落，剥落处显黄色，光滑 ③质地：硬，不易折断，断面纤维性 ④切面：黄白色，具放射状纹理及裂隙，有的具异型维管束呈同心性环列或不规则散在 ⑤气味：气微，味极苦 以条匀、断面色黄白、无须根、味苦者为佳
	饮片 ①形状：呈类圆形或不规则的厚片 ②外表皮：灰棕色或棕黄色，有时可见横长皮孔样突起，外皮薄，常破裂反卷或脱落，脱落处显黄色或棕黄色，光滑 ③切面：黄白色，纤维性，具放射状纹理及裂隙，有的可见同心环纹 ④气味：气微，味极苦· ⑤饮片加氢氧化钠试液数滴，栓皮部即呈橙红色渐变为血红色，久置不消失

表 4-27　山豆根

要　点		内　容
来　源		为豆科植物越南槐的干燥根及根茎
产　地		主产于广西、广东，习称"广豆根"
采收加工		秋季采挖，除去杂质，洗净，干燥
性状鉴别	药材	①根茎：呈不规则的结节状，顶端常残存茎基，其下着生根数条 ②根：呈长圆柱形，常有分枝，长短不等 ③表面：棕色至棕褐色，有不规则的纵皱纹及横长皮孔样突起 ④质地：坚硬，难折断 ⑤断面：皮部浅棕色，木部淡黄色 ⑥气味：有豆腥气，味极苦
	饮片	①形状：呈不规则的类圆形或斜切厚片 ②外表皮：灰棕色至棕褐色 ③切面：皮部浅棕色，木部淡黄色 ④气味：有豆腥气，味极苦

表 4-28　葛　根

要　点		内　容
来　源		为豆科植物野葛的干燥根。习称"野葛"
产　地		主产于湖南、河南、广东、浙江
采收加工		秋、冬二季采挖，趁鲜切成厚片或小块；干燥
性状鉴别	药材	①形状：呈纵切的长方形厚片或小方块 ②外皮：淡棕色至棕色，有纵皱纹，粗糙 ③切面：黄白色至淡黄棕色，有的纹理不明显 ④质地：韧，纤维性强 ⑤气味：气微，味微甜 以块大、质坚实、色白、粉性足、纤维少者为佳
	饮片	呈不规则的厚片、粗丝或方块。切面浅黄棕色至棕黄色。质韧，纤维性强。气微，味微甜

表 4-29　粉　葛

要　点		内　容
来　源		为豆科植物甘葛藤的干燥根
产　地		主产于广东、广西等地
采收加工		秋、冬二季采挖，除去外皮，稍干，截段或再纵切两半或斜切成厚片，干燥
性状鉴别	药材	①形状：呈圆柱形、类纺锤形或半圆柱形 ②表面：黄白色或淡棕色，未去外皮的呈灰棕色 ③质地：体重质硬，富粉性

第四章

（续表 4-29）

要　点		内　容
性状鉴别	药材	④切面：横切面可见有纤维形成的浅棕色同心性环纹，纵切面可见由纤维形成的数条纵纹 ⑤气味：气微，味微甜
	饮片	①形状：呈不规则的厚片或立方块状 ②外表面：黄白色或淡棕色 ③切面：黄白色，横切面有时可见由纤维形成的浅棕色同心性环纹，纵切面可见由纤维形成的数条纵纹 ④质地气味同药材

表 4-30　甘　草

要　点		内　容
来　源		为豆科植物甘草、胀果甘草或光果甘草的干燥根及根茎
产　地		甘草主产于内蒙古、甘肃、新疆等地。胀果甘草主产于新疆、甘肃、内蒙古等地。光果甘草主产于新疆
采收加工		春、秋两季采挖，以春季产者为佳。切去茎基、幼芽、支根及须根，再切成长段后晒干
性状鉴别	药材	甘草： ①形状：根呈圆柱形 ②表面：外皮松紧不一，红棕色、暗棕色或灰褐色，有显著的纵皱纹、沟纹、皮孔及稀疏的细根痕 ③质地：质坚实而重 ④断面：略显纤维性，黄白色，有粉性，形成层环明显，射线放射状，有的有裂隙，显"菊花心" ⑤根茎：呈圆柱形，表面有芽痕，横切面中央有髓 ⑥气味：气微，味甜而特殊 以外皮细紧、色红棕、质坚实、断面黄白色、粉性足、味甜者为佳
	饮片	（1）甘草片 ①形状：为类圆形或椭圆形厚片 ②外表面：红棕色或灰棕色，具纵皱纹 ③切面：略显纤维性，黄白色至黄色，形成层环明显，射线放射状，有裂隙，显"菊花心" ④质地：坚实，具粉性 ⑤气味：气微，味甜而特殊 （2）炙甘草 ①形状：为类圆形或椭圆形厚片 ②外表面：红棕色或灰棕色，微有光泽 ③切面：黄色至深黄色，形成层环明显，射线放射状。略有黏性 ④气味：具焦香气，味甜

第四章

（续表 4-30）

要　点	内　容
显微鉴定	甘草、甘草片、炙甘草粉末： ①纤维成束，壁厚，微木化，周围薄壁细胞含草酸钙方晶，形成晶纤维 ②草酸钙方晶多见 ③木栓细胞红棕色，多角形，微木化 ④具缘纹孔导管较大

表 4-31　黄　芪

要　点		内　容
来　源		为豆科植物蒙古黄芪或膜荚黄芪的干燥根
产　地		蒙古黄芪产于山西、内蒙古等省区
采收加工		春、秋二季采挖，除去须根和根头，晒干
性状鉴别	药材	①形状：呈圆柱形，有的有分枝，上端较粗 ②表面：淡棕黄色或淡棕褐色，有不整齐的纵皱纹或纵沟 ③质地：硬而韧，不易折断 ④断面：纤维性强，并显粉性，皮部黄白色，木部淡黄色具有放射状纹理及裂隙。老根中心偶呈枯朽状，黑褐色或呈空洞 ⑤气味：气微，味微甜。嚼之微有豆腥味 以条粗长、断面色黄白、有粉色者为佳
	饮片	（1）黄芪片 ①形状：为类圆形或椭圆形的厚片 ②外表：皮黄白色至淡棕褐色，可见纵皱纹或纵沟 ③切面：皮部黄白色，木部淡黄色，有放射状纹理及裂隙，显"菊花心"。有的中心偶有枯朽状，黑褐色或呈空洞 ④气味：气微，味微甜，嚼之微有豆腥味 （2）炙黄芪 ①外表皮：淡棕黄或淡棕褐色，略有光泽 ②切面：皮部浅黄白色，木质部淡黄色 ③气味：具蜜香气，味甜，略带黏性。余同黄芪片
显微鉴定		黄芪、黄芪片、炙黄芪粉末： ①纤维成束或散离，壁厚，表面有纵裂纹，初生壁常与次生壁分离，两端断裂呈帚状或较平截 ②具缘纹孔导管无色或橙黄色，具缘纹孔排列紧密 ③木栓细胞表面观为类多角形或类方形，垂周壁薄，有的呈细波状弯曲

表 4-32　远　志

要　点	内　容
来　源	为远志科植物远志或卵叶远志的干燥根
产　地	主产于山西、陕西、吉林、河南等地

（续表4-32）

要　点		内　容
采收加工		春、秋二季采挖，除去须根和泥沙，晒至皮部稍皱，用手揉搓抽去木心，晒干称"远志筒"，如不能抽去木心，可将皮部割开，去掉木心称"远志肉"
性状鉴别	药材	①形状：呈圆柱形，略弯曲 ②表面：灰黄色至灰棕色，有较密并深陷的横皱纹、纵皱纹及裂纹，老根的横皱纹更密更深陷，略呈结节状 ③质地：硬而脆，易折断 ④断面：皮部棕黄色，抽去木心者中空，未去净者木部黄白色，皮部易与木部剥离 ⑤气味：气微，味苦、微辛，嚼之有刺喉感
	饮片	（1）远志 ①形状：呈圆柱形的段 ②外表皮：灰黄色至灰棕色，有横皱纹 ③切面：棕黄色 ④气味：气微，味苦、微辛，嚼之有刺喉感 （2）制远志 ①形状：形如远志段 ②表面：黄棕色 ③味：微甜

表4-33　人　参

要　点		内　容
来　源		①为五加科植物人参的干燥根和根茎 ②栽培者为"园参" ③播种在山林野生状态下自然生长的称"林下山参"，习称"籽海"
产　地		主产于吉林、辽宁、黑龙江等省
采收加工		多于秋季采挖，洗净 ①园参除去支根，晒干或烘干，称"生晒参" ②不除去支根晒干或烘干，则称"全须生晒参" ③林下参多加工成全须生晒参 近来研究用真空冷冻干燥法加工人参，可防止有效成分总皂苷的损失，提高产品质量，其产品称"冻干参"或"活性参"
性状鉴别	药材	①形状：主根呈纺锤形或圆柱形 ②表面：灰黄色，上部或全体有疏浅断续的粗横纹及明显纵皱纹，须根上常有不明显的细小疣状突起。根茎（芦头）多拘挛而弯曲，具不定根（艼）和稀疏的凹窝状茎痕（芦碗） ③质地：较硬 ④断面：淡黄白色，显粉性，形成层环纹棕黄色，皮部有黄棕色的点状树脂道及放射状裂隙 ⑤气味：香气特异，味微苦、甘 以条粗、质硬、完整者为佳

（续表4-33）

要　点		内　容
性状鉴别	饮片	①形状：呈圆形或类圆形薄片 ②外表：皮灰黄色 ③切面：淡黄白色或类白色，显粉性，形成层环纹棕黄色，皮部有黄棕色点状树脂道及放射状裂隙 ④质地：体轻，质脆 ⑤气味：香气特异，味微苦、甘
显微鉴别		人参、人参片粉末： ①树脂道碎片易见，含黄色块状分泌物 ②草酸钙簇晶棱角锐尖 ③木栓细胞表面观为类方形或多角形，壁细波状弯曲

表4-34　红　参

要　点		内　容
来　源		为五加科植物人参的栽培品经蒸制后的干燥根和根茎
采收加工		秋季采挖，洗净，蒸制后，干燥
性状鉴别	药材	①形状：主根呈纺锤形、圆柱形或扁方柱形 ②表面：半透明，红棕色，偶有不透明的暗黄褐色斑块，具有纵沟、皱纹及细根痕；上部有时具断续的不明显环纹；并带弯曲的须根或仅具须根残迹，根茎（芦头）长1～2cm，上有数个凹窝状茎痕（芦碗） ③质地：硬而脆，断面平坦，角质样 ④气味：气微香而特异，味甘、微苦
	饮片	①形状：呈圆形或类圆形薄片 ②外表皮：红棕色，半透明 ③质地：硬而脆 ④切面：平坦，红棕色，角质样 ⑤气味：气微香而特异，味甘、微苦

表4-35　西洋参

要　点		内　容
来　源		为五加科植物西洋参的干燥根
产　地		原产于加拿大和美国。我国东北、华北、西北等地引种栽培成功
采收加工		秋季采挖，挖出根后，除去地上部分及泥土，去芦头、侧根及须根，洗净，晒干或低温干燥
性状鉴别	药材	①形状：呈纺锤形、圆柱形或圆锥形 ②表面：浅黄褐色或黄白色，可见横向环纹及线形皮孔状突起，并有细密浅纵皱纹及须根痕。主根中下部有一到数条侧根，多已折断。有的上端有根茎（芦头），环节明显，茎痕（芦碗）圆形或半圆形，具不定根（芋）或已折断

（续表 4-35）

要 点		内 容
性状鉴别	药材	③质地：体重，质坚实，不易折断，断面平坦，浅黄白色，略显粉性，皮部可见黄棕色点状树脂道，形成层环纹棕黄色，木部略呈放射状纹理 ④气味：气微而特异，味微苦、甘 以体轻质硬、表面横纹紧密、气清香、味浓者为佳
	饮片	①形状：呈长圆形或类圆形薄片 ②外表皮：浅黄褐色 ③切面：淡黄白色至黄白色，形成层环棕黄色，皮部有黄棕色点状树脂道，近形成层环处较多而明显，木部略呈放射状纹理 ④气味：气微而特异，味微苦、甘

表 4-36 三 七

要 点	内 容
来 源	为五加科植物三七的干燥根和根茎
产 地	主产于云南文山，广西田阳、靖西、百色等地
采收加工	一般于种后第 3～4 年采收。秋季花开前采挖，洗净，分开主根、支根及根茎，干燥。主根习称"三七"，支根习称"筋条"，根茎习称"剪口"，须根习称"绒根"
性状鉴别——药材	①形状：主根呈类圆锥形或圆柱形 ②表面：灰褐色或灰黄色，有断续的纵皱纹和支根痕。顶端有茎痕，周围有瘤状突起 ③质地：体重，质坚实，断面灰绿色、黄绿色或灰白色，木部微呈放射状排列 ④气味：气微，味苦回甜 【筋条】呈圆柱形或圆锥形，上端直径约 0.8cm，下端直径约 0.3cm 【剪口】呈不规则的皱缩块状或条状，表面有数个明显的茎痕及环纹，断面中心灰绿色或白色，边缘深绿色或灰色 以个大、体重、质坚、表面光滑、断面色灰绿或黄绿者为佳

表 4-37 白 芷

要 点		内 容
来 源		为伞形科植物白芷或杭白芷的干燥根
产 地		①产于河南长葛、禹县者，习称"禹白芷" ②产于河北安国者习称"祁白芷" ③产于浙江等地者习称"杭白芷" ④产于四川等地者习称"川白芷"
采收加工		夏、秋间叶黄时采挖，除去须根及泥沙，晒干或低温干燥
性状鉴别	药材	①形状：呈长圆锥形。顶端有凹陷的茎痕，根头部钝四棱形或近圆形 ②表面：灰黄色至黄棕色，具纵皱纹、支根痕及皮孔样横向突起，习称"疙瘩丁"，散生或排列成四纵行 ③质地：坚实

要　点		内　容
性状鉴别	药材	④断面：白色或灰白色，粉性，皮部散有多数棕色油点，形成层环棕色，近方形或近圆形 ⑤气味：气芳香，味辛、微苦 以条粗壮、体重、粉性足、香气浓郁者为佳
	饮片	①形状：为类圆形的厚片 ②外表皮：灰棕色或黄棕色 ③切面：白色或灰白色，显粉性，形成层环棕色，近方形或近圆形，皮部散有多数棕色油点 ④气味：气芳香，味辛、微苦

表 4-38　当　归

要　点		内　容
来　源		为伞形科植物当归的干燥根
产　地		主产于甘肃岷县、武都、漳县、成县、文县等地
采收加工		一般栽培至第二年秋末采挖，除去茎叶、须根及泥土，放置，待水分稍蒸发后根变软时，捆成小把，上棚，以烟火慢慢熏干
性状鉴别	药材	①形状：略呈圆柱形，下部有支根 3 ～ 5 条或更多 ②表面：浅棕色至棕褐色，具纵皱纹及横长皮孔样突起。根头（归头）具环纹，上端圆钝，或具数个明显突出的根茎痕，有紫色或黄绿色的茎及叶鞘的残基；主根（归身）表面凹凸不平；支根（归尾）上粗下细，多扭曲，有少数须根痕 ③质地：柔韧 ④断面：黄白色或淡棕黄色，皮部厚，有裂隙及多数棕色点状分泌腔，木部色较淡，形成层环黄棕色 ⑤气味：有浓郁的香气，味甘、辛、微苦 以主根粗长、油润、外皮色黄棕、断面色黄白、气味浓郁者为佳。柴性大、干枯无油或断面呈绿褐色者不可供药用
	饮片	（1）当归 ①形状：为类圆形、椭圆形或不规则薄片 ②外表皮：浅棕色至棕褐色 ③切面：黄白色或淡棕黄色，平坦，有裂隙，中间有淡棕色形成层环，并有多数棕色油点 ④质地：柔韧 ⑤气味：有浓郁香气，味甘、辛、微苦 （2）酒当归 ①形状：形如当归片 ②切面：深黄色或浅棕黄色，略有焦斑 ③气味：香气浓郁，略有酒香气

（续表4-38）

要　点	内　容
显微鉴别	当归、酒当归粉末： ①韧皮薄壁细胞纺锤形，壁略厚，表面有极微细的斜向交错纹理 ②有时可见菲薄的横隔 ③梯纹导管和网纹导管多见 ④有时可见油室碎片

表4-39　羌　活

要　点		内　容
来　源		为伞形科植物羌活或宽叶羌活的干燥根茎及根
产　地		羌活主产于四川、云南、青海、甘肃等地
采收加工		春、秋二季采挖，除去须根及泥沙，晒干
性状鉴别	药材	①形状：为圆柱状，略弯曲的根茎。顶端具茎痕 ②表面：棕褐色至黑褐色，外皮脱落处呈黄色。节间缩短，呈紧密隆起的环状，形似蚕，习称"蚕羌"；节间延长，形如竹节状，习称"竹节羌"。节上有多数点状或瘤状突起的根痕及棕色破碎鳞片 ③质地：体轻，质脆，易折断，断面不平整，有多数裂隙，皮部黄棕色至暗棕色，油润，有棕色油点，木部黄白色，射线明显，髓部黄色至黄棕色 ④气味：气香，味微苦而辛 以条粗壮、有隆起曲折环纹、断面质紧密、朱砂点多、香气浓郁者为佳
	饮片	①形状：为类圆形、不规则横切或斜切片 ②表皮：棕褐色至黑褐色 ③切面：外侧棕褐色，木部黄白色，有的可见放射状纹理 ④质地：体轻，质脆 ⑤气味：气香，味微苦而辛

表4-40　川　芎

要　点		内　容
来　源		为伞形科植物川芎的干燥根茎
产　地		主产于四川省都江堰市、彭州市、崇州市
采收加工		夏季当茎上的节盘显著突出，并略带紫色时采挖，除去茎叶及泥土，晒至半干后再烘干，撞去须根
性状鉴别	药材	①形状：呈不规则结节状拳形团块 ②表面：黄褐色或褐色，粗糙皱缩，有多数平行隆起的轮节，顶端有凹陷的类圆形茎痕，下侧及轮节上有多数小瘤状根痕 ③质地：坚实，不易折断 ④断面：黄白色或灰黄色，可见波状环纹（形成层）及错综纹理，散有黄棕色小油点（油室）

第四章

要 点		内 容
性状鉴别	药材	⑤气味：气浓香，味苦、辛，稍有麻舌感、微回甜 以个大、质坚实、断面黄白、油性大、香气浓者为佳
	饮片	①形状：为不规则厚片 ②外表皮：黄褐色或褐色，有皱缩纹 ③切面：有小油点，可见明显波状环纹或多角形纹理。纵切片边缘不整齐，呈蝴蝶状，习称"蝴蝶片" ④质地：坚实 ⑤气味：气浓香，味苦、辛、微甜

表 4-41 藁 本

要 点		内 容
来 源		为伞形科植物藁本或辽藁本的干燥根茎及根
产 地		藁本主产于陕西、甘肃、河南、四川。辽藁本主产于辽宁、吉林、河北等地
采收加工		秋季茎叶枯萎或次春出苗时采挖，除去泥沙，晒干或烘干
性状鉴别	药材	藁本： ①形状：根茎呈不规则结节状圆柱形，稍扭曲，有分枝 ②表面：棕褐色或暗棕色，粗糙，有纵皱纹，上侧残留数个凹陷的圆形茎基，下侧有多数点状突起的根痕及残根 ③质地：体轻，质较硬，易折断，断面黄色或黄白色，纤维状 ④气味：气浓香，味辛、苦、微麻
	饮片	（1）藁本片： ①形状：呈不规则的厚片 ②外表皮：棕褐色至黑褐色，粗糙 ③切面：黄白色至浅黄褐色，具裂隙或孔洞，纤维性 ④气味：气浓香，味辛、苦、微麻 （2）辽藁本片：外表皮可见根痕和残根突起呈毛刺状，或有呈枯朽空洞的老茎残基。切面木部有放射状纹理和裂隙

表 4-42 防 风

要 点		内 容
来 源		为伞形科植物防风干燥根
产 地		主产于东北及内蒙古东部，药材习称"关防风"
采收加工		春、秋二季挖未抽花茎植株的根，除去须根及泥沙，晒至八九成干，捆成小把，再晒干。已抽花茎的植株其根老、质硬，称为"公防风"，质次不能药用
性状鉴别	药材	①形状：长圆锥形或长圆柱形，下部渐细，有的略弯曲。根头部有明显密集的环纹，习称"蚯蚓头"，环纹上有的有棕褐色毛状残存叶基 ②表面：灰棕色或棕褐色，粗糙，有纵皱纹、多数横长皮孔及点状突起的细根痕

（续表 4-42）

要　点	内　容	
性状鉴别	药材	③质地：体轻、质松，易折断 ④断面：不平坦，皮部棕黄色至棕色，有裂隙，散生黄棕色油点，木质部浅黄色 ⑤气味：气特异，味微甘 以条粗壮，断面皮部色浅棕，木部浅黄色者为佳
	饮片	①形状：为圆形或椭圆形厚片 ②切面：皮部棕黄色至棕色，有裂隙及细小油点，形成层环明显，木部浅黄色，具放射状纹理 ③气味：气特异，味微甘

表 4-43　柴　胡

要　点	内　容	
来　源	为伞形科植物柴胡或狭叶柴胡的干燥根。分别习称"北柴胡"及"南柴胡"	
产　地	①北柴胡主产于河北、河南、东北、陕西等地 ②南柴胡主产于江苏、安徽、东北等地	
采收加工	春、秋二季采挖，除去茎叶及泥沙，干燥	
性状鉴别	药材	（1）北柴胡 ①形状：呈圆柱形或长圆锥形，根头膨大，顶端有 3～15 个残留的茎基或短纤维状的叶基，下部分枝 ②表面：黑褐色或浅棕色，具纵皱纹，支根痕及皮孔 ③质地：硬而韧，不易折断，断面呈片状纤维性，皮部浅棕色，木部黄白色 ④气味：气微香，味微苦 （2）南柴胡 ①形状：根较细，圆锥形，顶端有多数细毛状枯叶纤维，下部多不分枝或稍分枝 ②表面：红棕色或黑棕色，靠近根头处多具细密环纹 ③质地：质稍软，易折断，断面略平坦，不显纤维性 ④气味：具败油气
	饮片	①北柴胡：呈不规则厚片。外表皮黑褐色或浅棕色，具纵皱纹和支根痕。切面淡黄色，纤维性。质硬。气微香，味微苦 ②醋北柴胡：形如北柴胡片，表面淡棕黄色，微有醋香气，味微苦 ③南柴胡：呈类圆形或不规则片，外表皮黑棕色或红棕色，有时可见根头处具细密环纹或有细毛状枯叶纤维。切面黄白色，平坦，具败油气 ④醋南柴胡：形如南柴胡片，呈黄褐色，质干脆，微有醋香气

表 4-44　北沙参

要　点	内　容
来　源	为伞形科植物珊瑚菜的干燥根

（续表4-44）

要 点	内 容
产 地	主产于山东、河北、辽宁、江苏等地
采收加工	夏、秋二季采挖，除去须根，洗净，稍晾，置沸水中烫后，除去外皮，干燥。或洗净直接干燥
性状鉴别——药材	①形状：呈细长圆柱形，偶有分枝 ②表面：淡黄白色，略粗糙，偶有残存外皮。不去外皮的表面黄棕色，全体有细纵皱纹及纵沟，并有棕黄色点状细根痕；顶端常留有黄棕色根茎残基；上端稍细，中部略粗，下部渐细 ③质地：质脆，易折断，断面皮部浅黄白色，木部黄色 ④气味：气特异，味微甘

表4-45 龙 胆

要 点		内 容
来 源		为龙胆科植物条叶龙胆、龙胆、三花龙胆或坚龙胆的干燥根及根茎
产 地		条叶龙胆主产于东北地区，江苏、浙江、安徽等省亦产
采收加工		春、秋二季采挖，除去地上残茎，洗净，干燥
性状鉴别	药材	①根茎：呈不规则块状；表面暗灰棕色或深棕色，上端有茎痕或残留茎基，周围和下端着进多数细长的根 ②根：圆柱形，略扭曲；表面淡黄色或黄棕色，上部多有显著的横皱纹，下部较细，有纵皱纹及支根痕 ③质地：质脆，易折断，断面略平坦，皮部黄白色或淡黄棕色，木部色较浅，呈点状环列 ④气味：气微，味甚苦 以条粗长、色黄或黄棕者为佳
	饮片	①形状：呈不规则形的段 ②根茎：呈不规则块片，表面暗灰棕色或深棕色 ③根：圆柱形，表面淡黄色至黄棕色，有的有横皱纹，具纵皱纹。切面皮部黄白色至棕黄色，木部色较浅 ④气微，味甚苦

表4-46 秦 艽

要 点		内 容
来 源		为龙胆科植物秦艽、麻花秦艽、粗茎秦艽或小秦艽的干燥根
产 地		秦艽主产于甘肃、山西、陕西等地，以甘肃产量最大、质量最好
采收加工		春、秋二季采挖，除去泥沙；秦艽和麻花艽晒软，堆置"发汗"至表面呈红黄色或灰黄色时，摊开晒干，或不经"发汗"直接晒干；小秦艽趁鲜时搓去黑皮，晒干
性状鉴别	药材	①形状：呈类圆柱形上粗下细，扭曲不直

（续表 4-46）

要　点		内　容
性状鉴别	药材	②表面：黄棕色或灰黄色，有纵向或扭曲的纵皱纹，顶端有残存的茎基及纤维状叶鞘 ③质地：质硬而脆，易折断 ④切断面：略显油性，皮部黄色或棕黄色，木部黄色 ⑤气味：气特异，味苦、微涩
	饮片	①形状：呈类圆形的厚片 ②外表皮：黄棕色、灰黄色或棕褐色，粗糙，有扭曲纵纹或网状孔纹 ③气味：气特异，味苦、微涩 以质实、色棕黄、气味浓厚者为佳

表 4-47　徐长卿

要　点		内　容
来　源		为萝藦科植物徐长卿的干燥根及根茎
产　地		全国各地均产
采收加工		秋季采挖，除去杂质，阴干
性状鉴别	药材	①形状：根茎呈不规则柱状，有盘节。有的顶端带有残茎，细圆柱形，断面中空；根茎节处周围着生多数细长的根。根呈细长圆柱形，弯曲 ②表面：淡黄白色至淡棕黄色或棕色；具微细的纵皱纹，并有纤细的须根 ③质地：质脆，易折断，断面粉性，切断面皮部类白色或黄白色，形成层环淡棕色，木部细小 ④气味：气香（含丹皮酚），味微辛凉
	饮片	形状为不规则的小段，根茎有节，四周着生多数根；根圆柱形，表面淡黄白色至淡棕黄色或棕色，有细纵皱纹。切面、气味同药材

表 4-48　白　前

要　点		内　容
来　源		为萝藦科植物柳叶白前或芫花叶白前的干燥根茎和根
产　地		主产于浙江、江苏、安徽等地
采收加工		秋季采挖，洗净，晒干
性状鉴别	药材	（1）柳叶白前 ①形状：根茎呈细长圆柱形，稍弯曲，有分枝 ②表面：黄白色或黄棕色，节明显，顶端有残茎 ③质地：质脆，断面中空，习称"鹅管白前"。节处簇生纤细弯曲的根，有多次分枝呈毛须状，常盘曲成团 ④气味：气微，味微甜 （2）芫花叶白前 ①形状：根茎较短小或略呈块状

第四章

（续表 4-48）

要　点		内　容
性状鉴别	药材	②表面：灰绿色或灰黄色 ③质地：较硬
	饮片	蜜白前：根茎呈细圆柱形的段。表面深黄色至黄棕色，节明显。断面中空。有时节处簇生纤细的根或根痕，略有黏性，味甜

表 4-49　白　薇

要　点	内　容
来　源	为萝藦科植物白薇或蔓生白薇的干燥根和根茎
产　地	主产于山东、安徽、辽宁、湖北等地
采收加工	春、秋二季采挖，洗净，干燥
性状鉴别——药材	根茎粗短，有结节，多弯曲。上面有圆形的茎痕，下面及两侧簇生多数细长的根。表面棕黄色。质脆，易折断，断面皮部黄白色，木部黄色。气微，味微苦

表 4-50　紫　草

要　点		内　容
来　源		为紫草科植物新疆紫草或内蒙紫草的干燥根。药材分别习称"软紫草""内蒙紫草"
产　地		新疆紫草主产于新疆；内蒙紫草主产于内蒙古、甘肃等省区
采收加工		春、秋二季采挖根部，除去泥沙，干燥
性状鉴别	药材	（1）新疆紫草（软紫草） ①形状：呈不规则的长圆柱形，多扭曲 ②表面：紫红色或紫褐色，皮部疏松，呈条形片状，常 10 余层重叠，易剥落。顶端有的可见分歧的茎残基 ③质地：体轻，质松软，易折断，断面不整齐，木部较小，黄白色或黄色 ④气味：气特异，味微苦、涩 （2）内蒙紫草 ①形状：呈圆锥形或圆柱形，扭曲。根头部略粗大，顶端有残茎 1 个或多个，被短硬毛 ②表面：紫红色或暗紫色，皮部略薄，常数层相叠，易剥离 ③质地：质硬而脆，易折断 ④断面：较整齐，皮部紫红色，木部较小，黄白色 ⑤气味：气特异，味涩
	饮片	（1）新疆紫草片（软紫草） ①形状：为不规则圆柱形切片或条形片状 ②表面：紫红色或紫黑色 ③切面：皮部深紫色，圆柱形切片，木部较小，黄白色或黄色 （2）内蒙紫草片 ①形状：为不规则圆柱形切片或条形片状，有的可见短硬毛

（续表 4-50）

要　点		内　容
性状鉴别	饮片	②表面：紫红色或紫褐色，皮部深紫色。圆柱形切片，木部较小，黄白色或黄色 ③质地：质硬而脆

表 4-51　丹　参

要　点		内　容
来　源		为唇形科植物丹参的干燥根及根茎
产　地		主产于四川、安徽、江苏、陕西、河南及山东等省。以四川栽培品产量最大，习称"川丹参"
采收加工		春、秋二季采挖，除去茎叶、泥沙，干燥
性状鉴别	药材	①形状：根茎短粗，顶端有时残留茎基。根数条，长圆柱形，略弯曲，有的分枝并具须状细根 ②表面：棕红色或暗棕红色，粗糙，具纵皱纹。老根外皮疏松，多显紫棕色，常呈鳞片状剥落 ③质地：质硬而脆，断面疏松，有裂隙或略平整而致密，皮部棕红色，木部灰黄色或紫褐色，导管束黄白色，呈放射状排列 ④气味：气微，味微苦涩 栽培品较粗壮。表面红棕色，具纵皱纹，外皮紧贴不易剥落，质坚实，断面较平整，略呈角质样 以条粗壮、紫红者为佳
	饮片	（1）丹参 ①形状：为类圆形或椭圆形的厚片 ②外表：皮棕红色或暗棕红色，粗糙，具纵皱纹 ③切面：有裂隙或略平整而致密，有的呈角质样，皮部棕红色，木部灰黄色或紫褐色，有黄白色放射状纹理 ④气味：气微，味微苦涩 （2）酒丹参：形如丹参饮片，表面红褐色，略具酒香气

表 4-52　黄　芩

要　点		内　容
来　源		为唇形科植物黄芩的干燥根
产　地		主产于河北、山西、内蒙古、辽宁等省区
采收加工		春、秋二季采挖，除去须根及泥沙，晒至半干，撞去粗皮，晒干
性状鉴别	药材	（1）野生品 ①形状：呈圆锥形，扭曲 ②表面：棕黄色或深黄色，有稀疏的疣状细根痕，上部较粗糙，有扭曲的纵皱纹或不规则的网纹，下部有顺纹和细皱纹

（续表4-52）

要　点		内　容
性状鉴别	药材	③质地：质硬而脆，易折断，断面黄色，中心红棕色；老根中心呈枯朽状或中空，暗棕色或棕黑色 ④气味：气微，味苦 （2）栽培品：较细长，多有分枝。表面浅黄棕色，外皮紧贴，纵皱纹较细腻。断面黄色或浅黄色，略呈角质样。味微苦 以条长、质坚实、色黄者为佳
	饮片	①黄芩片：为类圆形或不规则形薄片，外表皮黄棕色至棕褐色，切面黄棕色或黄绿色，具有放射状纹理 ②酒黄芩：形如黄芩片，略带焦斑，微具酒香气
显微鉴别		黄芩、黄芩片、酒黄芩粉末： ①韧皮纤维多单个散在，淡黄色，梭形，壁厚，孔沟细 ②石细胞类圆形、类方形或长方形，壁较厚或甚厚 ③木薄壁细胞纺锤形，有的中部具横隔 ④木纤维多碎断，有稀疏斜纹孔

表 4-53　玄　参

要　点		内　容
来　源		为玄参科植物玄参的干燥根
产　地		主产于浙江省。四川、湖北、江苏等省亦产
采收加工		冬季茎叶枯萎时采挖根。除去根茎、幼芽（供留种栽培用）、须根及泥沙，晒或烘至半干，堆放 3～6 天"发汗"，反复数次至干燥
性状鉴别	药材	①形状：呈类圆柱形，中部略粗或上粗下细，有的微弯曲 ②表面：灰黄色或灰褐色，质坚实，不易折断，断面黑色，微有光泽 ③气味：气特异似焦糖，味甘、微苦 以条粗壮、坚实，断面乌黑色者为佳
	饮片	为类圆形或椭圆形薄片，外表皮灰黄色或灰褐色。切面黑色，微有光泽，有的具裂隙。气特异似焦糖，味甘、微苦

表 4-54　地　黄

要　点		内　容
来　源		为玄参科植物地黄的新鲜或干燥块根
产　地		主产于河南省武陟、温县、博爱等县
采收加工		秋季采挖，除去芦头、须根及泥沙，洗净，鲜用者习称"鲜地黄"。将鲜生地缓缓烘焙，至内部变黑，约八成干，捏成团块，习称"生地黄"
性状鉴别	药材	（1）鲜地黄 ①形状：呈纺锤形或条状

（续表4-54）

要　点		内　容
性状鉴别	药材	②表面：浅红黄色，具弯曲的纵皱纹、芽痕、横长皮孔样突起以及不规则瘢痕 ③质地：肉质、易断，断面皮部淡黄白色，可见橘红色油点，木部黄白色，导管呈放射状排列 ④气味：气微，味微甜、微苦 （2）生地黄 ①形状：多呈不规则的团块状或长圆形，中间膨大，两端稍细，有的细小，长条形，稍扁而扭曲 ②表面：棕黑色或棕灰色 ③质地：体重，质较软而韧，不易折断，断面棕黄色至黑色或乌黑色，有光泽，具黏性 ④气味：气微，味微甜 鲜地黄以粗壮、色红黄者为佳；生地黄以块大、体重、断面乌黑色者为佳
	饮片	（1）生地黄 ①形状：呈类圆形或不规则的厚片 ②外表皮：棕黑色或棕灰色，极皱缩，具不规则的横曲纹 ③切面：棕黄色至黑色或乌黑色，有光泽，具黏性 ④气味：气微，味微甜 （2）熟地黄 ①形状：为不规则的块片、碎块，大小、厚薄不一 ②表面：乌黑色，有光泽，黏性大 ③质地：质柔软而带韧性，不易折断，断面乌黑色，有光泽 ④气味：气微，味甜
显微鉴别		生地黄、熟地黄粉末： ①薄壁组织灰棕色至黑棕色，细胞多皱缩，内含棕色核状物 ②分泌细胞形状与一般薄壁细胞相似，内含橙黄色或橙红色油滴状物 ③具缘纹孔导管和网纹导管直径约至92μm

表4-55　胡黄连

要　点		内　容
来　源		为玄参科植物胡黄连的干燥根茎
产　地		主产于西藏南部、云南西北部、四川西部
采收加工		秋季采挖，除去须根和泥沙，晒干
性状鉴别	药材	①形状：呈圆柱形，略弯曲，偶有分枝 ②表面：灰棕色至暗棕色，粗糙，有较密的环状节，具稍隆起的芽痕或根痕，上端密被暗棕色鳞片状的叶柄残基 ③质地：体轻，质硬而脆，易折断，断面略平坦，淡棕色至暗棕色，木部有4～10个类白色点状维管束排列成环 ④气味：气微，味极苦

（续表 4-55）

要　点		内　容
性状鉴别	饮片	①形状：为不规则的圆形薄片 ②表面：外表皮灰棕色至暗棕色。切面灰黑色或棕黑色，木部有 4～10 个类白色点状维管束排列成环 ③气味：气微，味极苦

表 4-56　巴戟天

要　点		内　容
来　源		为茜草科植物巴戟天的干燥根
产　地		主产于广东、广西、福建等省区
采收加工		全年均可采挖，除去须根及泥土，洗净，晒至六七成干，轻轻捶扁，晒干
性状鉴别	药材	①形状：为扁圆柱形，略弯曲，长短不等 ②表面：灰黄色或暗灰色，具纵纹及横裂纹，有的皮部横向断离露出木部，形似连珠 ③质地：质坚韧 ④断面：皮部厚，紫色或淡紫色，易与木部剥离；木部坚硬，黄棕色或黄白色 ⑤气味：气微，味甘而微涩 以粗壮、断面紫色者为佳
	饮片	①巴戟肉：呈扁圆柱形短段或不规则块。表面灰黄色或暗灰色，具纵纹和横裂纹。切面皮部厚，紫色或淡紫色，中空。气微，味甘而微涩 ②盐巴戟天：形同巴戟肉，味甘、咸而微涩 ③制巴戟天：形同巴戟肉，味甘而微涩

表 4-57　茜　草

要　点		内　容
来　源		为茜草科植物茜草干燥根及根茎
产　地		主产于陕西、山西、河南等地
采收加工		春、秋二季采挖，以 8 月中旬至 9 月中旬采者质优，除去泥沙，干燥
性状鉴别	药材	①形状：根茎呈结节状，丛生粗细不等的根。根呈圆柱形略弯曲或扭曲 ②表面：红棕色或暗棕色，具细纵皱纹及少数细根痕。皮部易剥落，露出黄红色木部 ③质地：质脆，易折断 ④断面：平坦，皮部狭，紫红色，木部宽广，浅黄红色，导管孔多数 ⑤气味：气微，味微苦，久嚼刺舌
	饮片	①茜草：为不规则的厚片或段。根呈圆柱形，外表皮红棕色或暗棕色，具细纵纹，皮部脱落呈黄红色，切面皮部狭，紫红色，木部宽广，浅黄红色，导管孔多数，气微，味微苦，久嚼刺舌 ②茜草炭：形同茜草，表面黑褐色，内部棕褐色。气微，味苦、涩

149

第四章

表 4-58 续 断

要 点		内 容
来 源		为川续断科植物川续断的干燥根
产 地		主产于四川、湖北、云南、贵州等地
采收加工		秋季采挖，除去根头和须根，用微火烘至半干，堆置"发汗"至内部变绿色时再烘干
性状鉴别	药材	①形状：呈长圆柱形，略扁，有的微弯曲 ②表面：灰褐色或黄褐色，有稍扭曲或明显扭曲的纵皱及沟纹，可见横裂的皮孔样斑痕及少数须根痕 ③质地：软，久置后变硬，易折断 ④断面：不平坦，皮部墨绿色或棕色，横切面外缘褐色或淡褐色，木部黄褐色，导管束呈放射状排列 ⑤气味：气微香，味苦、微甜而后涩
	饮片	（1）续断片 ①形状：呈类圆形或椭圆形的厚片 ②表面：外表皮灰褐色至黄褐色，有纵皱。切面皮部墨绿色或棕褐色，木部灰黄色或黄褐色，可见放射状排列的导管束纹，形成层部位多有深色环 ③气味：气微，味苦、微甜而涩 （2）酒续断：形同续断片，表面浅黑色或灰褐色，略有酒香气 （3）盐续断：形同续断片，表面黑褐色，味微咸

表 4-59 天花粉

要 点		内 容
来 源		为葫芦科植物栝楼或双边栝楼的干燥根
产 地		栝楼根主产于河南、山东、江苏、安徽、河北等省；双边栝楼根主产于四川省
采收加工		秋、冬二季采挖，洗净，除去外皮，切段或纵剖成瓣，干燥
性状鉴别	药材	①形状：呈不规则圆柱形、纺锤形或瓣块状 ②表面：黄白色或淡棕黄色，有纵皱纹、细根痕及略凹陷的横长的皮孔；有的有黄棕色外皮残留 ③质地：坚实，断面白色或淡黄色，富粉性，横切面可见黄色小孔（导管），略呈放射状排列，纵切面可见黄色条纹状木质部 ④气味：气微，味微苦 以色白、质坚实、粉性足者为佳
	饮片	为类圆形、半圆形或不规则形厚片。外表皮黄白色或淡棕黄色。切面可见黄色木质部小孔，略呈放射状排列。气微，味微苦

表 4-60 桔 梗

要 点	内 容
来 源	为桔梗科植物桔梗的干燥根

（续表 4-60）

要　点	内　容	
产　地	全国大部分地区均产，以东北、华北地区产量较大，称"北桔梗"；华东地区质量较好，称"南桔梗"	
采收加工	春、秋二季采挖，洗净，除去须根，趁鲜刮去外皮或不去外皮，干燥	
性状鉴别	药材	①形状：呈圆柱形或略呈纺锤形，下部渐细，有的有分枝，略扭曲 ②表面：淡黄色至黄色，不去外皮的表面黄棕色至灰棕色，具纵扭皱沟，并有横长的皮孔样斑痕及支根痕，上部有横纹。有的顶端有较短的根茎或不明显，其上有数个半月形茎痕 ③质地：质脆，断面不平坦，横切面可见放射状裂隙，皮部黄白色，形成层环棕色，木部淡黄色 ④气味：气微，味微甜后苦 以根肥大、色白、质坚实、味苦者为佳
	饮片	呈椭圆形或不规则厚片，外皮多已除去或偶有残留。切面皮部类白色，较窄；形成层环纹明显，棕色；木部宽，有较多裂隙。气微，味微甜后苦

表 4-61　党　参

要　点	内　容	
来　源	为桔梗科植物党参、素花党参或川党参的干燥根	
产　地	主产于山西、陕西、甘肃、四川等省及东北各地	
采收加工	秋季采挖，除去地上部分及须根，洗净泥土，晒至半干，反复搓揉 3～4 次晒至七八成干时，捆成小把，晒干	
性状鉴别	药材	（1）党参 ①形状：呈长圆柱形，稍弯曲 ②表面：灰黄色、黄棕色至灰棕色，根头部有多数疣状突起的茎痕及芽，每个茎痕的顶端呈凹下的圆点状，习称"狮子头"；支根断落处常有黑褐色胶状物 ③质地：稍柔软或稍硬而略带韧性 ④断面：稍平坦，有裂隙或放射状纹理，皮部淡棕黄色至黄棕色，木部淡黄色至黄色 ⑤气味：有特殊香气，味微甜 （2）素花党参（西党参）：表面黄白色至灰黄色，根头下致密的环状横纹常达全长的一半以上。断面裂隙较多，皮部灰白色至淡棕色 （3）川党参：表面灰黄色至黄棕色，有明显不规则的纵沟，顶端有较稀的横纹。质较软而结实，断面裂隙较少，皮部黄白色 以条粗壮、质柔润、气味浓、嚼之无渣者为佳
	饮片	（1）党参片：呈类圆形的厚片，外表皮灰黄色、黄棕色至灰棕色，有的可见根头部有多数疣状突起的茎痕和芽。切面皮部淡棕黄色至黄棕色，木部淡黄色至黄色，有裂隙或放射状纹理。有特殊香气，味微甜 （2）米炒党参：形如党参片，表面深黄色，偶有焦斑

（续表4-61）

要　点	内　容
显微鉴别	党参、党参片、米炒党参的粉末： ①联结乳管含淡黄色细小颗粒状物 ②石细胞斜方形、长方形或多角形，一端稍尖，壁较厚，纹孔稀疏 ③有菊糖，水合氯醛装片不加热，菊糖结晶呈扇形

表4-62　南沙参

要　点		内　容
来　源		为桔梗科植物轮叶沙参或沙参的干燥根
产　地		主产于安徽、江苏、浙江、贵州等地
采收加工		春、秋二季采挖，除去须根，洗后趁鲜刮去粗皮，洗净，干燥
性状鉴别	药材	①形状：呈圆锥形或圆柱形，略弯曲 ②表面：黄白色或淡棕黄色，凹陷处常有残留粗皮，上部多有深陷横纹，呈断续的环纹，下部有纵纹及纵沟。顶端具1或2个根茎 ③质地：体轻，质松泡，易折断 ④断面：不平坦，黄白色，多裂隙 ⑤气味：气微，味微甘 以色白、根粗细均匀、肥壮、味甘淡者为佳
	饮片	①形状：为圆形、类圆形或不规则形厚片 ②切面：黄白色，有多数不规则裂隙。外表皮黄白色或淡棕黄色。 ③气味：气微，味微甘

表4-63　木　香

要　点		内　容
来　源		为菊科植物木香的干燥根
产　地		主产于云南省。四川、西藏亦产。为栽培品
采收加工		秋、冬二季采挖2～3年生的根，除去须根及泥土，切段，大的再纵剖为瓣干燥后撞去粗皮
性状鉴别	药材	①形状：呈圆柱形或半圆柱形 ②表面：黄棕色至灰褐色，有明显的皱纹、纵沟及侧根痕 ③质地：坚，不易折断，断面灰褐色至暗褐色，周边灰黄色或浅棕黄色，形成层环棕色，有放射状纹理及散在的褐色点状油室 ④气味：气香特异，味微苦 以质坚实、香气浓、油性大者为佳
	饮片	（1）木香 ①形状：呈类圆形或不规则的厚片 ②外表皮：黄棕色至灰褐色，有纵皱纹

要　点		内　容
性状鉴别	饮片	③切面：棕黄色至棕褐色，中部有明显菊花心状的放射纹理，形成层环棕色，褐色油点（油室）散在 ④气味：气香特异，味微苦 （2）煨木香：形如木香片，棕黄色，气微香，味微苦

表 4-64　川木香

要　点	内　容
来　源	为菊科植物川木香或灰毛川木香的干燥根
产　地	川木香主产于四川省及西藏自治区，灰毛川木香产于四川省
采收加工	秋季采挖，除去须根、泥沙及根头上的胶状物，干燥
性状鉴别 ——药材	①形状：呈圆柱形或有纵槽的半圆柱形，稍弯曲 ②表面：黄褐色或棕褐色，具纵皱纹，外皮脱落处可见丝瓜络状细筋脉；根头偶有黑色发黏的胶状物，习称"油头" ③质地：体较轻，质硬脆，易折断 ④断面：黄白色或黄色，有深黄色稀疏油点及裂隙，木部宽广，有放射状纹理；有的中心呈枯朽状 ⑤气味：气微香，味苦，嚼之粘牙

表 4-65　白　术

要　点		内　容
来　源		为菊科植物白术的干燥根茎
产　地		主产于浙江、安徽、湖南、湖北等省。多为栽培品
采收加工		冬季下部叶枯黄、上部叶变脆时，挖取 2～3 年生的根茎，除去泥沙，烘干或晒干，再除去须根
性状鉴别	药材	①形状：呈不规则的肥厚团块 ②表面：灰黄色或灰棕色，有瘤状突起及断续的纵皱和沟纹，并有须根痕，顶端有残留茎基和芽痕 ③质地：坚硬，不易折断，断面不平坦，黄白色至淡棕色，有棕黄色的点状油室散在；烘干者断面角质样，色较深或有裂隙 ④气味：气清香，味甘、微辛，嚼之略带黏性 以个大、质坚实、断面色黄白、香气浓者为佳
	饮片	（1）白术 ①形状：呈不规则厚片 ②表面：灰黄色或灰棕色 ③切面：黄白色或淡黄棕色，散生棕黄色的点状油室，木部具放射状纹理，烘干者切面角质样，色较深或有裂隙 ④质地：坚实 ⑤气味：气清香，味甘、微辛，嚼之略带黏性 （2）麸炒白术：形如白术片，表面黄棕色，偶见焦斑。略有焦香气

（续表 4-65）

要　点	内　容
显微鉴别	白术、麸炒白术粉末： ①草酸钙针晶细小，长 10 ～ 32μm，不规则地充塞于薄壁细胞中 ②纤维长梭形，大多成束，壁甚厚，木化，孔沟明显 ③石细胞淡黄色，类圆形、多角形、长方形或少数纺锤形 ④薄壁细胞含菊糖，表面显放射状纹理

表 4-66　苍　术

要　点		内　容
来　源		为菊科植物茅苍术或北苍术的干燥根茎
产　地		茅苍术主产于江苏、湖北、河南等省。北苍术主产于华北及西北地区
采收加工		春、秋二季挖取根茎，除去泥沙，晒干，撞去须根
性状鉴别	药材	（1）茅苍术 ①形状：呈不规则连珠状或结节状圆柱形，略弯曲，偶有分枝 ②表面：灰棕色，有皱纹、横曲纹及残留的须根，顶端具茎痕或残留的茎基 ③质地：坚实，断面黄白色或灰白色，散有多数橙黄色或棕红色油点（油室），习称"朱砂点"，暴露稍久，可析出白色细针状结晶 ④气味：气香特异，味微甘、辛、苦 （2）北苍术：呈疙瘩块状或结节状圆柱形。表面黑棕色，除去外皮者黄棕色。质较疏松，断面散有黄棕色油点（油室）。香气较淡，味辛、苦 以个大、质坚实、断面朱砂点多、香气浓者为佳
	饮片	（1）苍术 ①形状：呈不规则类圆形或条形厚片 ②外表皮：灰棕色至黄棕色，有皱纹，有时可见根痕 ③切面：黄白色或灰白色，散有多数橙黄色或棕红色油点（油室），习称"朱砂点"，有的可析出白色细针状结晶 ④气味：气香特异，味微甘、辛、苦 （2）麸炒苍术：形如苍术片，表面深黄色，散有多数棕褐色油点。有焦香气

表 4-67　紫　菀

要　点		内　容
来　源		为菊科植物紫菀的干燥根及根茎
产　地		主产于河北、安徽、河南、黑龙江等地
采收加工		春、秋二季采挖，除去有节的根茎（习称"母根"）和泥沙，编成辫状晒干或直接晒干
性状鉴别	药材	根茎呈不规则块状，大小不一，顶端有茎、叶的残基；质稍硬。根茎簇生

（续表4-67）

要　点	内　容	
性状鉴别	药材	多数细根，多编成辫状；表面紫红色或灰红色，有纵皱纹。质较柔韧。气微香，味甜、微苦
	饮片	①紫菀：为不规则的厚片或小段。根外表皮紫红色或灰红色，有纵皱纹。切面淡棕色，中心具棕黄色的木心。气微香，味甜、微苦 ②蜜紫菀：形如紫菀片（段），表面棕褐色或紫棕色，有蜜香气，味甜

表4-68　三　棱

要　点	内　容	
来　源	为黑三棱科植物黑三棱削去外皮的干燥块茎。药材商品称"荆三棱"	
产　地	主产于江苏、河南、山东、江西等地	
采收加工	冬季至次年春采挖，洗净，削去外皮，晒干	
性状鉴别	药材	呈圆锥形，略扁，表面黄白色或灰黄色，有刀削痕，须根痕小点状，略呈横向环状排列。体重，质坚实。气微，味淡，嚼之微有麻辣感 以体重、质坚、去净外皮、表面黄白色者为佳
	饮片	①三棱：呈类圆形薄片。外表皮灰棕色，切面灰白色或黄白色粗糙，有多数明显的细筋脉点。气微，味淡，嚼之微有麻辣感 ②醋三棱：形如三棱片，切面黄色至黄棕色，偶见焦黄斑，微有醋香气

表4-69　泽　泻

要　点	内　容	
来　源	为泽泻科植物泽泻的干燥块茎	
产　地	主产于福建、四川、江西等省。多为栽培品	
采收加工	冬季茎叶开始枯萎时采挖，除去茎叶、须根和粗皮，洗净，干燥	
性状鉴别	药材	呈类球形、椭圆形或卵圆形。表面淡黄色至淡黄棕色，有不规则的横向环状浅沟纹和多数细小突起的须根痕，底部有的有瘤状芽痕。质坚实，断面黄白色，粉性，有多数细孔。气微，味微苦 以个大、色黄白、光滑、粉性足者为佳，习惯认为福建泽泻质较佳
	饮片	①泽泻：为圆形或椭圆形厚片。外表皮淡黄色至淡黄棕色，可见细小突起的须根痕。切面黄白色至淡黄色，粉性，有多数细孔。气微，味微苦 ②盐泽泻：形如泽泻片，表面淡黄棕或黄褐色，偶见焦斑。味微咸

表4-70　香　附

要　点	内　容
来　源	为莎草科植物莎草的干燥根茎
产　地	主产于山东、浙江、湖南等地

（续表 4-70）

要　点		内　容
采收加工		秋季采挖，燎去毛须，置沸水中略煮或蒸透后晒干，或燎后直接晒干
性状鉴别	药材	①形状：多呈纺锤形，有的略弯曲 ②表面：棕褐色或黑褐色，有纵皱纹，并有 6～10 个略隆起的环节，节上有未除净的棕色毛须及须根断痕。去净毛须者较光滑，环节不明显 ③质地：硬，经蒸煮者断面黄棕色或红棕色，角质样；生晒者断面色白而显粉性，内皮层环纹明显，中柱色较深，点状维管束散在 ④气味：气香，味微苦
	饮片	①香附：为不规则的厚片或颗粒状。外表皮棕褐色或黑褐色，有时可见环节。切面色白或黄棕色，质硬，内皮层环纹明显。气香，味微苦 ②醋香附：形如香附片（粒），表面黑褐色。微有醋香气，味微苦

表 4-71　天南星

要　点		内　容
来　源		为天南星科植物天南星、异叶天南星或东北天南星的干燥块茎
产　地		天南星与异叶天南星主产于全国大部分地区；东北天南星主产于东北、内蒙古、河北等地
采收加工		秋、冬二季茎叶枯萎时采挖，除去须根及外皮，干燥
性状鉴别	药材	①形状：呈扁球形 ②表面：类白色或淡棕色，较光滑，顶端有凹陷的茎痕，周围有麻点状根痕，有的块茎周边具小扁球状侧芽 ③质地：坚硬，不易破碎，断面不平坦，色白，粉性 ④气味：气微辛，味麻辣 以个大、色白、粉性足者为佳
	饮片	（1）制天南星 ①形状：呈类圆形或不规则形薄片 ②表面：黄色或淡棕色 ③质地：质脆，易碎，断面角质样，光滑 ④气味：气微，味涩、微麻 （2）胆南星 ①形状：呈方块状或圆柱状 ②表面：棕黄色、灰棕色或棕黑色 ③质地：质硬 ④气味：气微腥，味苦

表 4-72　半　夏

要　点	内　容
来　源	为天南星科植物半夏的干燥块茎
产　地	主产于四川、湖北、河南、江苏、贵州等省

要 点		内 容
采收加工		夏、秋二季均可采挖，洗净泥土，除去外皮及须根，晒干
性状鉴别	药材	①形状：呈类球形，有的稍偏斜 ②表面：白色或浅黄色，顶端有凹陷的茎痕，周围密布麻点状根痕；下面钝圆，较光滑 ③质地：坚实，断面洁白，富粉性 ④气味：气微，味辛辣、麻舌而刺喉 以外皮色白，上端圆平、中心凹陷，质坚实，断面洁白或白色、粉质细腻，气微，味辛辣、麻舌而刺喉者为佳
	饮片	（1）清半夏 ①形状：呈椭圆形、类圆形或不规则片 ②切面：淡灰色至灰白色或黄白色至黄棕色，可见灰白色点状或短线状维管束迹，有的残留外皮处下方显淡紫红色斑纹 ③质地：质脆，易折断，断面略呈粉性或角质样 ④气味：气微，味微涩、微有麻舌感 （2）姜半夏 ①形状：呈片状、不规则颗粒状或类球形 ②表面：棕色至棕褐色 ③质地：质硬脆，断面淡黄棕色，常具角质光泽 ④气味：气微香，味淡，微有麻舌感，嚼之略粘牙 （3）法半夏 ①形状：呈类球形或破碎成不规则颗粒状 ②表面：淡黄白色、黄色或棕黄色 ③质地：较松脆或硬脆，断面黄色或淡黄色，颗粒者质稍硬脆 ④气味：气微，味淡略甘、微有麻舌感

表 4-73　石菖蒲

要 点		内 容
来 源		为天南星科植物石菖蒲的干燥根茎
产 地		主产于四川、浙江、江苏等省
采收加工		秋、冬二季挖取根茎，除去叶及须根，洗净泥土，晒干
性状鉴别	药材	①形状：呈扁圆柱形，多弯曲，常有分枝 ②表面：棕褐色或灰棕色，粗糙，有疏密不匀的环节，具细纵纹，一面残留须根或圆点状根痕；叶痕呈三角形，左右交互排列，有的其上有鳞毛状的叶基残余 ③质地和断面：质硬，断面纤维性，类白色或微红色，内皮层环纹明显，并可见多数维管束小点及棕色油点 ④气味：气芳香，味苦、微辛 以条粗、断面色类白、香气浓郁者为佳

中药学专业知识（一）

（续表4-73）

要 点		内 容
性状鉴别	饮片	呈扁圆形或长条形厚片。外表皮棕褐色或灰棕色，有的可见环节及根痕，切面纤维性，类白色或微红色，有明显环纹及油点。气芳香味苦、微辛

表4-74 百 部

要 点		内 容
来 源		为百部科植物直立百部、蔓生百部或对叶百部的干燥块根
产 地		直立百部和蔓生百部主产于安徽、江苏、浙江、湖北、山东等地。对叶百部主产于湖南、湖北、广东、福建、四川、贵州等地
采收加工		春、秋二季采挖，除去须根，洗净，置沸水中略烫或蒸至无白心，取出，晒干
性状鉴别	药材	①直立百部：呈纺锤形，上端较细长，皱缩弯曲。表面黄白色或淡棕黄色，有不规则深纵沟，间或有横皱纹。质脆，易折断，断面平坦，角质样，淡黄棕色或黄白色，皮部较宽，中柱扁缩。气微，味甘、苦 ②蔓生百部：两端稍狭细，表面多不规则皱褶及横皱纹 ③对叶百部：呈长纺锤形或长条形，表面浅黄棕色至灰棕色，具浅纵皱纹或不规则纵槽。质坚实，断面黄白色至暗棕色，中柱较大，髓部类白色 以质脆、断面平坦、角质样、皮部较宽者为佳
	饮片	①百部：呈不规则厚片或不规则的条形斜片。表面灰白色、棕黄色，有深纵皱纹。切面灰白色、淡黄棕色或黄白色，角质样；皮部较厚，中柱扁缩。质韧软。气微，味甘、苦 ②蜜百部：形同百部片，表面棕黄色或褐棕色，略带焦斑，稍有黏性。味甜

表4-75 川贝母

要 点	内 容
来 源	为百合科植物川贝母、暗紫贝母、甘肃贝母、梭砂贝母、太白贝母或瓦布贝母的干燥鳞茎。按药材性状不同分别习称"松贝""青贝""炉贝"和栽培品
产 地	①川贝母主产于四川、西藏、云南等省区 ②暗紫贝母主产于四川阿坝、青海等地 ③甘肃贝母主产于甘肃、青海、四川等省 ④梭砂贝母主产于云南、四川、青海、西藏等省区 ⑤太白贝母主产于重庆、湖北、四川、陕西等省亦产 ⑥瓦布贝母主产于四川阿坝
采收加工	夏、秋二季或积雪融化后采挖。除去须根、粗皮及泥沙，洗净，晒干或低温干燥
性状鉴别——药材	1.野生品 （1）松贝 ①形状：呈类圆锥形或近球形 ②表面：类白色。外层鳞叶2瓣，大小悬殊，大瓣紧抱小瓣，未抱部分呈新月形，习称"怀中抱月"；顶部闭合，内有类圆柱形、顶端稍尖的心芽和小鳞叶1～2枚；先端钝圆或稍尖，底部平，微凹入，中心有1灰褐色的鳞茎盘，偶有残存的须根

（续表 4-75）

要 点	内 容
性状鉴别 ——药材	③质地：硬而脆。断面白色，富粉性 ④气味：气微，味微苦 以色白，外形呈"怀中抱月"，质硬而脆，断面白色，富粉性。气微，味微苦者为佳 （2）青贝：呈类扁球形。外层鳞叶 2 瓣，大小相近，相对抱合，顶端开裂，内有心芽和小鳞叶 2～3 枚及细圆柱形的残茎 （3）炉贝：呈长圆锥形。表面类白色或浅棕黄色，有的具棕色斑点。外层鳞叶 2 瓣，大小相近，相对抱合，顶端开裂而略尖，基部稍尖或较钝 2. 栽培品：呈类扁球形或短圆柱形。表面类白色或浅棕黄色，稍粗糙，有的具浅黄色斑点。外层鳞叶 2 瓣，大小相近，顶部多开裂而较平
显微鉴别	（1）松贝、青贝及栽培品粉末： ①淀粉粒甚多，广卵形、长圆形或不规则圆形，有的边缘不平整或略作分枝状，脐点短缝状、点状、人字状或马蹄状，层纹隐约可见 ②表皮细胞类长方形，垂周壁微波状弯曲，偶见不定式气孔，圆形或扁圆形。 （2）炉贝粉末：淀粉粒广卵形、贝壳形、肾形或椭圆形，脐点人字状、星状或点状，层纹明显

表 4-76　浙贝母

要 点	内 容		
来　源	为百合科植物浙贝母的干燥鳞茎		
产　地	主产于浙江宁波地区，江苏、安徽、湖南亦产。多系栽培		
采收加工	初夏植株枯萎时采挖，洗净。大小分开，大者除去芯芽，习称"大贝"；小者不去芯芽，习称"珠贝"。分别撞擦，除去外皮，拌以煅过的贝壳粉，吸去擦出的浆汁，干燥；或用鳞茎，大小分开，洗净，除去心芽，趁鲜切成厚片洗净，干燥，习称"浙贝片"		
性状鉴别	药材	（1）大贝 ①形状：为鳞茎外层单瓣鳞叶，略呈新月形，高 1～2cm，直径 2～3.5cm ②表面：外表面类白色至淡黄色，内表面白色或淡棕色，被有白色粉末 ③质地：硬而脆，易折断，断面白色至黄白色，富粉性 ④气味：气微，味微苦 （2）珠贝 ①形状：为完整的鳞茎，呈扁圆形，高 1～1.5cm，直径 1～2.5cm ②表面：黄棕色至黄褐色，有不规则的皱纹；或类白色至淡黄色，较光滑或被有白色粉末。质硬，不易折断，断面淡黄色或类白色，略带角质状或粉性；外层鳞叶 2 瓣，肥厚，略呈肾形，互相抱合，内有小鳞叶 2～3 枚及干缩的残茎 以色白、质脆、易折断、断面粉白色、富粉性为佳	
	饮片	浙贝片：椭圆形或类圆形片，外皮黄褐色或灰褐色，略皱缩；或淡黄白色，较光滑。切面微鼓起，灰白色；或平坦，粉白色。质脆，易折断，断面粉白色，富粉性	

（续表 4-76）

要　点	内　容
显微鉴别	浙贝母、浙贝片粉末： ①淀粉粒甚多，单粒卵形、广卵形，脐点点状、人字状或马蹄状，位于较小端，层纹不明显 ②表皮细胞类多角形或长方形，垂周壁连珠状增厚；气孔扁圆形，副卫细胞 4～5 个 ③草酸钙结晶细小，多呈颗粒状，有的呈梭形、方形或细杆状

表 4-77　黄　精

要　点		内　容
来　源		为百合科植物滇黄精、黄精或多花黄精的干燥根茎
产　地		滇黄精主产于贵州、广西、云南等地；黄精主产于河北、内蒙古、陕西等地；多花黄精主产于贵州、湖南、云南等地
采收加工		春、秋二季采挖，除去须根，洗净，置沸水中略烫或蒸至透心，干燥
性状鉴别	药材	①大黄精：呈肥厚肉质的结节块状，表面淡黄色至黄棕色，具环节，有皱纹及须根痕，结节上侧茎痕呈圆盘状，周围凹入，中部突出。质硬而韧，不易折断，断面角质，淡黄色至黄棕色。气微，味甜，嚼之有黏性 ②鸡头黄精：呈结节状弯柱形，略呈圆锥形，常有分枝。表面黄白色或灰黄色，半透明，有纵皱纹，茎痕圆形 ③姜形黄精：呈长条结节块状，长短不等，常数个块状结节相连。表面灰黄或黄褐色，粗糙，结节上侧有突出的圆盘状茎痕 以外形肥大、质硬而韧、切面略呈角质样、淡黄色至黄棕色、嚼之有黏性者为佳。味苦者不可药用
	饮片	①黄精：呈不规则的厚片。外表皮淡黄色至黄棕色，切面略呈角质样，淡黄色至黄棕色，可见多数淡黄色小筋脉点。质稍硬而韧。气微，味甜，嚼之有黏性 ②酒黄精：呈不规则的厚片。表面棕褐色至黑色，有光泽，中心棕色至浅褐色，可见小筋脉点。质较柔软。味甜，微有酒香气

表 4-78　玉　竹

要　点		内　容
来　源		为百合科植物玉竹的干燥根茎
产　地		主产于湖南、河南、江苏、浙江等地
采收加工		秋季采挖，除去须根，洗净，晒至柔软后，反复揉搓、晾晒至无硬心，晒干；或蒸透后，揉至半透明，晒干
性状鉴别	药材	呈长圆柱形，略扁。表面黄白色或淡黄棕色，半透明，具纵皱纹和微隆起的环节，有白色圆点状须根痕和圆盘状茎痕。质硬而脆或稍软，易折断，断面角质样或显颗粒性。气微，味甘，嚼之发黏
	饮片	呈不规则的厚片或段。外表皮黄白色至淡黄棕色，半透明，有时可见环节。切面角质样或显颗粒性。气微，味甘，嚼之发黏

表4-79 重 楼

要 点	内 容
来 源	为百合科植物云南重楼或七叶一枝花的干燥根茎
产 地	主产于云南、四川、广西、陕西等地
采收加工	秋季采挖,除去须根,洗净,晒干
性状鉴别 ——药材	①形状:结节状扁圆柱形,略弯曲 ②表面:黄棕色或灰棕色,外皮脱落处呈白色;密具层状突起的粗环纹,一面结节明显,结节上具椭圆形凹陷茎痕,另一面有疏生的须根或疣状须根痕。顶端具鳞叶和茎的残基 ③质地:坚实,断面平坦,白色至浅棕色,粉性或角质样 ④气味:气微,味微苦、麻

表4-80 土茯苓

要 点		内 容
来 源		为百合科植物光叶菝葜的干燥根茎
产 地		主产于广东、湖南、湖北、浙江等地
采收加工		夏、秋二季采挖,除去须根,洗净,干燥;或趁鲜切成薄片,干燥
性状鉴别	药材	①形状:略呈圆柱形,稍扁或呈不规则条块,有结节状隆起,具短分枝 ②表面:黄棕色或灰褐色,凹凸不平,有坚硬的须根残基,分枝顶端有圆形芽痕,有的外皮现不规则裂纹,并有残留的鳞叶 ③质地:坚硬 ④切片:呈长圆形或不规则形,边缘不整齐;切面类白色或淡红棕色,粉性;可见点状维管束及多数小亮点;质略韧,折断时有粉尘飞扬,以水湿润后有黏滑感 ⑤气味:气微,味微甘、涩
	饮片	①形状:呈长圆形或不规则的薄片,边缘不整齐 ②切面:黄白色或红棕色,粉性,可见点状维管束及多数小亮点;以水湿润后有黏滑感 ③气味:气微,味微甘、涩

表4-81 天 冬

要 点		内 容
来 源		为百合科植物天冬的干燥块根
产 地		主产于贵州、四川、广西等地
采收加工		秋、冬二季采挖,洗净,除去茎基和须根,置沸水中煮或蒸至透心,趁热除去外皮,洗净,干燥
性状鉴别	药材	呈长纺锤形,表面黄白色至淡黄棕色,半透明,光滑或具深浅不等的纵皱纹,

（续表4-81）

要 点		内 容
性状鉴别	药材	偶有残存的灰棕色外皮。质硬或柔润，有黏性，断面角质样，中柱黄白色。气微，味甜、微苦 以条粗壮、色黄白、半透明者为佳
	饮片	呈类圆形或不规则形的片。外表面黄白色至淡黄棕色，半透明，光滑或具深浅不等的纵皱纹，偶有残存的灰棕色外皮。质硬或柔润，有黏性。切面角质样，中柱黄白色。气微，味甜、微苦

表4-82 麦 冬

要 点	内 容
来 源	为百合科植物麦冬的干燥块根
产 地	主产于浙江省慈溪、余姚、杭州者称"杭麦冬"；主产于四川省三台县者称"川麦冬"
采收加工	夏季采挖，洗净，反复暴晒、堆置，至七八成干，除去须根，干燥
性状鉴别 ——药材	呈纺锤形，两端略尖，表面淡黄色或黄白色，有细纵皱纹。质柔韧，断面黄白色，半透明，中柱细小。气微香，味甘、微苦 以个肥大、身干、色黄白、半透明、质柔韧、味甜、嚼之发黏者为佳

表4-83 山麦冬

要 点	内 容
来 源	为百合科植物湖北麦冬或短葶山麦冬的干燥块根
产 地	主产于四川、浙江、广西等地
采收加工	夏初采挖，洗净，反复暴晒，堆置，至近干，除去须根，干燥
性状鉴别 ——药材	①湖北麦冬：呈纺锤形，两端略尖，表面淡黄色至棕黄色，具不规则纵皱纹。质柔软，干后质硬脆，易折断，断面淡黄色至棕黄色，角质样，中柱细小。气微，味甜，嚼之发黏 ②短葶山麦冬：稍扁，具粗纵纹。味甘、微苦

表4-84 知 母

要 点		内 容
来 源		为百合科植物知母的干燥根茎
产 地		主产于河北省；山西、内蒙古、陕西及东北的西部亦产
采收加工		春、秋二季采挖，除去残基及须根，去掉泥土，晒干，习称"毛知母"；或除去外皮，晒干，习称"知母肉"（"光知母"）
性状鉴别	药材	（1）毛知母 ①形状：呈长条状，微弯曲，略扁，偶有分枝，一端有浅黄色的茎叶残痕 ②表面：黄棕色至棕色，上面有一凹沟，具紧密排列的环状节，节上密生黄棕色的残存叶基，由两侧向根茎上方生长；下面隆起略皱缩，并有凹陷或突起的点状根痕

（续表4-84）

要　点	内　容	
性状鉴别	药材	③质地：硬，易折断，断面黄白色 ④气味：气微，味微甜、略苦，嚼之带黏性 （2）知母肉（光知母）：已去净外皮，表面黄白色，有扭曲的沟纹，有的可见叶痕及根痕 以条肥大、质硬、断面黄白色为佳
	饮片	①知母：呈不规则类圆形的厚片。外表皮黄棕色或棕色，可见少量残存的黄棕色叶基纤维或凹陷或突起的点状根痕。切面黄白色至黄色。气微，味微甜、略苦，嚼之带黏性 ②盐知母：形如知母片，色黄或微带焦斑。味微咸

表4-85　山　药

要　点	内　容	
来　源	为薯蓣科植物薯蓣的干燥根茎	
产　地	主产于河南省的温县、武陟、博爱、沁阳等县（旧怀庆府）	
采收加工	冬季茎叶枯萎后采挖，切去根头，洗净，除去外皮及须根，干燥，即为"毛山药"；或除去外皮，趁鲜切厚片，干燥，称为"山药片"；或选择肥大顺直的毛山药，置清水中，浸至无干心，闷透，切齐两端，用木板搓成圆柱状，晒干，打光，习称"光山药"	
性状鉴别	药材	①毛山药：略呈圆柱形，弯曲而稍扁。表面黄白色或淡黄色，有纵沟、纵皱纹及须根痕，偶有浅棕色的外皮残留。体重，质坚实，不易折断，断面白色，粉性。气微，味淡，微酸，嚼之发黏 ②光山药：呈圆柱形，两端平齐，表面光滑，白色或黄白色 以条粗、质坚实、粉性足、色白者为佳
	饮片	①山药片：为类圆形、椭圆形或不规则形的厚片，表面类白色或淡黄白色。质脆，易折断，切面类白色，富粉性。气微，味淡、微酸，嚼之发黏 ②麸炒山药：形如山药片，切面黄白或微黄色，偶有焦斑，略有焦香气
显微鉴别	山药、山药片、麸炒山药粉末： ①草酸钙针晶束存在于黏液细胞中 ②淀粉粒单粒扁卵形、类圆形、三角状卵形或矩圆形，脐点短缝状或人字状	

表4-86　射　干

要　点	内　容	
来　源	为鸢尾科植物射干的干燥根茎	
产　地	主产于河南、湖北、江苏、安徽等地	
采收加工	春初刚发芽或秋末茎叶枯萎时采挖，除去须根和泥沙，干燥	
性状鉴别	药材	①形状：呈不规则的结节状

第四章

（续表 4-86）

要　点		内　容
性状鉴别	药材	②表面：黄褐色、棕褐色或黑褐色，皱缩，有较密的环纹。上面有数个圆盘状凹陷的茎痕，偶有茎基残存；下面有残留的细根及根痕 ③质地：硬，断面黄色，颗粒性 ④气味：气微，味苦、微辛
	饮片	①形状：呈不规则形或长条形的薄片 ②外表皮：黄褐色、棕褐色或黑褐色，皱缩，可见残留的须根和须根痕，有的可见环纹 ③切面：淡黄色或鲜黄色，具散在小筋脉点或筋脉纹，有的可见环纹 ④气味：气微，味苦、微辛

表 4-87　莪　术

要　点		内　容
来　源		为姜科植物蓬莪术、广西莪术或温郁金的干燥根茎。后者习称"温莪术"
产　地		蓬莪术主产于四川、福建、广东等地；广西莪术主产于广西；温莪术主产于浙江、四川、台湾、江西等地
采收加工		冬季茎叶枯萎后采挖，洗净，蒸或煮至透心，晒干或低温干燥后除去须根和杂质
性状鉴别	药材	（1）蓬莪术 ①形状：呈卵圆形、长卵形、圆锥形或长纺锤形，顶端多钝尖，基部钝圆 ②表面：灰黄色至灰棕色，上部环节突起，有圆形微凹的须根痕或有残留的须根，有的两侧各有1列下陷的芽痕和类圆形的侧生根茎痕，有的可见刀削痕 ③质地：体重，质坚实，断面灰褐色至蓝褐色，蜡样，常附有灰棕色粉末，皮层与中柱易分离，内皮层环纹棕褐色 ④气味：气微香，味微苦而辛 （2）广西莪术：环节稍突起，断面黄棕色至棕色，常附有淡黄色粉末，内皮层环纹黄白色 （3）温莪术：断面黄棕色至棕褐色，常附有淡黄色至黄棕色粉末。气香或微香 以个大、质坚实、气香者为佳
	饮片	①莪术：呈类圆形或椭圆形厚片。外表皮灰黄色或灰棕色，有时可见环节或须根痕，切面黄绿色、黄棕色或棕褐色，内皮层环纹明显，散在"筋脉"小点。气微香，味微苦而辛 ②醋莪术：形如莪术片，色泽加深，角质样，微有醋香气

表 4-88　姜　黄

要　点	内　容
来　源	为姜科植物姜黄的干燥根茎
产　地	主产于四川、福建等省

（续表 4-88）

要　点		内　容
采收加工		冬季茎叶枯萎时采挖，洗净，蒸或煮至透心，晒干，除去须根
性状鉴别	药材	呈不规则卵圆形、圆柱形或纺锤形，常弯曲，有的具短叉状分枝。表面深黄色，粗糙，有皱缩纹理和明显环节，并有圆形分枝痕及须根痕。质坚实，不易折断，断面棕黄色至金黄色，角质样，有蜡样光泽，内皮层环纹明显，维管束呈点状散在。气香特异，味苦、辛 以质坚实、断面金黄、香气浓厚者为佳
	饮片	呈类圆形或不规则形厚片。外表皮深黄色，有时可见环节，切面棕黄色或金黄色，角质样，内皮层环纹明显，维管束点状散在。气香特异，味苦、辛

表 4-89　郁　金

要　点		内　容
来　源		为姜科植物温郁金、姜黄、广西莪术或蓬莪术的干燥块根。前两者分别习称"温郁金"和"黄丝郁金"。其余按性状不同习称"桂郁金"或"绿丝郁金"
产　地		①温郁金主产于浙江、福建、四川等省 ②黄丝郁金主产于四川、福建、广东、江西等省 ③桂郁金主产于广西、云南等省 ④绿丝郁金主产于四川、浙江、福建、广西等省
采收加工		冬季茎叶枯萎后采挖，除去泥沙及须根，蒸或煮至透心，干燥。浙江地区用郁金的叶烧灰后，与块根拌和，既能使根颜色变黑，又容易晒干
性状鉴别	药材	（1）郁金：呈长圆形或卵圆形，稍扁，有的微弯曲，两端渐尖。表面灰褐色或灰棕色，具不规则纵皱纹，纵纹隆起处色较浅。质坚实，横断面灰棕色，角质样；内皮层环明显。气微香，味微苦 （2）黄丝郁金：呈纺锤形，有的一端细长。表面棕灰色或灰黄色，具细皱纹。断面橙黄色，外周棕黄色至棕红色。气芳香，味辛辣 （3）桂郁金：呈长圆锥形或长圆形，表面具疏浅纵纹或较粗糙网状皱纹。气微，味微辛苦 （4）绿丝郁金：呈长椭圆形，较粗壮。气微、味淡 以质坚实、外皮皱纹细、断面色黄者为佳。传统认为黄丝郁金质量最佳
	饮片	呈椭圆形或长条形的薄片，外表皮灰黄色、灰褐色至灰棕色，具不规则的纵皱纹。切面灰棕色、橙黄色至灰黑色，角质样，内皮层环明显

表 4-90　天　麻

要　点		内　容
来　源		为兰科植物天麻的干燥块茎
产　地		主产于四川、云南、贵州等省，东北及华北各地亦产
采收加工		立冬后至次年清明前采挖，除去地上苗茎，立即洗净，蒸至透心，敞开低温干燥
性状鉴别	药材	①形状：椭圆形或长条形，略扁，皱缩而稍弯曲

第四章

（续表 4-90）

要　点		内　容
性状鉴别	药材	②表面：黄白色至淡黄棕色，有纵皱纹及由潜伏芽排列而成的横环纹多轮，有时可见鳞叶或棕褐色菌索。顶端有红棕色至深棕色鹦嘴状的芽苞或残留茎基；底部有圆脐形疤痕 ③质地：坚硬，不易折断，断面较平坦，黄白色至淡棕色，角质样 ④气味：气微，味甘 以质地坚实沉重、有鹦哥嘴、断面明亮、无空心者（冬麻）质佳；质地轻泡、有残留茎基、断面色晦暗、空心者（春麻）质次
	饮片	呈不规则的薄片，外表皮淡黄色至淡黄棕色，有时可见点状排成的横环纹。切面黄白色或淡棕色，角质样，半透明。气微，味甘

表 4-91　白　及

要　点		内　容
来　源		为兰科植物白及的干燥块茎
产　地		主产于贵州、四川、云南、湖北等地
采收加工		夏、秋二季采挖，除去须根，洗净，置沸水中煮或蒸至无白心，晒至半干，除去外皮，晒干
性状鉴别	药材	①形状：呈不规则扁圆形，多有 2～3 个爪状分枝，少数具 4～5 个爪状分枝 ②表面：灰白色或灰棕色，有数圈同心环节和棕色点状须根痕，上面有突起的茎痕，下面有连接另一块茎的痕迹 ③质地：坚硬，不易折断，切面类白色，角质样 ④气味：气微，味苦，嚼之有黏性 以个大、饱满、色白、半透明、质坚实者为佳
	饮片	呈不规则的薄片。外表皮灰白色或灰棕色，或黄白色。切面类白色至黄白色，角质样，半透明，维管束小点状，散生。质脆。气微，味苦，嚼之有黏性

二、茎木类中药

（一）茎木类中药的性状鉴定

表 4-92　茎木类中药的性状鉴定

要　点	内　容
茎类中药	（1）木质藤茎和茎枝 ①形状：多呈圆柱形或扁圆柱形 ②表面：大多为棕黄色，少数具特殊颜色 ③断面：纤维性或裂片状，木部占大部分，双子叶植物的茎断面可见放射状排列纹理，有的可见明显小孔，如川木通、青风藤；有的可见特殊的环纹，如鸡血藤 ④气味鉴别：海风藤味苦，有辛辣感；青风藤味苦，而无辛辣感 （2）草质藤茎 ①形状：较细长，多呈圆柱形，有的可见数条纵向的隆起棱线，也有呈类方柱形

第四章

（续表4-92）

要　点	内　容
茎类中药	②表面：多呈浅黄绿色，节和节间，叶痕均较明显 ③质地：脆，易折断。断面可见明显的髓部，类白色，疏松，有的呈空洞状
木类中药	①形状：多呈不规则的块状、厚片状或长条状。有的具有棕褐色树脂状条纹或斑块；有的因形成的季节不同而出现年轮 ②质地和气味：如沉香质重，具香气；白木香质轻，香气较淡

（二）常用茎木类中药

表4-93　川木通

要　点		内　容
来　源		为毛茛科植物小木通或绣球藤的干燥藤茎
产　地		小木通主产于四川、湖南；绣球藤主产于四川
采收加工		春、秋二季采收，除去粗皮，晒干，或趁鲜切薄片，晒干
性状鉴别	药材	①形状：呈长圆柱形，略扭曲 ②表面：黄棕色或黄褐色，有纵向凹沟及棱线；节处多膨大，有叶痕及侧枝痕。残存皮部易撕裂 ③质地：坚硬，不易折断 ④切片：边缘不整齐，残存皮部黄棕色，木部浅黄棕色或浅黄色，有黄白色放射状纹理及裂隙，其间布满导管孔，髓部较小，类白色或黄棕色，偶有空腔 ⑤气味：气微，味淡
	饮片	呈类圆形厚片，切面边缘不整齐，残存皮部黄棕色，木部浅黄棕色或浅黄色，有黄白色放射状纹理及裂隙，其间密布细孔（导管），髓部较小，类白色或黄棕色，偶有空腔。气微，味淡。

表4-94　木　通

要　点		内　容
来　源		为木通科植物木通、三叶木通或白木通的干燥藤茎
产　地		木通主产于江苏、浙江、安徽、江西等省；三叶木通主产于浙江省；白木通主产于四川省
采收加工		秋季采收，截取茎部，除去细枝，阴干
性状鉴别	药材	①形状：呈圆柱形，常稍扭曲 ②表面：灰棕色至灰褐色，外皮粗糙而有许多不规则的裂纹或纵沟纹，具突起的皮孔。节部膨大或不明显，具侧枝断痕 ③质地：体轻，质坚实，不易折断 ④断面：不整齐，皮部较厚，黄棕色，可见淡黄色颗粒状小点，木部黄白色，射线呈放射状排列，髓小或有时中空，黄白色或黄棕色

（续表 4-94）

要　点		内　容
性状鉴别	药材	⑤气味：气微，味微苦而涩 以条匀、断面色黄者为佳
	饮片	呈圆形、椭圆形或不规则形片。外表皮灰棕色或灰褐色。切面射线呈放射状排列，髓小或有时中空。气微，味微苦而涩

表 4-95　槲寄生

要　点		内　容
来　源		为桑寄生科植物槲寄生的干燥带叶茎枝
产　地		主产于河北、辽宁、吉林、内蒙古等省区
采收加工		冬季至次春采割，除去粗茎，切段，干燥，或蒸后干燥
性状鉴别	药材	（1）茎枝 ①形状：呈圆柱形，2～5叉状分枝 ②表面：黄绿色、金黄色或黄棕色，有纵皱纹；节膨大，节上有分枝或枝痕 ③质地：体轻，质脆，易折断 ④断面：不平坦，皮部黄色，木部色较浅，有放射状纹理 （2）叶：生于枝梢，易脱落，无柄 ①形状：长椭圆状披针形，先端钝圆，基部楔形，全缘 ②表面：黄绿色，有细皱纹，主脉5出，中间3条明显；革质 ③气味：气微，味微苦，嚼之有黏性 以枝嫩、色黄绿、叶多者为佳
	饮片	①形状：为不规则的厚片 ②茎外皮：黄绿色、黄棕色或棕褐色 ③切面：皮部黄色，木部浅黄色，有放射状纹理，髓部常偏向一边 ④叶片黄绿色或黄棕色，全缘，有细皱纹；革质。气微，味微苦、嚼之有黏性

表 4-96　桑寄生

要　点		内　容
来　源		为桑寄生科植物桑寄生的干燥带叶茎枝
产　地		主产于福建、广东、广西等省区
采收加工		冬季至次春采割，除去粗茎，切段，干燥，或蒸后干燥
性状鉴别	药材	①茎枝：呈圆柱形，表面红褐色或灰褐色，具细纵纹，并有多数细小突起的棕色皮孔，嫩枝有的可见棕褐色茸毛；质坚硬，断面不整齐，皮部红棕色，木部色较浅 ②叶：多卷曲，具短柄，叶片展平后呈卵形或椭圆形，表面黄褐色，幼叶被细茸毛，先端钝圆，基部圆形或宽楔形，全缘；革质 ③气微，味涩

（续表 4-96）

要　点		内　容
性状鉴别	饮片	①为厚片或不规则短段。外表皮红褐色或灰褐色，具细纵纹，并有多数细小突起的棕色皮孔，嫩枝有的可见棕褐色茸毛。切面皮部红棕色，木部色较浅 ②叶多卷曲或破碎，完整者展平后呈卵形或椭圆形，表面黄褐色，幼叶被细茸毛，先端钝圆，基部圆形或宽楔形，全缘；革质 ③气微，味涩

表 4-97　大血藤

要　点		内　容
来　源		为木通科植物大血藤的干燥藤茎
产　地		主产于湖北、四川、江西、河南、江苏等地
采收加工		秋、冬二季采收，除去侧枝，截段，干燥
性状鉴别	药材	①形状：呈圆柱形，略弯曲 ②表面：灰棕色，粗糙，外皮常呈鳞片状剥落，剥落处显暗红棕色，有的可见膨大的节及略凹陷的枝痕或叶痕 ③质地：硬 ④断面：皮部红棕色，有数处向内嵌入木部，木部黄白色，有多数细孔状导管，射线呈放射状排列 ⑤气微，味微涩 以条匀、粗如拇指者为佳
	饮片	①形状：呈类椭圆形的厚片 ②外表皮：灰棕色、粗糙 ③切面：皮部红棕色，有数处向内嵌入木部，木部黄白色，有多数导管孔，射线呈放射状排列 ④气味：气微，味微涩

表 4-98　苏　木

要　点		内　容
来　源		为豆科植物苏木的干燥心材
产　地		主产于广西、云南、台湾、广东等地
采收加工		多于秋季采伐，除去白色边材，干燥
性状鉴别	药材	①形状：呈长圆柱形或对剖半圆柱形。 ②表面：黄红色至棕红色，具刀削痕，常见纵向裂缝 ③质地：坚硬 ④断面：略具光泽，年轮明显，有的可见暗棕色、质松、带亮星的髓部 ⑤气味：气微，味微涩
	饮片	①形状：呈细条状、不规则片状，或为粗粉

（续表 4-98）

要 点		内 容
性状鉴别	饮片	②表面：黄红色至棕红色，常见纵向纹理 ③质地：坚硬。有的可见暗棕色、质松、带亮星的髓部 ④气味：气微，味微涩

表 4-99 鸡血藤

要 点	内 容
来 源	为豆科植物密花豆的干燥藤茎
产 地	主产于广东、广西、云南等地
采收加工	秋、冬二季采收，除去枝叶，切片，晒干
性状鉴别——药材	①形状：椭圆形、长矩圆形或不规则的斜切片 ②栓皮：灰棕色，有的可见灰白色斑块，栓皮脱落处显红棕色 ③质地：坚硬 ④切面：木部红棕色或棕色，导管孔多数；韧皮部有树脂状分泌物呈红棕色至黑棕色，与木部相间排列呈数个同心性椭圆形环或偏心性半圆形环；髓部偏向一侧 ⑤气味：气微，味涩 以树脂状分泌物多者为佳

表 4-100 降 香

要 点		内 容
来 源		为豆科植物降香檀的树干和根的干燥心材
产 地		主产于广东、海南等地
采收加工		全年均可采收，除去边材，阴干
性状鉴别	药材	①形状：类圆柱形或不规则块状 ②表面：紫红色或红褐色 ③切面：有致密的纹理 ④质地：硬，有油性 ⑤气味：气微香，味微苦 以色紫红、质坚硬、富油性、香气浓者为佳
	饮片	为不规则的薄片、小碎块或细粉。余同药材

表 4-101 沉 香

要 点	内 容
来 源	为瑞香科植物白木香含有树脂的木材
产 地	主产于广东、海南、广西、福建等地区，我国台湾亦有栽培
采收加工	全年均可采收，割取含树脂的木材，除去不含树脂的部分，阴干

（续表 4-101）

要　点		内　容
性状鉴别	药材	①形状：不规则块状、片状或盔帽状，有的为小碎块 ②表面：凹凸不平，有刀削痕，偶有孔洞，可见黑褐色树脂与黄白色木部相间的斑纹、孔洞及凹窝。表面多呈朽木状 ③质地：较坚实，断面刺状 ④气味：气芳香，味苦。燃烧时有浓烟及强烈香气，并有黑色油状物渗出 以色黑、质坚硬、油性足、香气浓而持久、能沉水者为佳
	饮片	①形状：呈不规则片状、长条形或类方形小碎块状 ②表面：凹凸个半，有的有刀削痕，偶有孔洞，可见黑褐色树脂与黄白色木部相间的斑纹 ③质地：较坚实，刀削面平整，折断面刺状 ④气味：有特殊香气，味苦

表 4-102　通　草

要　点		内　容
来　源		为五加科植物通脱木的干燥茎髓
产　地		主产于贵州、云南、四川、湖北等地
采收加工		秋季割取茎，截成段，趁鲜取出髓部，理直，晒干
性状鉴别	药材	①形状：呈圆柱形 ②表面：白色或淡黄色，有浅纵沟纹 ③质地：体轻，质松软，稍有弹性，易折断 ④断面：平坦，显银白色光泽，中部有直径 0.3～1.5cm 的空心或半透明圆形的薄膜，纵剖面薄膜呈梯状排列，实心者少见 ⑤气味：气微，味淡 以条粗、色洁白、有弹性者为佳
	饮片	①形状：呈圆形的厚片或小段 ②表面：有银白色光泽。髓部中空或有半透明的薄膜 ③质地：体轻，质松软，有弹性 ④气味：气微，味淡

表 4-103　钩　藤

要　点	内　容
来　源	为茜草科植物钩藤、大叶钩藤、毛钩藤、华钩藤或无柄果钩藤的干燥带钩茎枝
产　地	钩藤主产于广西、广东、湖北、湖南等省区
采收加工	秋、冬二季采收有钩的嫩枝，去叶，剪成短段，晒干
性状鉴别——药材	①形状：为带单钩或双钩的茎枝小段。茎枝呈圆柱形或类方柱形 ②表面：红棕色至紫红色者，具细纵纹，光滑无毛；黄绿色至灰褐色者有的可见白色点状皮孔，被黄褐色柔毛。多数枝节上对生两个向下弯曲的钩（不育花序梗），或仅一侧有钩，另一侧为突起的疤痕

（续表 4-103）

要　点	内　容
性状鉴别 ——药材	③质地：坚韧，断面黄棕色，皮部纤维性，髓部黄白色或中空 ④气味：气微，味淡 以双钩、茎细、钩结实、光滑、色紫红、无枯枝者为佳

表 4-104　石　斛

要　点		内　容
来　源		为兰科植物金钗石斛、霍山石斛、鼓槌石斛或流苏石斛的栽培品及其同属植物近似种的新鲜或干燥茎
产　地		主产于广西、贵州、广东、云南、四川等地
采收加工		全年均可采收，鲜用者除去根和泥沙；干用者采收后，除去杂质，用开水略烫或烘软，再边搓边烘晒，至叶鞘搓净，干燥
性状鉴别	药材	（1）鲜石斛 ①形状：呈圆柱形或扁圆柱形 ②表面：黄绿色，光滑或有纵纹，节明显，色较深，节上有膜质叶鞘。肉质多汁，易折断 ③气味：气微，味微苦而回甜，嚼之有黏性 （2）金钗石斛 ①形状：呈扁圆柱形 ②表面：金黄色或黄中带绿色，有深纵沟 ③质地：硬而脆，断面较平坦而疏松 ④气味：气微，味苦 （3）霍山石斛 ①形状：干条呈直条状或不规则弯曲形 ②表面：淡黄绿色至黄绿色，偶有黄褐色斑块，有细纵纹，节明显，节上有的可见残留的灰白色膜质叶鞘；一端可见茎基部残留的短须根或须根痕，另一端为茎尖，较细 ③质地：硬而脆，易折断，断面平坦，灰黄色至灰绿色，略角质状 ④气味：气微，味淡，嚼之有黏性 鲜品稍肥大。肉质，易折断，断面淡黄绿色至深绿色。气微，味淡，嚼之有黏性且少有渣。枫斗呈螺旋形或弹簧状，常为 2～5 个旋纹，茎拉直后性状同干条 （4）鼓槌石斛 ①形状：呈粗纺锤形 ②表面：光滑，金黄色，有明显凸起的棱 ③质地：轻而松脆，断面海绵状 ④气味：气微，味淡，嚼之有黏性 （5）流苏石斛 ①形状：呈长圆柱形，节明显 ②表面：黄色至暗黄色，有深纵槽

（续表 4-104）

要　点	内　容	
性状鉴别	药材	③质地：疏松，断面平坦或呈纤维性 ④气味：味淡或微苦，嚼之有黏性 干品以色金黄、有光泽、质柔韧者为佳
	饮片	（1）干石斛 ①形状：呈扁圆柱形或圆柱形的段 ②表面：金黄色、绿黄色或棕黄色，有光泽，有深纵沟或纵棱，有的可见棕褐色的节 ③切面：黄白色至黄褐色，有多数散在的筋脉点 ④气味：气微，味淡或微苦，嚼之有黏性 （2）鲜石斛 ①形状：呈圆柱形或扁圆柱形的段 ②表面：黄绿色，光滑或有纵纹，肉质多汁 ③气味：气微，味微苦而回甜，嚼之有黏性

表 4-105　铁皮石斛

要　点	内　容
来　源	为兰科植物铁皮石斛的干燥茎
产　地	主产于云南、浙江等地
采收加工	11 月至翌年 3 月采收，加工方法有以下两种： ①除去杂质，剪去部分须根，边加热边扭成螺旋形或弹簧状，烘干，习称"铁皮枫斗（耳环石斛）" ②切成段，干燥或低温烘干，习称"铁皮石斛"
性状鉴别 ——药材	（1）铁皮枫斗 ①形状：螺旋形或弹簧状，通常为 2～6 个旋纹 ②表面：黄绿色或略带金黄色，有细纵皱纹，节明显，节上有时可见残留的灰白色叶鞘；一端可见茎基部留下的短须根 ③质地：坚实，易折断，断面平坦，灰白色至灰绿色，略角质状 ④气味：气微，味淡，嚼之有黏性 （2）铁皮石斛：为圆柱形的段，长短不等

三、皮类中药

（一）皮类中药的性状鉴定

表 4-106　皮类中药的性状鉴定

要　点	内　容
形　状	由粗大老树上剥的皮，大多宽大而厚，呈长条状或板片状；枝皮则呈细条状或卷筒状；根皮多数呈短片状或筒状 （1）平坦状：皮片呈板片状，较平整。如杜仲、黄柏

（续表 4-106）

要　点	内　容
形　状	（2）弯曲状：皮片多向内表面弯曲，通常取自枝干或较小茎干的皮，易收缩而成弯曲状，由于弯曲的程度不同，又分为： ①槽状或半管状：皮片向内弯曲呈槽状、浅槽状半圆形。如企边桂 ②管状或筒状：皮片向内弯曲至两侧相接近呈管状，这类形状常见于加工时用抽心法抽去木心的皮类中药。如牡丹皮 ③单卷筒状：皮片向一面卷曲，以至两侧重叠。如肉桂 ④双卷筒状：皮片两侧各自向内卷成筒状。如厚朴 ⑤复卷筒状：几个单卷或双卷的皮重叠在一起呈筒状。如锡兰桂皮 ⑥反曲状：皮片向外表面略弯曲，皮的外层呈凹陷状。如石榴树皮
表　面	（1）外表面： 指皮的外面。多数树皮尚可见到皮孔，通常是横向或纵向延长的，皮孔的形状、分布的密度、颜色等常是鉴别皮类中药的特征之一，如： ①如合欢皮的皮孔呈棕红色，椭圆形 ②牡丹皮的皮孔呈灰褐色，横长略凹陷状 ③杜仲的皮孔呈斜方形。 ④少数皮类中药的外表面有刺，如红毛五加皮；或有钉状物，如海桐皮等。部分皮类中药，木栓层已除去或部分除去而较光滑，如桑白皮、黄柏等 （2）内表面： ①内表面颜色各不同，如肉桂呈红棕色，杜仲呈紫褐色，黄柏呈黄色，苦楝皮呈黄白色 ②有些含油的皮类中药可根据油痕的情况结合气味等，判断该药材的质量，如肉桂、厚朴等 ③根据纵向皱纹和网状纹理来判断药材，如椿白皮
折断面	①平坦状：有的皮类中药的组织中富有薄壁细胞而无石细胞群或纤维束，折断面无明显突起物，较平坦，如牡丹皮 ②颗粒状：有的皮类中药的组织中富有石细胞群，折断面常呈颗粒状突起，如肉桂 ③纤维状：有的皮类中药的组织中富含纤维，折断面多显细的纤维状物或刺状物突出，如合欢皮 ④层状：有的皮类中药组织构造中的纤维束和薄壁组织成环带状间隔排列，折断时形成明显的层片状，如苦楝皮、黄柏等
气　味	气味也是鉴别皮类中药的重要特征，它和皮中所含成分有密切关系，各种皮类中药的外形有时很相似，但其气味却完全不同，如： ①如香加皮和地骨皮，前者有特殊香气，后者气味均较微弱 ②肉桂与桂皮外形亦较相似，但肉桂味甜而辣；桂皮则味微甜而辛、凉

（二）常用皮类中药

表 4-107　桑白皮

要　点	内　容
来　源	为桑科植物桑的干燥根皮

（续表 4-107）

要　点		内　容
产　地		主产于安徽、河南、浙江、江苏、湖南等地
采收加工		秋末叶落时至次春发芽前采挖根部，刮去黄棕色粗皮，纵向剖开，剥取根皮，晒干
性状鉴别	药材	①形状：呈扭曲的卷筒状、槽状或板片状 ②表面：内表面黄白色或淡黄色，有细纵纹；外表面白色或淡黄白色，较平坦，有的残留橙黄色或棕黄色鳞片状粗皮 ③质地：体轻，质韧，纤维性强，难折断，易纵向撕裂，撕裂时有粉尘飞扬 ④气味：气微，味微甘 以色白、皮厚、柔韧、粉性足者为佳
	饮片	（1）桑白皮 ①形状：丝条状 ②表面：外表面白色或淡黄白色，有的残留橙黄色或棕黄色鳞片状粗皮；内表面黄白色或灰黄色，有细纵纹 ③质地：质韧，体轻，纤维性强 ④气味：气微，味微甘 （2）蜜桑白皮 ①形状：呈不规则的丝条状 ②表面：深黄色或棕黄色，略具光泽 ③质地：滋润，纤维性强，易纵向撕裂 ④气味：气微，味甜

表 4-108　牡丹皮

要　点		内　容
来　源		为毛茛科植物牡丹的干燥根皮
产　地		主产于安徽、四川、河南及山东等省。主为栽培品
采收加工		秋季采挖根部 ①除去细根和泥沙，剥取根皮，晒干，习称"连丹皮"（原丹皮） ②刮去粗皮，除去木心，晒干，习称"刮丹皮"（粉丹皮）
性状鉴别	药材	（1）连丹皮（原丹皮） ①形状：呈筒状或半筒状，有纵剖开的裂缝，略向内卷曲或张开 ②表面：外表面灰褐色或黄褐色，有多数横长皮孔样突起及细根痕，栓皮脱落处粉红色；内表面淡灰黄色或浅棕色，有明显的细纵纹，常见发亮的结晶 ③质地：硬而脆，易折断，断面较平坦，淡粉红色，粉性 ④气味：气芳香，味微苦而涩 刮丹皮：外表面有刮刀削痕，红棕色或淡灰黄色，有时可见灰褐色斑点状残存外皮 以条粗长、皮厚、无木心、断面粉白色、粉性足、结晶多、香气浓者为佳

第四章

（续表 4-108）

要　点		内　容
性状鉴别	饮片	①形状：呈圆形或卷曲形的薄片 ②表面：连丹皮外表面灰褐色或黄褐色，栓皮脱落处粉红色；刮丹皮表面红棕色或淡灰黄色。内表面有时可见发亮的结晶 ③切面：淡粉红色，粉性 ④气味：气芳香，味微苦而涩

表 4-109　厚　朴

要　点		内　容
来　源		为木兰科植物厚朴及凹叶厚朴的干燥干皮、根皮和枝皮
产　地		主产于四川、湖北、浙江、福建等省。多为栽培品
采收加工		4～6月剥取，干皮置沸水中微煮后，"发汗"处理至内表面变紫褐色或棕褐色时，再蒸软，取出，卷成筒状，干燥。枝皮及根皮直接阴干
性状鉴别	药材	（1）干皮 ①形状： a.呈卷筒状或双卷筒状，习称"筒朴" b.近根部干皮一端展开如喇叭口，习称"靴筒朴" ②表面：外表面灰棕色或灰褐色，粗糙，有时呈鳞片状，较易剥落，有明显的椭圆形皮孔和纵皱纹；刮去粗皮者显黄棕。内表面紫棕色或深紫褐色，较平滑，具细密纵纹，划之显油痕 ③质地：坚硬，不易折断，断面颗粒性，外层灰棕色，内层紫褐色或棕色，有油性，有的可见多数小亮星 ④气味：气香，味辛辣、微苦 （2）根皮（根朴）：呈不规则块片或单筒状，有的弯曲似鸡肠，习称"鸡肠朴"。表面灰棕色。质硬，较易折断，断面纤维性 （3）枝皮（枝朴）：呈单筒状。表面灰棕色。质脆，易折断，断面纤维性 以皮厚、肉细、油性足、内表面紫棕色、断面有发亮结晶物、香气浓者、味苦辛微甜、嚼之残渣少者为佳
	饮片	（1）厚朴 ①形状：呈弯曲的丝条状或单、双卷筒状 ②表面： a.外表面灰褐色，有时可见椭圆形皮孔或纵皱纹 b.内表面紫棕色或深紫褐色，较平滑，具细密纵纹，划之显油痕 ③切面：颗粒性，有油性，有的可见小亮星 ④气味：气香，味辛辣、微苦 （2）姜厚朴：形如厚朴丝，表面灰褐色，偶见焦斑。略具姜辣气
显微鉴别		厚朴、姜厚朴粉末： ①石细胞类方形、椭圆形或不规则分枝状，壁厚，有的可见层纹 ②油细胞椭圆形或类圆形，含黄棕色油状物 ③纤维甚多，壁甚厚，有的呈波浪形或一边呈锯齿状，木化，孔沟不明显

表 4-110　肉　桂

要　点	内　容
来　源	为樟科植物肉桂的干燥树皮
产　地	主产于广西、广东等省
采收加工	每年分两期采收，第一期于 4～5 月间，第二期于 9～10 月间，以第二期产量大，香气浓，质量佳。根据采收加工方法不同，有如下加工品： ①桂通（官桂）为剥取栽培 5～6 年生幼树的干皮和粗枝皮，或老树枝皮，不经压制，自然卷曲成筒状 ②企边桂为剥取 10 年以上的干皮，将两端削成斜面，突出桂心，夹在木质的凹凸板中间，压成两侧向内卷曲的浅槽状 ③板桂为剥取老树最下部近地面的干皮，夹在木质的桂夹内，晒至九成干，经纵横堆叠，加压，干燥，成为扁平板状 ④桂碎为在加工过程中的碎块
性状鉴别 ——药材	①形状：槽状或卷筒状 ②表面：外表面灰棕色，稍粗糙，有不规则的细皱纹及横向突起的皮孔，有的可见灰白色的纹斑；内表面红棕色，较平坦，有细纵纹，划之显油痕 ③质地：硬而脆，易折断，断面不平坦，外层棕色而较粗糙，内层红棕色而油润，两层中间有 1 条黄棕色的线纹 ④气味：气香浓烈，味甜、辣 以不破碎、体重、外皮细、肉厚、断面紫红色、油性大、香气浓、味甜而辛、嚼之渣少者为佳
显微鉴别	肉桂粉末： ①纤维大多单个散在，长梭形，木化，纹孔不明显 ②石细胞类圆形或类方形，壁厚，有的一面菲薄 ③油细胞类圆形或长圆形

表 4-111　杜　仲

要　点		内　容
来　源		为杜仲科植物杜仲的干燥树皮
产　地		主产于四川、湖北、贵州及河南等省。多为栽培
采收加工		4～6 月剥取，趁鲜刮去粗皮，将树皮内表面相对层层叠放，堆积"发汗"至内皮呈紫褐色时，取出晒干
性状鉴别	药材	①形状：板片状或两边稍向内卷 ②表面： a. 外表面淡灰棕色或灰褐色，有明显的皱纹或纵裂槽纹，有的树皮较薄，未去粗皮，可见明显的斜方形皮孔 b. 内表面暗紫色或紫褐色，光滑 ③质地：脆，易折断，断面有细密、银白色、富弹性橡胶丝相连 ④气微，味稍苦 以皮厚、块大、去净粗皮、内表面暗紫色、断面银白色橡胶丝多者为佳

第四章

（续表4-111）

要 点		内 容
性状鉴别	饮片	（1）杜仲 ①形状：呈小方块或丝状 ②表面： a. 外表面浅棕色或灰褐色，有明显的皱纹 b. 内表面暗紫色，光滑 ③断面：有细密、银白色、富弹性橡胶丝相连 ④气味：气微，味稍苦 （2）盐杜仲 ①形状：形如杜仲块或丝 ②表面：外表面黑褐色，内表面褐色，折断时胶丝弹性较差 ③味：微咸

表4-112　合欢皮

要 点		内 容
来　源		为豆科植物合欢的干燥树皮
产　地		主产于湖北、江苏、安徽、浙江等地
采收加工		夏、秋二季剥取，晒干
性状鉴别	药材	①形状：呈卷曲筒状或半筒状 ②表面： a. 外表面灰棕色至灰褐色，稍有纵皱纹，有的成浅裂纹，密生明显的椭圆形横向皮孔，棕色或棕红色，偶有突起的横棱或较大的圆形枝痕，常附有地衣斑 b. 内表面淡黄棕色或黄白色，平滑，有细密纵纹 ③质地：硬而脆，易折断，断面呈纤维性片状，淡黄棕色或黄白色 ④气味：气微香，味淡、微涩、稍刺舌，而后喉头有不适感
	饮片	①形状：呈弯曲的丝或块片状 ②表面： a. 外表面灰棕色至灰褐色，稍有纵皱纹，密生明显的椭圆形横向皮孔，棕色或棕红色 b. 内表面淡黄棕色或黄白色，平滑，具细密纵纹 ③切面：呈纤维性片状，淡黄棕色或黄白色 ④气味：气微香，味淡、微涩、稍刺舌，而后喉头有不适感

表4-113　黄　柏

要 点	内 容
来　源	为芸香科植物黄皮树的干燥树皮。习称"川黄柏"
产　地	主产于四川、贵州等省
采收加工	3～6月间采收，选10年左右的树，剥取树皮后，除去粗皮，晒干

（续表 4-113）

要　点		内　容
性状鉴别	药材	①形状：呈板片状或浅槽状 ②表面： a.外表面黄棕色或黄褐色，平坦或具纵沟纹，有的可见皮孔痕及残存的灰褐色粗皮 b.内表面暗黄色或淡棕色，具细密的纵棱纹 ③质地：体轻，质较硬，断面纤维性，呈裂片状分层，深黄色 ④气味：气微，味极苦，嚼之有黏性 以皮厚、断面色黄者为佳
	饮片	（1）黄柏 ①形状：呈丝条状 ②表面： a.外表黄褐色或黄棕色 b.内表面暗黄色或淡棕色，具纵棱纹 ③切面：纤维性，呈裂片状分层，深黄色 ④味：极苦 （2）盐黄柏：形如黄柏丝，表面深黄色。偶有焦斑。味极苦，微咸 （3）黄柏炭 ①形状：形如黄柏丝 ②表面：焦黑色，内部深褐色或棕黑色 ③质地：体轻，质脆，易折断 ④味：苦涩
显微鉴别		黄柏、盐黄柏、黄柏炭粉末： ①纤维鲜黄色，常成束周围细胞含草酸钙方晶，形成晶纤维，含晶细胞壁木化增厚 ②石细胞鲜黄色，类圆形、纺锤形或呈分枝状，壁厚，层纹明显 ③草酸钙方晶众多

表 4-114　关黄柏

要　点		内　容
来　源		为芸香科植物黄檗的干燥树皮
产　地		主产于辽宁、吉林等省，内蒙古、河北、黑龙江等省区亦产。以辽宁产量最大
采收加工		3～6月间采收，选10年左右的树，剥取树皮，除去粗皮，晒干
性状鉴别	药材	①形状：板片状或浅槽状 ②表面：a.外表面黄绿色或淡棕黄色，较平坦，有不规则的纵裂纹，皮孔痕小而少见，偶有灰白色的粗皮残留；b.内表面黄色或黄棕色 ③质地：体轻，质较硬，断面纤维性，有的呈裂片状分层，鲜黄色或黄绿色 ④气味：气微，味极苦，嚼之有黏性
	饮片	（1）关黄柏 ①形状：呈丝状

（续表 4-114）

要 点		内 容
性状鉴别	饮片	②表面：外表面黄绿色或淡棕黄色，较平坦；内表面黄色或黄棕色 ③切面：鲜黄色或黄绿色，有的呈片状分层 ④气味：气微，味极苦 （2）盐关黄柏：形如关黄柏丝，深黄色，偶有焦斑。略具咸味 （3）关黄柏炭：形如关黄柏丝，表面焦黑色、断面焦褐色。质轻而脆。味微苦、涩

表 4-115　白鲜皮

要 点		内 容
来　源		为芸香科植物白鲜的干燥根皮
产　地		主产于辽宁、河北、山东等地
采收加工		春、秋两季采挖根部，除去泥沙和粗皮，剥取根皮，干燥
性状鉴别	药材	①形状：呈卷筒状 ②表面： a.外表面灰白色或淡灰黄色，具细纵皱纹及细根痕，常有突起的颗粒状小点 b.内表面类白色，有细纵纹 ③质地：脆，折断时有粉尘飞扬，断面不平坦，略呈层片状，剥去外层，迎光可见有闪烁的小亮点 ④气味：有羊膻气，味微苦
	饮片	①形状：呈不规则的厚片 ②表面： a.外表面灰白色或淡灰黄色，具细纵皱纹及细根痕，常有突起的颗粒状小点 b.内表面类白色，有细纵纹 ③切面：类白色，略呈层片状 ④气味：有羊膻气，味微苦

表 4-116　苦楝皮

要 点		内 容
来　源		为楝科植物川楝或楝的干燥树皮和根皮
产　地		川楝主产于四川、云南、贵州、甘肃等省；楝主产于山西、甘肃、山东、江苏等省
采收加工		春、秋二季剥取，晒干，或除去粗皮，晒干
性状鉴别	药材	①形状：呈不规则板片状、槽状或半卷筒状 ②表面：外表面灰棕色或灰褐色，粗糙，有交织的纵皱纹和点状灰棕色皮孔，除去粗皮者淡黄色；内表面类白色或淡黄色 ③质地：韧，不易折断，断面纤维性，呈层片状，易剥离 ④气味：气微，味苦

要 点		内 容
性状鉴别	饮片	①形状：呈不规则的丝状 ②表面：外表面灰棕色或灰褐色，除去粗皮者呈淡黄色。内表面类白色或淡黄色 ③切面：纤维性，略呈层片状，易剥离。气微，味苦

表4-117 秦 皮

要 点		内 容
来 源		为木犀科植物苦枥白蜡树、白蜡树、尖叶白蜡树或宿柱白蜡树的干燥枝皮或干皮
产 地		主产于辽宁、吉林、陕西、四川等省
采收加工		春、秋二季剥取枝皮或干皮，晒干
性状鉴别	药材	（1）枝皮 ①形状：呈卷筒状或槽状 ②表面： a.外表面灰白色、灰棕色至黑棕色或相间呈斑状，平坦或稍粗糙，并有灰白色圆点状皮孔及细斜皱纹，有的具分枝痕 b.内表面黄白色或棕色，平滑 ③质地：硬而脆，断面纤维性，黄白色 ④气味：气微，味苦 （2）干皮 ①形状：为长条状块片 ②外表面：灰棕色，具龟裂状沟纹及红棕色圆形或横长的皮孔 ③质地：坚硬 ④断面：纤维性较强 以条长、呈筒状、外皮薄而光滑、身干色灰绿者为佳
	饮片	（1）形状：呈长短不一的丝条状 （2）表面： ①外表面灰白色、灰棕色或黑棕色 ②内表面黄白色或棕色，平滑 （3）切面：纤维性 （4）气味：气微，味苦 本品热水浸出液呈黄绿色，日光下显碧蓝色荧光

表4-118 香加皮

要 点	内 容
来 源	为萝藦科植物杠柳的干燥根皮
产 地	主产于山西、河南、河北、山东等地
采收加工	春、秋二季采挖，剥取根皮，晒干

（续表 4-118）

要 点		内 容
性状鉴别	药材	（1）形状：卷筒状或槽状，少数呈不规则的块片状 （2）表面： ①外表面灰棕色或黄棕色，栓皮松软常呈鳞片状，易剥落 ②内表面黄色或淡黄棕色，较平滑，有细纵纹 （3）质地：体轻，质脆，易折断，断面不整齐，黄白色 （4）气味：有特异的香气，味苦 以条粗、皮厚、呈卷筒状、香气浓、味苦者为佳
	饮片	（1）形状：呈不规则的厚片 （2）表面： ①外表面灰棕色或黄棕色，栓皮常呈鳞片状 ②内表面淡黄色或淡黄棕色，有细纵纹 （3）切断面：黄白色 （4）气味：有特异香气，味苦

表 4-119　地骨皮

要 点	内 容
来 源	为茄科植物枸杞或宁夏枸杞的干燥根皮
产 地	主产于河南、山西、陕西、江苏、浙江、河北等地。多为野生。河南、山西产量较大，江苏、浙江产者品质较好。宁夏枸杞主产于宁夏、甘肃等地，为栽培品
采收加工	春初或秋后采挖根部，洗净，剥取根皮，晒干
性状鉴别 ——药材	（1）形状：筒状或槽状 （2）表面： ①外表面灰黄色至棕黄色，粗糙，有不规则纵裂纹，易成鳞片状剥落 ②内表面黄白色至灰黄色，较平坦，有细纵纹 （3）质地：体轻，质脆，易折断，断面不平坦，外层黄棕色，内层灰白色 （4）气味：气微，味微甘而后苦 以块大、肉厚、无木心者为佳

四、叶类中药

药用部位为完整而已长成的干燥叶，这类中药称叶类中药。一般为单叶，如枇杷叶；少数用复叶的小叶，如番泻叶；有时，尚带有部分嫩枝，如侧柏叶等。

（一）叶类中药的性状鉴定

叶类中药形状的鉴定主要从以下几个方面来判断：

1. 叶片的形状。

2. 长度及宽度。

3. 叶端、叶缘及叶基的情况。

4. 叶片上、下表面的色泽及有无毛茸和腺点，叶脉的类型、凹凸和分布情况。

5.叶片的质地。

6.叶柄的有无、形状及长短。

7.叶翼、叶轴、叶鞘、托叶及茎枝的有无。

8.叶片的气和味等。

（二）常用叶类中药

表 4-120　侧柏叶

要　点		内　容
来　源		为柏科植物侧柏的干燥枝梢及叶
产　地		主产于江苏、广东、河北、山东等地；除新疆、青海外，全国大部分地区亦产，多栽培
采收加工		多在夏、秋二季采收，阴干
性状鉴别	药材	①形状：本品多分枝，小枝扁平。叶细小鳞片状，交互对生，贴伏于枝上，深绿色或黄绿色 ②质地：脆，易折断 ③气味：气清香，味苦涩、微辛
	饮片	侧柏炭： ①形状：形如侧柏叶 ②表面：黑褐色 ③质地：脆，易折断，断面焦黄色 ④气味：气香，味微苦涩

表 4-121　淫羊藿

要　点		内　容
来　源		为小檗科植物淫羊藿、箭叶淫羊藿、柔毛淫羊藿或朝鲜淫羊藿的干燥叶
产　地		淫羊藿主产于陕西、山西、河南、广西等地
采收加工		夏、秋季茎叶茂盛时采收，阴干或晒干
性状鉴别	药材	（1）淫羊藿： ①形状：二回三出复叶，小叶片卵圆形，先端渐尖，顶生小叶基部心形，两侧小叶较小，偏心形，外侧较大，呈耳状，边缘具黄色刺毛状细锯齿 ②表面：上表面黄绿色，下表面灰绿色，基部有稀疏细长毛，细脉两面突起，网脉明显；小叶柄长 1～5cm。叶片近革质 ③气味：气微，味微苦 （2）箭叶淫羊藿：一回三出复叶；小叶片长卵形至卵状披针形，先端渐尖，两侧小叶基部明显偏斜，外侧呈箭形。下表面疏被粗短状伏毛或近无毛。叶片革质 （3）柔毛淫羊藿：一回三出复叶；叶下表面及叶柄密被绒毛状柔毛 （4）朝鲜淫羊藿：二回三出复叶，小叶较大，长 4～10cm，宽 3.5～7cm，先端长尖。叶片较薄

要　点		内　容
性状鉴别	饮片	①淫羊藿：呈丝片状。上表面绿色、黄绿色或浅黄色，下表面灰绿色，网脉明显，中脉及细脉凸出，边缘具黄色刺毛状细锯齿。近革质。气微，味微苦
		②炙淫羊藿：形如淫羊藿丝。表面浅黄色显油亮光泽。微有羊脂油气

表 4-122　大青叶

要　点		内　容
来　源		为十字花科植物菘蓝的干燥叶
产　地		主产于河北、江苏、安徽、河南等省
采收加工		夏、秋两季分 2～3 次采收，除去杂质，晒干 ①第 1 次采收在 6 月中旬，采后及时施肥 ②第 2 次采收在 7 月下旬 ③9～10 月份可采收第 3 次 北方地区一般在夏、秋（霜降前后）分两次采收
性状鉴别	药材	①形状和表面：多皱缩卷曲。完整的叶片展平后呈长椭圆形至长圆状倒披针形；上表面暗灰绿色，有的可见色较深稍突起的小点；先端钝，全缘或微波状，基部狭窄下延至叶柄成翼状；叶柄淡棕黄色 ②质地：脆 ③气味：气微，味微酸、苦、涩 以叶片完整、色暗灰绿者为佳
	饮片	①形状：不规则的碎段 ②表面：叶片暗灰绿色，叶上表面有的可见色较深稍突起的小点；叶柄碎片淡棕黄色 ③质地：质脆 ④气味：气微，味微酸、苦、涩

表 4-123　蓼大青叶

要　点	内　容
来　源	为蓼科植物蓼蓝的干燥叶
产　地	主产于河北安国、山东、辽宁、山西等地
采收加工	夏、秋二季枝叶茂盛时采收，可采两次，除去茎枝及杂质，干燥
性状鉴别——药材	①形状和表面：叶多皱缩、破碎。完整者展平后呈椭圆形。蓝绿或蓝黑色，先端钝，基部渐狭，全缘。叶脉浅黄棕色，于下表面略突起。叶柄扁平，偶带膜质托叶鞘 ②质地：脆 ③气味：气微，味微涩而稍苦

第四章

表 4-124　枇杷叶

要　点		内　容
来　源		为蔷薇科植物枇杷的干燥叶
产　地		主产于广东、广西、江苏等地。以江苏产量大，广东质量佳
采收加工		全年均可采收，晒至七八成干时，扎成小把，再晒干
性状鉴别	药材	（1）形状：呈长椭圆形或倒卵形。先端尖，基部楔形，边缘上部有疏锯齿，近基部全缘 （2）表面： ①上表面灰绿色、黄棕色或红棕色，较光滑 ②下表面密被黄色绒毛，主脉于下表面显著突起，侧脉羽状；叶柄极短，被棕黄色绒毛。革质而脆、易折断 （3）气味：气微、味微苦
	饮片	（1）枇杷叶 ①形状：呈丝条状 ②表面：表面灰绿色、黄棕色或红棕色，较光滑；下表面可见绒毛，主脉突出 ③质地：革质而脆 ④气味：气微，味微苦 （2）蜜枇杷叶：形如枇杷叶丝，表面黄棕色或红棕色，微显光泽，略带黏性。具蜜香气，味微甜

表 4-125　番泻叶

要　点	内　容
来　源	为豆科植物狭叶番泻或尖叶番泻的干燥小叶
产　地	狭叶番泻主产于印度南端丁内未利。尖叶番泻主产于埃及；现我国广东省、海南省及云南西双版纳等地均有栽培
采收加工	①狭叶番泻在开花前摘下叶片，阴干后分级，然后用水压机打包 ②尖叶番泻在 9 月间果实将成熟时，剪下枝条，摘取叶片晒干，全叶与碎叶分别包装
性状鉴别——药材	狭叶番泻： ①形状：呈长卵形或卵状披针形，叶端急尖，叶基稍不对称，全缘 ②表面：上表面黄绿色，下表面浅黄绿色，无毛或近无毛，叶脉稍隆起。革质 ③气味：气微弱而特异，味微苦，稍有黏性 尖叶番泻：呈披针形或长卵形，略卷曲，叶端短尖或微突，叶基不对称，两面均有细短毛茸 以叶片大、完整、色绿、梗少、无泥沙杂质者为佳

表 4-126　罗布麻叶

要　点	内　容
来　源	为夹竹桃科植物罗布麻的干燥叶

（续表 4-126）

要　点	内　容
产　地	主产于西北、华北、东北等地。现江苏、山东、安徽、河北等地有大量栽培
采收加工	夏季采收，除去杂质，干燥
性状鉴别 ——药材	①形状和表面：多皱缩卷曲。完整叶片展平后呈椭圆状披针形或卵圆状披针形，淡绿色或灰绿色，先端钝，有小芒尖，基部钝圆或楔形，边缘具细齿，常反卷，两面无毛，叶脉于下表面突起；叶柄细 ②质地和气味：质脆。气微，味淡

表 4-127　紫苏叶

要　点	内　容	
来　源	为唇形科植物紫苏的干燥叶（或带嫩枝）	
产　地	主产于江苏、浙江、河北等地	
采收加工	夏季枝叶茂盛时采收，除去杂质，晒干	
性状鉴别	药材	①形状：叶片多皱缩卷曲、破碎，完整的叶展平后呈卵圆形。先端长尖或急尖，基部圆形或宽楔形，边缘具圆锯齿 ②表面：两面紫色或上表面绿色，下表面紫色，疏生灰白色毛，下表面有多数凹点状的腺鳞。叶柄长 2～7cm，紫色或紫绿色。带嫩枝者，紫绿色，断面中部有髓 ③质地：脆 ④气味：气清香，味微辛 以叶完整、色紫、气清香者为佳
	饮片	①形状：呈不规则的段或未切叶。叶多皱缩卷曲、破碎，完整者展平后呈卵圆形。边缘具圆锯齿 ②表面：两面紫色或上表面绿色，下表面紫色，疏生灰白色毛。叶柄紫色或紫绿色。带嫩枝者，紫绿色，切面中部有髓 ③气味：气清香，味微辛

表 4-128　艾　叶

要　点	内　容
来　源	为菊科植物艾的干燥叶
产　地	主产于山东、安徽、湖北、河北等地。全国大部分地区有分布
采收加工	夏季花未开时采摘，除去杂质，晒干
性状鉴别 ——药材	①形状：多皱缩、破碎，有短柄。完整叶片展平后呈卵状椭圆形，羽状深裂，裂片椭圆状披针形，边缘有不规则的粗锯齿 ②表面：上表面灰绿色或深黄绿色，有稀疏的柔毛和腺点；下表面密生灰白色绒毛 ③质地：柔软 ④气味：气清香，味苦

第四章

要　点	内　容
显微鉴别	艾叶、醋艾炭、粉末： ①非腺毛有两种：一种为 T 形毛，顶端细胞长而弯曲，两臂不等长，柄 2～4 个细胞；另一种为单列性非腺毛，3～5 个细胞，顶端细胞特长而扭曲，常断落 ②腺毛表面观鞋底形，由 4、6 细胞相对叠合而成，无柄

五、花类中药

　　完整的花有的是已开放的，如洋金花、红花；有的是尚未开放的花蕾，如丁香、金银花。药用花序亦有的是采收未开放的，如款冬花；有的要采收已开放的，如菊花、旋覆花。而夏枯草实际上采收的是带花的果穗。药用仅为花的某一部分，如西红花系柱头，莲须系雄蕊，玉米须系花柱，松花粉、蒲黄则为花粉粒等。

（一）花类中药的性状鉴别要点

　　1. 常见的花类中药的形状和颜色

　　（1）形状：有圆锥状、棒状、团簇状、丝状、粉末状等。

　　（2）颜色：较新鲜时稍暗淡，气味也较新鲜时淡。

　　2. 鉴别时，不同部位入药，需要做的鉴别工作

　　（1）以完整花入药者，要注意观察萼片、花瓣、雄蕊和雌蕊的数目及其着生位置、形状、颜色、被毛与否、气味等。

　　（2）如以花序入药，除单朵花的观察外，需注意花序类别、总苞片或苞片等。菊科植物还需观察花序托的形状，有无被毛等。

（二）常用花类中药

表 4-129　辛　夷

要　点	内　容
来　源	为木兰科植物望春花、玉兰或武当玉兰的干燥花蕾
产　地	主产于河南、四川、安徽、湖北、陕西等省
采收加工	冬末春初花未开放时采收，除去枝梗及杂质，阴干
性状鉴别 ——药材	（1）望春花 ①形状：呈长卵形，似毛笔头，基部常具短梗，梗上有类白色点状皮孔。 ②表面： a. 苞片 2～3 层，每层 2 片，两层苞片之间有小鳞芽，苞片外表面密被灰白色或灰绿色有光泽的长茸毛，内表面类棕色，无毛。 b. 花被片 9，棕色，外轮花被片 3，条形，约为内两轮长的 1/4，呈萼片状，内两轮花被片 6，每轮 3，轮状排列。除去花被，雄蕊和雌蕊多数，螺旋状排列 ③质地：体轻，质脆 ④气味：气芳香，味辛凉而稍苦 （2）玉兰：基部枝梗较粗壮，皮孔浅棕色。苞片外表面密被灰白色或灰绿色茸毛。花被片 9，内外轮同型

（续表4-129）

要　点	内　容
性状鉴别 ——药材	（3）武当玉兰：基部枝梗粗壮，皮孔红棕色。苞片外表面密被淡黄色或淡黄绿色茸毛，有的最外层苞片茸毛已脱落而呈黑褐色。花被片10～12（15），内外轮无明显差异 以花蕾完整、内瓣紧密、无枝梗、香气浓者为佳

表4-130　槐　花

要　点	内　容	
来　源	①为豆科植物槐的干燥花，习称"槐花" ②为豆科植物槐的花蕾，习称"槐米"	
产　地	主产于辽宁、河北、河南、山东等地	
采收加工	夏季花开放或花蕾形成时采收，及时干燥，除去枝、梗及杂质	
性状鉴别 ——药材	槐花	①形状：皱缩而卷曲，花瓣多散落。完整者花萼钟状，黄绿色，先端5浅裂；花瓣5，黄色或黄白色，1片较大，近圆形，先端微凹，其余4片长圆形。雄蕊10，其中9个基部连合，花丝细长。雌蕊圆柱形，弯曲，体轻 ②气味：气微，味微苦
	槐米	①形状：呈卵形或椭圆形 ②表面：花萼下部有数条纵纹。萼的上方为黄白色未开放的花瓣。花梗细小 ③质地：体轻，质松脆，手捻即碎 ④气味：气微，味微苦涩 槐花以干燥、色黄白、整齐不碎、无枝梗杂质为佳。槐米以未开放者为佳

表4-131　丁　香

要　点	内　容
来　源	为桃金娘科植物丁香的干燥花蕾
产　地	主产于坦桑尼亚、印度尼西亚、马来西亚及东非沿岸国家。以桑给巴尔岛产量大，质量佳。我国海南、广东等省有栽培
采收加工	当花蕾由绿色转红时采摘，晒干
性状鉴别 ——药材	①形状：略呈研棒状，花冠圆球形，花瓣4，覆瓦状抱合，棕褐色至褐黄色，花瓣内为雄蕊和花柱，搓碎后可见众多黄色细粒状的花药。萼筒圆柱状，红棕色或棕褐色，上部有4枚三角状的萼片，十字状分开 ②质地：坚实，富油性 ③气味：气芳香浓烈，味辛辣、有麻舌感 以个大、身干、色红棕、油性足、入水则萼管沉于水面下、香气浓郁者为佳
显微鉴别	丁香粉末： ①花粉粒众多，极面现三角形，赤道表面观双凸镜形，具3副合沟 ②纤维梭形，顶端钝圆，壁较厚 ③草酸钙簇晶众多，存在于较小的薄壁细胞中，常数个排列成行 ④油室多破碎，含油状物

表 4-132　洋金花

要　点	内　容
来　源	为茄科植物白花曼陀罗的干燥花
产　地	主产于江苏、浙江、福建、广东等省。多为栽培
采收加工	4～11 月花初开时采收，晒干或低温干燥
性状鉴别——药材	①形状：多皱缩成条状，花萼呈筒状，长为花冠的 2/5，灰绿色或灰黄色，先端 5 裂，基部具纵脉纹 5 条 ②表面：微具毛茸；花冠呈喇叭状，淡黄色或黄棕色，顶端 5 浅裂，裂片先端有短尖，短尖下有明显的纵脉纹 3 条，两裂片之间微凹，雄蕊 5，花丝贴生于花冠筒内，长为花冠的 3/4；雌蕊 1，柱头棒状 ③烘干品质柔韧，气特异；晒干品质脆，气微，味微苦 以朵大、不破碎、花冠肥厚者为佳
显微鉴别	洋金花粉末： ①花粉粒类球形或长圆形，表面有条纹状雕纹 ②花萼、花冠裂片边缘、花丝基部均具非腺毛 ③花萼、花冠薄壁细胞中有草酸钙砂晶、方晶及簇晶

表 4-133　金银花

要　点	内　容
来　源	为忍冬科植物忍冬的干燥花蕾或带初开的花
产　地	主产于山东、河南，全国大部地区均产。多为栽培
采收加工	夏初花开放前采收，干燥
性状鉴别——药材	①形状：呈棒状，上粗下细，略弯曲 ②表面：黄白色或绿白色（贮久色渐深），密被短柔毛。偶见叶状苞片。花萼绿色，先端 5 裂，裂片有毛。开放者，花冠筒状，先端二唇形；雄蕊 5，附于筒壁，黄色；雌蕊 1，子房无毛 ③气味：气清香，味淡、微苦 以花蕾多、色绿白、质柔软、气清香者为佳
显微鉴别	金银花粉末： ①花粉粒类球形，表面具细密短刺及细颗粒状雕纹，具 3 个萌发孔 ②腺毛较多，头部倒圆锥形、类圆形或略扁圆形，多细胞，柄部亦为多细胞 ③非腺毛为单细胞，有一种甚长而稍弯曲，壁薄，有微细疣状突起；一种较短，壁厚，具壁疣，有的可见螺纹

表 4-134　山银花

要　点	内　容
来　源	为忍冬科植物灰毡毛忍冬、红腺忍冬、华南忍冬或黄褐毛忍冬的干燥花蕾或带初开的花

（续表4-134）

要　点	内　容	
产　地	灰毡毛忍冬主产于湖南、广西及贵州等省区。红腺忍冬主产于广西、四川、云南、湖南等省区。华南忍冬主产于广东、广西等省区。黄褐毛忍冬主产于广西、贵州和云南等省区。多为栽培	
采收加工	夏初花开放前采收，干燥	
性状鉴别 ——药材	灰毡 毛忍冬	①形状：呈棒状而稍弯曲 ②表面：黄色或黄绿色。总花梗集结成簇，开放者花冠裂片不及全长之半 ③质地：稍硬，手捏之稍有弹性 ④气味：气清香，味微苦甘
	红腺忍冬	表面黄白色至黄棕色，无毛或疏被毛。萼筒无毛，先端5裂，裂片长三角形，被毛。开放者的花冠下唇反转，花柱无毛
	华南忍冬	萼筒和花冠密被灰白色毛
	黄褐 毛忍冬	花冠表面淡黄棕色或黄棕色，密被黄色茸毛

表4-135　款冬花

要　点	内　容	
来　源	为菊科植物款冬的干燥花蕾	
产　地	主产于河南、甘肃、山西、陕西等地	
采收加工	12月或地冻前当花尚未出土时采挖，除去花梗和泥沙，阴干	
性状鉴别	药材	①形状：呈长圆棒状。常单生或2～3个基部连生 ②表面：外面被有多数鱼鳞状苞片，习称"连三朵"。苞片外表面紫红色或淡红色，内表面密被白色絮状茸毛 ③质地：体轻，撕开后可见白色茸毛 ④气味：气清香，味微苦而辛 以蕾大、肥壮、色紫红鲜艳、花梗短者为佳
	饮片	蜜款冬花：形如款冬花，表面棕黄色或棕褐色，稍带黏性。具蜜香气，味微甜

表4-136　菊　花

要　点	内　容	
来　源	为菊科植物菊的干燥头状花序。药材按产地和加工方法不同，分为"亳菊""滁菊""贡菊""杭菊""怀菊"	
产　地	主产于安徽、浙江、江苏、河南等地。多栽培	
采收加工	9～11月花盛开时分批采收。阴干或焙干，或熏、蒸后晒干	
性状鉴别 ——药材	亳菊	①形状：呈倒圆锥形或圆筒形，有时稍压扁呈扇状。离散。总苞碟状；总苞片3～4层，卵形或椭圆形，草质 ②表面：黄绿色或褐绿色，外面被柔毛，边缘膜质

要　点		内　容
性状鉴别 ——药材	亳菊	③花托：半球形，无托片或托毛 ④舌状花：数层，雌性，位于外围，类白色，劲直、上举，纵向折缩，散生金黄色腺点 ⑤管状花：多数，两性，位于中央，为舌状花所隐藏，黄色，顶端 5 齿裂，瘦果不发育，无冠毛 ⑥体轻，质柔润，干时松脆 ⑦气味：气清香，味甘，微苦
	滁菊	呈不规则球形或扁球形，舌状花类白色，不规则扭曲，内卷，边缘皱缩，有时可见淡褐色腺点；管状花大多隐藏
	贡菊	呈扁球形或不规则球形，舌状花白色或类白色，斜升，上部反折，边缘稍内卷而皱缩，通常无腺点；管状花少，多外露
	杭菊	呈碟形或扁球形，常数个相连成片。舌状花类白色或黄色，平展或微折叠，彼此粘连，通常无腺点；管状花多数，外露
	怀菊	呈不规则球形或扁球形，多数为舌状花，舌状花类白色或黄色，不规则扭曲，内卷，边缘皱缩，有时可见腺点；管状花大多隐藏
	以花朵完整、颜色鲜艳、气清香、梗叶少者为佳	

表 4-137　红　花

要　点		内　容
来　源		为菊科植物红花的干燥花
产　地		主产于河南、浙江、四川、云南等省。为栽培品
采收加工		夏季花由黄变红时择晴天早晨露水未干时采摘，阴干或晒干
性状鉴别	药材	①形状：为不带子房的管状花 ②表面：红黄色或红色。花冠筒细长，先端 5 裂，裂片呈狭条形，长 0.5～0.8cm；雄蕊 5，花药聚合呈筒状，黄白色；柱头长圆柱形，顶端微分叉 ③质地：柔软 ④气味：气微香，味微苦 以花冠长、色红鲜艳、无枝刺、柔软如茸毛者为佳
	饮片	同药材
显微鉴别		红花粉末： ①花粉粒类圆球形或椭圆形，外壁有刺或具齿状突起，具 3 个萌发孔 ②花冠、花丝、柱头碎片多见，有长管状分泌细胞，常位于导管旁，含黄棕色至红棕色分泌物

表 4-138　西红花

要　点	内　容
来　源	为鸢尾科植物番红花的干燥柱头

191

要　点	内　容
产　地	主产于西班牙，意大利、德国、法国、希腊等国亦产
采收加工	开花期晴天的早晨采花，摘取柱头，遮盖吸水纸后晒干，或 40℃～50℃烘干，或在通风处晾干
性状鉴别 ——药材	①形状：呈线形，三分枝。暗红色，上部较宽而略扁平，顶端边缘显不整齐的齿状，内侧有一短裂隙，下端有时残留一小段黄色花柱 ②质地：体轻，质松软，无油润光泽。干燥后质脆易断 ③气味：气特异，微有刺激性，味微苦 取本品浸水中，可见橙黄色呈直线下降，并逐渐扩散，水被染成黄色，无沉淀。柱头呈喇叭状，有短缝；在短时间内，用针拨之不破碎 以体轻、质松软、柱头色暗红、黄色花柱少者为佳

六、果实及种子类中药

（一）果实类中药的性状鉴别要点

1. 果实类中药的药用部位通常为果实、果皮、果柄以及果皮的维管束组织。

（1）采用完全成熟的果实（五味子、山楂），近成熟或未成熟的果实（吴茱萸、木瓜、枳壳），少数为幼果（枳实、青皮）。

（2）多数采用完整的果实（枸杞子、五味子等）；有的采用果实的一部分，如果皮（陈皮、大腹皮）、带部分果皮的果柄（甜瓜蒂）、宿萼（柿蒂）、维管束组织（橘络、丝瓜络）；有的采用整个果穗，如桑椹等。

2. 鉴定果实类中药，应注意其形状、大小、颜色、顶端、基部、表面、质地、断面及气味等。注意是完整的果实还是果实的某一部分。

（1）果实的顶端一般有柱基或其他附属物，下部有果柄或果柄脱落的痕迹；有的带有宿存的花被，如地肤子。

（2）果实类中药的表面大多干缩而有皱纹，肉质果尤为明显，如乌梅。

（3）果皮表面常稍有光泽，如栀子。

（4）果皮表面有的具粉霜状茸毛，如蔓荆子。

（5）果皮表面有的可见凹下的油点，如陈皮、吴茱萸。

（6）有的密生刺状突起或被片状、分枝软刺，如砂仁。

（7）伞形科植物的果实，表面具有隆起的肋线，如茴香、蛇床子。

完整的果实，观察外形后，还应剖开果皮观察内部的种子，注意其数目和生长的部位（胎座）。

（二）种子类中药的性状鉴别要点

种子类中药的药用部位大多是完整的成熟种子，包括种皮和种仁两部分。种子形状大多呈圆球形、扁圆球形或类圆球形，少数呈心形、纺锤形或线形。表面常有各种纹理，如蓖麻子表面有灰白色与黑褐色或黄棕色与红棕色相间的花斑纹；也有的具绢状茸毛，如马钱子；除常有的种脐、合点和种脊外，少数种子还有种阜存在，如巴豆、蓖麻子等。

剥去种皮可见种仁部分，不同的药物其种仁部分也不一样，如：

1. 有的种子具发达的胚乳，如马钱子。

2. 无胚乳的种子，则子叶常特别肥厚，如苦杏仁。

3. 胚乳大多直立，少数弯曲，如王不留行、菟丝子等。

有的种子水浸后种皮显黏液，如葶苈子；有的种子水浸后种皮呈龟裂状，手捻有明显的黏滑感，如牵牛子。

（三）常用果实及种子类中药

表 4-139　地肤子

要　点	内　容
来　源	为藜科植物地肤的干燥成熟果实
产　地	主产于江苏、山东、河南、河北等地。全国各地均有分布
采收加工	秋季果实成熟时采收植株，晒干，打下果实，除去杂质
性状鉴别——药材	①形状：呈扁球状五角星形，外被宿存花被 ②表面：灰绿色或浅棕色，周围具膜质小翅5枚，背面中心有微突起的点状果梗痕及放射状脉纹5～10条；剥离花被，可见膜质果皮，半透明。种子扁卵形，黑色 ③气味：气微，味微苦

表 4-140　五味子

要　点	内　容	
来　源	为木兰科植物五味子的干燥成熟果实，习称"北五味子"	
产　地	主产于吉林、辽宁、黑龙江等省，河北亦产	
采收加工	秋季果实成熟时采摘，晒干或蒸后晒干，除去果梗和杂质	
性状鉴别	药材	①形状：呈不规则的球形或扁球形 ②表面：红色、紫红色或暗红色，皱缩，显油润；有的表面呈黑红色或出现"白霜"。果肉柔软，种子1～2粒，肾形，表面棕黄色，有光泽，种皮薄而脆 ③气味：果肉气微，味酸；种子破碎后，有香气，味辛、微苦 以粒大、果皮紫红、肉厚、柔润者为佳
	饮片	醋五味子：形如五味子，表面乌黑色，油润，稍有光泽。有醋香气
显微鉴别	五味子、醋五味子粉末： ①种皮表皮石细胞淡黄棕色，表面观类多角形，壁较厚，孔沟细密，胞腔含暗棕色物 ②种皮内层石细胞呈多角形、类圆形或不规则形，壁稍厚，纹孔较大 ③果皮表皮细胞表面观类多角形，垂周壁略呈连珠状增厚，表面有角质线纹，表皮中散有油细胞	

表 4-141　南五味子

要　点	内　容
来　源	为木兰科植物华中五味子的干燥成熟果实

（续表 4-141）

要　点		内　容
产　地		主产于陕西、湖南、山西、河南等省
采收加工		秋季果实成熟时采摘，晒干，除去果梗和杂质
性状鉴别	药材	①形状：呈球形或扁球形 ②表面：棕红色至暗棕色，干瘪，皱缩，果肉常贴于种子上 ③种子：1～2粒，肾形，表面棕黄色，有光泽，种皮薄而脆 ④气味：果肉气微，味微酸
	饮片	醋南五味子：形同南五味子，表面棕黑色，油润，稍有光泽，微有醋香气

表 4-142　肉豆蔻

要　点		内　容
来　源		为肉豆蔻科植物肉豆蔻的干燥种仁
产　地		主产于马来西亚、印度尼西亚、斯里兰卡等国
采收加工		采收成熟果实，将肉质果皮纵剖开，内有红色网状的假种皮包围的种子，将假种皮剥下（商品称为"肉豆蔻衣"），再除去种皮，取出种仁。浸于石灰水中 1 天，以防虫蛀，取出低温烘干。或不浸石灰水，直接在 60℃ 以下干燥
性状鉴别——药材		①形状：呈卵圆形或椭圆形 ②表面：灰棕色或灰黄色，有时外被由粉（石灰粉末）。全体有浅色纵行沟纹和不规则网状沟纹。种脐位于宽端，呈浅色圆形突起，合点呈暗凹陷。种脊呈纵沟状，连接两端 ③质地和断面：质坚，断面显棕黄色相杂的大理石样花纹，宽端可见干燥皱缩的胚，富油性 ④气味：气香浓烈，味辛

表 4-143　葶苈子

要　点		内　容
来　源		①十字花科植物播娘蒿的干燥成熟种子，习称"南葶苈子" ②十字花科植物独行菜的干燥成熟种子，习称"北葶苈子"
产　地		①南葶苈子主产于江苏、安徽、山东，浙江、河北、河南等地亦产 ②北葶苈子主产于河北、辽宁、内蒙古，黑龙江、吉林、山西亦产
采收加工		夏季果实成熟时采割植株，晒干，搓出种子，除去杂质
性状鉴别	药材	（1）南葶苈子： ①形状：呈长圆形略扁 ②表面：棕色或红棕色，微有光泽，具纵沟 2 条，其中 1 条较明显。一端钝圆，另端微凹或较平截，种脐类白色，位于凹入端或平截处 ③气味：气微，味微辛、苦，略带黏性 （2）北葶苈子： ①形状：呈扁卵形，一端钝圆，另一端渐尖而微凹，种脐位于凹入端 ②气味：味微辛辣，黏性较强

（续表 4-143）

要　点		内　容
性状鉴别	药材	加水浸泡后，用放大镜观察，南葶苈子透明状黏液层薄，厚度约为种子宽度的 1/5 以下。北葶苈子透明状黏液层较厚，厚度可超过种子宽度的 1/2 以上。 以身干、子粒饱满、无泥屑杂质者为佳
	饮片	炒葶苈子：形如葶苈子，微鼓起，表面棕黄色，有油香气，不带黏性

表 4-144　木　瓜

要　点		内　容
来　源		为蔷薇科植物贴梗海棠的干燥近成熟的果实，习称"皱皮木瓜"
产　地		主产于安徽、湖北、四川、浙江等省
采收加工		夏、秋二季果实黄绿时采收，置沸水中烫至外皮灰白色，对半纵剖，晒干
性状鉴别	药材	①形状：长圆形，多纵剖成两半 ②外表面：紫红色或红棕色，有不规则的深皱纹 ③剖面：边缘向内卷曲，果肉红棕色，中心部分凹陷，棕黄色 ④种子：扁长三角形，多脱落 ⑤质地：坚硬 ⑥气味：气微清香，味酸 以外皮抽皱、肉厚、内外紫红色、质坚实、味酸者为佳
	饮片	①形状：呈类月牙形薄片 ②外表面：紫红色或红棕色，有不规则的深皱纹。切面棕红色 ③气味：气微清香，味酸

表 4-145　山　楂

要　点		内　容
来　源		为蔷薇科植物山里红或山楂的干燥成熟果实
产　地		主产于山东、河北、河南、辽宁等省
采收加工		秋季果实成熟时采收，切片，干燥
性状鉴别	药材	①形状：为圆形片，皱缩不平 ②表面：外皮红色，具皱纹，有灰白小斑点 ③果肉：深黄色至浅棕色 ④中部横切片：具 5 粒浅黄色果核，但核多脱落而中空。有的片上可见短而细的果梗或花萼残迹 ⑤气味：气微清香，味酸、微甜 以片大、皮红、肉厚、核少者为佳
	饮片	①炒山楂：形如山楂片，果肉黄褐色，偶见焦斑。气清香，味酸、微甜 ②焦山楂：形如山楂片，表面焦褐色，内部黄褐色，有焦香气

表 4-146　苦杏仁

要　点		内　容
来　源		为蔷薇科植物山杏、西伯利亚杏、东北杏或杏的干燥成熟种子
产　地		①山杏主产于辽宁、河北、内蒙古、山东、江苏等省区，多野生，亦有栽培 ②西伯利亚杏主产于东北、华北地区，系野生 ③东北杏主产于东北各地，系野生 ④杏主产于东北、华北及西北等地区，系栽培
采收加工		夏季采收成熟果实，除去果肉及核壳，取出种子，晒干
性状鉴别	药材	①形状：呈扁心形 ②表面：黄棕色至深棕色，一端尖，另端钝圆，肥厚，左右不对称，尖端一侧有短线形种脐，圆端合点处向上具多数深棕色的脉纹。种皮薄，子叶2，乳白色，富油性 ③气味：气微，味苦 以颗粒饱满、完整、味苦者为佳
	饮片	①燀苦杏仁：呈扁心形。表面乳白色至黄白色，一端尖，另一端钝圆，肥厚，左右不对称，富油性。有特异的香气，味苦 ②炒苦杏仁：形如燀苦杏仁。表面黄色或棕黄色，微带焦斑。有香气，味苦
显微鉴别		苦杏仁、炒苦杏仁粉末：种皮石细胞橙黄色，单个散在或成群，侧面观大多呈贝壳形，表面观呈类圆形或类多角形；壁较厚，较宽的一边纹孔明显

表 4-147　桃　仁

要　点		内　容
来　源		为蔷薇科植物桃或山桃的干燥成熟种子
产　地		主产于四川、陕西、河北、山东等地
采收加工		果实成熟后采收，除去果肉和核壳，取出种子，晒干
性状鉴别	药材	（1）桃仁： ①形状：呈扁长卵形 ②表面：黄棕色至红棕色，密布颗粒状突起。一端尖，中部膨大，另端钝圆稍偏斜，边缘较薄。尖端一侧有短线形种脐，圆端有颜色略深不甚明显的合点，自合点处散出多数纵向维管束。种皮薄，子叶2，类白色，富油性 ③气味：气微，味微苦 （2）山桃仁：呈类卵圆形，较小而肥厚 以颗粒饱满、均匀、完整者为佳
	饮片	①燀桃仁：呈扁长卵形。表面浅黄白色，一端尖，中部膨大，另端钝圆稍偏斜，边缘较薄。子叶2，富油性。气微香，味微苦 ②燀山桃仁：呈类卵圆形，较小而肥厚 ③炒桃仁：呈扁长卵形。表面黄色至棕黄色，可见焦斑，一端尖，中间膨大，另端钝圆稍偏斜，边缘较薄。子叶2，富油性。气微香，味微苦 ④炒山桃仁：2枚子叶多分离，完整者呈类卵圆形，较小而肥厚

表 4-148　乌　梅

要　点		内　容
来　源		为蔷薇科植物梅的干燥近成熟果实
产　地		主产于四川、浙江、福建、广东、湖南、贵州等地
采收加工		夏季果实近成熟时采收，低温烘干后闷至色变黑
性状鉴别	药材	①形状：呈类球形或扁球形 ②表面：乌黑色或棕黑色，皱缩不平，基部有圆形果梗痕 ③果核：坚硬，椭圆形，棕黄色，表面有凹点 ④种子：扁卵形，淡黄色 ⑤气味：气微，味极酸 以个大、核小、柔润、肉厚、不破裂、味极酸者为佳
	饮片	①乌梅肉：为不规则形块状，略柔软，无核，表面、气味同药材 ②乌梅炭：形如乌梅，皮肉鼓起，表面焦黑色。味酸略有苦味

表 4-149　金樱子

要　点		内　容
来　源		为蔷薇科植物金樱子的干燥成熟果实
产　地		主产于广东、江西、浙江、广西、江苏等地
采收加工		10～11 月果实成熟变红时采收，干燥，除去毛刺
性状鉴别	药材	①形状：为花托发育而成的假果，呈倒卵形 ②表面：红黄色或红棕色，有突起的棕色小点，系毛刺脱落后的残基。顶端有盘状花萼残基，中央有黄色柱基，下部渐尖 ③质地：硬 ④内部：切开后，花托壁厚 1～2mm，内有多数坚硬的小瘦果，内壁及瘦果均有淡黄色绒毛 ⑤气味：气微，味甘、微涩 以个大、肉厚、色红、有光泽、去净刺者为佳
	饮片	金樱子肉： ①形状：呈倒卵形纵剖瓣 ②表面：红黄色或红棕色，有突起的棕色小点 ③顶端：有花萼残基，下部渐尖 ④花托：壁厚 1～2mm，内面淡黄色，残存淡黄色绒毛 ⑤气味：气微，味甘、微涩

表 4-150　沙苑子

要　点	内　容
来　源	为豆科植物扁茎黄芪的干燥成熟种子
产　地	主产于陕西、山西等地

（续表 4-150）

要　点		内　容
采收加工		秋末冬初果实成熟尚未开裂时采割植株，晒干，打下种子，除去杂质，晒干
性状鉴别	药材	①形状：略呈圆肾形而稍扁 ②表面：绿褐色至灰褐色，光滑，边缘一侧凹处具圆形种脐。胚根弯曲 ③质地：坚硬，不易破碎 ④气味：气微，味淡，嚼之有豆腥味
	饮片	盐沙苑子：形如沙苑子。表面鼓起，深褐绿色或深灰褐色。气微，味微咸，嚼之有豆腥味

表 4-151　决明子

要　点		内　容
来　源		为豆科植物决明或小决明的干燥成熟种子
产　地		主产于安徽、江苏、四川等省
采收加工		秋季采收成熟果实，晒干，打下种子，除去杂质
性状鉴别	药材	（1）决明： ①形状：略呈菱状方形或短圆柱形，两端平行倾斜 ②表面：绿棕色或暗棕色，平滑有光泽。一端较平坦、另端斜尖，背腹面各有 1 条突起的棱线，棱线两侧各有 1 条斜向对称而色较浅的线形凹纹 ③质地：坚硬，不易破碎 ④种皮：薄，子叶 2，黄色，呈"S"形折曲并重叠 ⑤气味：气微，味微苦 （2）小决明： 呈矩圆柱形，较小。表面棱线两侧各有 1 条宽广的浅黄棕色带 以颗粒饱满、身干、无杂质、色绿棕者为佳
	饮片	炒决明子： ①形状：形如决明子，微鼓起 ②表面：绿褐色或暗棕色，偶见焦斑 ③气味：微有香气

表 4-152　补骨脂

要　点		内　容
来　源		为豆科植物补骨脂的干燥成熟果实
产　地		主产于四川、河南、安徽、陕西等省
采收加工		秋季果实成熟时采收果序，晒干，搓出果实，除去杂质
性状鉴别	药材	①形状：呈肾形，略扁 ②表面：黑色、黑褐色或灰褐色，具细微网状皱纹 ③顶端：圆钝，有一小突起，凹侧有果梗痕，质硬 ④果皮：皮薄，与种子不易分离

（续表 4-152）

要　点		内　容
性状鉴别	药材	⑤种子：1 枚，子叶 2，黄白色，有油性 ⑥气味：气香，味辛、微苦 以颗粒饱满均匀、色黑褐、纯净无杂质者为佳
	饮片	盐补骨脂：形如补骨脂。表面黑色或褐色，微鼓起。气微香，味微咸

表 4-153　枳　壳

要　点		内　容
来　源		为芸香科植物酸橙及其栽培变种的干燥未成熟果实
产　地		主产于江西、四川、湖北、贵州等省。以江西清江、新干所产最为闻名，商品习称"江枳壳"，量大质优
采收加工		7 月果皮尚绿时采收，自中部横切为两半，晒干或低温干燥
性状鉴别	药材	①形状：呈半球形 ②外果皮：棕褐色至褐色，有颗粒状突起，突起的顶端有凹点状油室；有明显的花柱残迹或果梗痕 ③切面：中果皮黄白色，光滑而稍隆起，边缘散有 1～2 列油室，瓢囊 7～12 瓣，少数至 15 瓣，汁囊干缩呈棕色至棕褐色，内藏种子 ④质地：坚硬，不易折断 ⑤气味：气清香，味苦、微酸 以外皮色棕褐、果肉厚、质坚硬、香气浓者为佳
	饮片	（1）枳壳： ①形状：呈不规则弧状条形薄片 ②切面：外果皮棕褐色至褐色，中果皮黄白色至黄棕色，近外缘有 1～2 列点状油室，内侧有的有少量紫褐色瓢囊 （2）麸炒枳壳：形如枳壳片，色较深，偶有焦斑

表 4-154　吴茱萸

要　点	内　容
来　源	为芸香科植物吴茱萸、石虎或疏毛吴茱萸的干燥近成熟果实
产　地	主产于贵州、广西等省区，多系栽培
采收加工	8～11 月果实尚未开裂时，剪下果枝，晒干或低温干燥，除去枝、叶、果梗等杂质
性状鉴别 ——药材	①形状：呈球形或略呈五角状扁球形 ②表面：暗黄绿色至褐色，粗糙，有多数点状突起或凹下的油点 ③顶端：有五角星状的裂隙，基部残留被有黄色茸毛的果梗 ④质地：硬而脆 ⑤横切面：可见子房 5 室，每室有淡黄色种子 1 粒 ⑥气味：气芳香浓郁，味辛辣而苦 以粒小、饱满坚实、色绿、香气浓烈者为佳

表4-155　巴　豆

要　点		内　容
来　源		为大戟科植物巴豆的干燥成熟果实
产　地		主产于四川、云南、广西、贵州等地。以四川产量最大
采收加工		秋季果实成熟时采收，堆置2～3天，摊开，干燥
性状鉴别	药材	①形状：呈卵圆形，一般具三棱 ②表面：灰黄色或稍深，粗糙，有纵线6条，顶端平截，基部有果梗痕。破开果壳，可见3室，每室含种子1粒 ③种子：呈略扁的椭圆形，表面棕色或灰棕色，一端有小点状的种脐及种阜的疤痕，另端有微凹的合点，其间有隆起的种脊，外种皮薄而脆，内种皮呈白色薄膜；种仁黄白色，油质 ④气味：气微，味辛辣 以种子饱满、种仁色黄白、无杂质者为佳
性状鉴别	饮片	①生巴豆：为巴豆的种仁，呈扁椭圆形。表面黄白色或黄棕色，平滑有光泽，常附有白色薄膜；一端有微凹的合点，另一端有小点状的种脐。内胚乳肥厚，淡黄色，油质；子叶2，菲薄。气微，味辛辣 ②巴豆霜：为粒度均匀、疏松的淡黄色粉末，显油性

表4-156　酸枣仁

要　点		内　容
来　源		为鼠李科植物酸枣的干燥成熟种子
产　地		主产于河北、陕西、辽宁、河南等地
采收加工		秋末冬初采收成熟果实，除去果肉和核壳，收集种子，晒干
性状鉴别	药材	①形状：呈扁圆形或扁椭圆形 ②表面：紫红色或紫褐色，平滑有光泽，有的有裂纹。有的两面均呈圆隆状突起；有的一面较平坦，中间有1条隆起的纵线纹，另一面微隆起，边缘略薄。一端凹陷，可见线形种脐，另一端有细小突起的合点 ③种子：种皮较脆，胚乳白色，子叶2，浅黄色，富油性 ④气味：气微，味淡 以粒大、饱满、完整、有光泽、外皮红棕色、无核壳者为佳
性状鉴别	饮片	炒酸枣仁：形状跟酸枣仁，表面微鼓起，微具焦斑，略有焦香气。味淡

表4-157　小茴香

要　点	内　容
来　源	为伞形科植物茴香的干燥成熟果实
产　地	主产于内蒙古、山西、黑龙江等省区
采收加工	秋季果实初熟时采割植株，晒干，打下果实，除去杂质

（续表 4-157）

要　点	内　容	
性状鉴别	药材	①形状：为双悬果，呈圆柱形，有的稍弯曲 ②表面：黄绿色或淡黄色，两端略尖，顶端残留有黄棕色突起的柱基，基部有时有细小的果梗。分果呈长椭圆形，背面有纵棱 5 条，接合面平坦而较宽 ③横切面：略呈五边形，背面的四边约等长 ④气味：有特异香气，味微甜、辛 以颗粒饱满、色黄绿、气香浓者为佳
	饮片	盐小茴香：形如小茴香，微鼓起，色泽加深，偶有焦斑。味微咸

表 4-158　蛇床子

要　点	内　容
来　源	为伞形科植物蛇床的干燥成熟果实
产　地	主产于河北、山东、广西、浙江、江苏、四川等地
采收加工	夏、秋二季果实成熟时采收，除去杂质，晒干
性状鉴别——药材	①形状：双悬果，呈椭圆形 ②表面：灰黄色或灰褐色，顶端有 2 枚向外弯曲的柱基，基部偶有细梗。分果的背面有薄而突起的纵棱 5 条，接合面平坦，有 2 条棕色略突起的纵棱线 ③果皮：松脆，揉搓易脱落 ④种子：细小，灰棕色，显油性 ⑤气味：气香，味辛凉，有麻舌感

表 4-159　山茱萸

要　点	内　容	
来　源		为山茱萸科植物山茱萸的干燥成熟果肉
产　地		主产于浙江省，安徽、陕西、河南等省亦产
采收加工		秋末冬初果皮变红时采收果实，用文火烘或置沸水中略烫后，及时除去果核，干燥
性状鉴别	药材 药材	①形状：呈不规则的片状或囊状 ②表面：紫红色至紫黑色，皱缩，有光泽 ③顶端：有的有圆形宿萼痕，基部有果梗痕 ④质地：柔软 ⑤气味：气微，味酸、涩、微苦 以个大皮肉厚、色紫红、质柔软、油润、无核、味酸者为佳
	饮片	酒萸肉：形如山茱萸，表面紫黑色或黑色，质滋润柔软。微有酒香气

表 4-160　连　翘

要　点	内　容
来　源	为木犀科植物连翘的干燥果实

（续表 4-160）

要　点	内　容
产　地	主产于山西、陕西、河南等省，多为栽培
采收加工	秋季果实初熟尚带绿色时或熟透时皆可采收 ①果实初熟时采收，除去杂质，蒸熟，晒干，习称"青翘" ②果实熟透时采收，晒干，除去杂质，习称"老翘"
性状鉴别 ——药材	①形状：呈长卵形至卵形，稍扁 ②表面：有不规则纵皱纹和多数突起的小斑点，两面各有 1 条明显的纵沟。顶端锐尖，基部有小果梗或已脱落 ③青翘：多不开裂，表面绿褐色，突起的灰白色小斑点较少；质硬；种子多数，黄绿色，细长，一侧有翅 ④老翘：自顶端开裂或裂成两瓣，表面黄棕色或红棕色，内表面多为浅黄棕色，平滑，具一纵隔；质脆；种子棕色，多已脱落 ⑤气味：气微香，味苦 "青翘"以色墨绿、不开裂者为佳；"老翘"以色黄、壳厚、无种子、纯净者为佳

表4-161　女贞子

要　点		内　容
来　源		为木犀科植物女贞的干燥成熟果实
产　地		主产于浙江、江苏、福建、湖南、四川、广西等地
采收加工		冬季果实成熟时采收，除去枝叶，稍蒸或置沸水中略烫后，干燥；或直接干燥
性状鉴别	药材	①形状：呈卵形、椭圆形或肾形 ②表面：黑紫色或灰黑色，皱缩不平，基部有果梗痕或具宿萼及短梗。体轻 ③果皮：外果皮薄，中果皮较松软，易剥离，内果皮木质，黄棕色，具纵棱 ④种子：通常为 1 粒，肾形，紫黑色，油性 ⑤气味：气微，味甘、微苦涩
	饮片	酒女贞子：形如女贞子，表面黑褐色或灰黑色，附有白色粉霜。微有酒香气

表4-162　马钱子

要　点		内　容
来　源		为马钱科植物马钱的干燥成熟种子
产　地		主产于印度、越南、泰国等国
采收加工		冬季采收成熟果实，取出种子，晒干
性状鉴别	药材	①形状：呈纽扣状圆板形，常一面隆起，一面稍凹下 ②表面：密被灰棕色或灰绿色绢状茸毛，自中间向四周呈辐射状排列，有丝样光泽。边缘稍隆起，较厚，有突起的珠孔，底面中心有突起的圆点状种脐。质坚硬 ③平行剖面：可见淡黄白色胚乳，角质状，子叶心形，叶脉 5～7 条

第四章

要 点		内 容
性状鉴别	药材	④气味：气微，味极苦 以个大饱满、质坚肉厚、表面灰棕色微带绿色、有细密毛茸、有光泽者为佳
	饮片	制马钱子： ①形状：形如马钱子，两面均膨胀鼓起，边缘较厚 ②表面：棕褐色或深棕色，质坚脆，平行剖面可见棕褐色或深棕色的胚乳 ③气味：微有香气，味极苦

表 4-163 菟丝子

要 点		内 容
来 源		为旋花科植物南方菟丝子或菟丝子的干燥成熟种子
产 地		主产于江苏、辽宁、吉林、河北、山东、河南等地
采收加工		秋季果实成熟时采收植株，晒干，打下种子，除去杂质
性状鉴别	药材	呈类球形。表面灰棕色或黄棕色，粗糙，种脐线形或扁圆形。质坚实，不易以指甲压碎。气微，味淡 取本品少量，加沸水浸泡后，表面有黏性；加热煮至种皮破裂时，可露出黄白色卷旋状的胚，形如吐丝
	饮片	盐菟丝子：形如菟丝子，表面棕黄色，裂开，略有香气

表 4-164 牵牛子

要 点		内 容
来 源		为旋花科植物裂叶牵牛或圆叶牵牛的干燥成熟种子
产 地		主产于辽宁省
采收加工		秋末果实成熟、果壳未开裂时采割植株，晒干，打下种子，除去杂质
性状鉴别	药材	①形状：似橘瓣状 ②表面：灰黑色或淡黄白色，背面有一条浅纵沟，腹面棱线的下端有一点状种脐，微凹。质硬 ③横切面：可见淡黄色或黄绿色皱缩折叠的子叶，微显油性 ④气味：气微，味辛、苦，有麻感 ⑤加水浸泡后种皮呈龟裂状，手捻有明显的黏滑感 以颗粒饱满、无果壳者为佳
	饮片	炒牵牛子：形如牵牛子，表面黑褐色或黄棕色，稍鼓起，微香

表 4-165 枸杞子

要 点	内 容
来 源	为茄科植物宁夏枸杞的干燥成熟果实

（续表 4-165）

要　点	内　容
产　地	主产于宁夏、甘肃、青海、新疆等省区
采收加工	夏、秋两季果实呈红色时采收 ①热风烘干，除去果梗 ②晾至皮皱后，晒干，除去果梗
性状鉴别 ——药材	①形状：呈类纺锤形或椭圆形 ②表面：红色或暗红色，顶端有小突起状的花柱痕，基部有白色的果梗痕 ③质地：果皮柔韧，皱缩；果肉肉质，柔润 ④种子：种子 20 ～ 50 粒，类肾形，扁而翘，表面浅黄色或棕黄色 ⑤气味：气微，味甜 以粒大、肉厚、籽小、色红、质柔、味甜者为佳

表 4-166　栀　子

要　点		内　容
来　源		为茜草科植物栀子的干燥成熟果实
产　地		主产于湖南、江西、湖北、浙江等省
采收加工		9 ～ 11 月间果实成熟呈红黄色时采收，除去果梗和杂质，蒸至上气或置沸水中略烫，取出，干燥
性状鉴别	药材	①形状：呈长卵圆形或椭圆形 ②表面：红黄色或棕红色，具 6 条翅状纵棱，棱间常有 1 条明显的纵脉纹，并有分枝。顶端残存萼片，基部稍尖，有残留果梗 ③果皮：薄而脆，略有光泽；内表面色较浅，有光泽，具 2 ～ 3 条隆起的假隔膜 ④种子：多数，扁卵圆形，集结成团，深红色或红黄色，表面密具细小疣状突起 ⑤气味：气微，味微酸而苦 以皮薄、饱满、色红黄者为佳
	饮片	（1）栀子 ①形状：呈不规则碎块 ②果皮：表面红黄色或棕红色，有的可见翅状纵棱 ③种子：多数，扁卵圆形，深红色或红黄色 ④气味：气微，味微酸而苦 （2）炒栀子：形如栀子碎块，黄褐色 （3）焦栀子：形如栀子或为不规则的碎块，表面焦褐色或焦黑色。果皮内表面棕色，种子表面黄棕色或棕褐色。气微，味微酸而苦

表 4-167　瓜　蒌

要　点	内　容
来　源	为葫芦科植物栝楼或双边栝楼的干燥成熟果实

（续表 4-167）

要　点		内　容
产　地		①栝楼主产于山东、河北、河南、安徽等地 ②双边栝楼主产于四川、江西、湖北、湖南、广东、云南等地
采收加工		秋季果实成熟时，连果梗剪下，置通风处阴干
性状鉴别	药材	①形状：呈类球形或宽椭圆形 ②表面：橙红色或橙黄色，皱缩或较光滑，顶端有圆形的花柱残基，基部略尖，具残存的果梗 ③质地：轻重不一。质脆，易破开，内表面黄白色，有红黄色丝络，果瓤橙黄色，黏稠，与多数种子粘结成团 ④气味：具焦糖气，味微酸、甜 以完整不破、果皮厚、皱缩有筋、体重、糖分足者为佳
	饮片	①形状：呈不规则的丝或块状 ②表面：外表面橙红色或橙黄色，皱缩或较光滑；内表面黄白色，有红黄色丝络，果瓤橙黄色，与多数种子黏结成团 ③气味：具焦糖气，味微酸、甜

表 4-168　牛蒡子

要　点		内　容
来　源		为菊科植物牛蒡的干燥成熟果实
产　地		主产于东北及浙江。四川、湖北、河北、河南、陕西等地亦产
采收加工		秋季果实成熟时采收果序，晒干，打下果实，除去杂质，再晒干
性状鉴别	药材	①形状：呈长倒卵形，略扁，微弯曲 ②表面：灰褐色，带紫黑色斑点，有数条纵棱，通常中间 1～2 条较明显 ③顶端：钝圆，稍宽，顶面有圆环，中间具点状花柱残迹；基部略窄，着生面色较淡 ④果皮：较硬，子叶 2，淡黄白色，富油性 ⑤气味：气微，味苦后微辛而稍麻舌
	饮片	炒牛蒡子：形如牛蒡子，色泽加深，略鼓起。微有香气

表 4-169　薏苡仁

要　点		内　容
来　源		为禾本科植物薏苡的干燥成熟种仁
产　地		主产于福建、河北、江苏、辽宁等
采收加工		秋季果实成熟时采割植株，晒干，打下果实，再晒干，除去外壳、黄褐色种皮和杂质，收集种仁
性状鉴别	药材	①形状：呈宽卵形或长椭圆形 ②表面：乳白色，光滑，偶有残存的黄褐色种皮。一端钝圆，另端较宽而微凹，有 1 淡棕色点状种脐；背面圆凸，腹面有 1 条较宽而深的纵沟

（续表 4-169）

要 点		内 容
性状鉴别	药材	③质地：坚实，断面白色，粉性 ④气味：气微，味微甜 以粒大、饱满、无破碎、色白者为佳
	饮片	麸炒薏苡仁：形如薏苡仁，微鼓起，表面微黄色

表 4-170　槟　榔

要 点		内 容
来　源		为棕榈科植物槟榔的干燥成熟种子
产　地		主产于海南、云南、广东等地
采收加工		春末至秋初采收成熟果实，用水煮后，干燥，除去果皮，取出种子，干燥
性状鉴别	药材	①形状：呈扁球形或圆锥形 ②表面：淡黄棕色或淡红棕色，具稍凹下的网状沟纹，底部中心有圆形凹陷的珠孔，其旁有一明显疤痕状种脐 ③质地：坚硬，不易破碎，断面可见棕色种皮与白色胚乳相间的大理石样花纹 ④气味：气微，味涩、微苦 以个大、体重、坚实、断面颜色鲜艳、无破裂者为佳
	饮片	①槟榔：呈类圆形的薄片。切面可见棕色种皮与白色胚乳相间的大理石样花纹。气微，味微涩、微苦 ②炒槟榔：形如槟榔片，表面微黄色，可见大理石样花纹 ③焦槟榔：呈类圆形的薄片。表面焦黄色，可见大理石样花纹质脆，易碎。气微，味涩、微苦
显微鉴别		粉末：槟榔、炒槟榔、焦槟榔 ①内胚乳细胞碎片无色，壁较厚，有较多大的类圆形纹孔 ②种皮石细胞纺锤形、长条形或多角形，壁不甚厚，有的内含红棕色物 ③外胚乳细胞类长方形，内含红棕色或深棕色物

表 4-171　砂　仁

要 点	内 容
来　源	为姜科植物阳春砂、绿壳砂或海南砂的干燥成熟果实
产　地	阳春砂主产于广东省，以阳春、阳江最有名。绿壳砂主产于云南南部临沧、文山、景洪等地；海南砂主产于海南省
采收加工	夏、秋二季果实成熟时采收，晒干或低温干燥
性状鉴别 ——药材	（1）阳春砂、绿壳砂 ①形状：呈椭圆形或卵圆形，有不明显的三棱 ②表面：棕褐色，密生刺状突起，顶端有花被残基，基部常有果梗 ③果皮：薄而软

要　点	内　容
性状鉴别 ——药材	④种子：集结成团，具三钝棱，中有白色隔膜，将种子团分成 3 瓣，每瓣有种子 5 ～ 26 粒。种子为不规则多面体，直径 2 ～ 3mm；表面棕红色或暗褐色，有细皱纹，外被淡棕色膜质假种皮；质硬，断面胚乳灰白色 ⑤气味：气芳香而浓烈，味辛凉、微苦 以个大、饱满、坚实、种子棕红色、气香浓、搓之果皮不易脱落者为佳 （2）海南砂：呈长椭圆形或卵圆形，有明显的三棱，表面被片状、分枝的软刺基部具果梗痕。果皮厚而硬。种子团较小，每瓣有种子 3 ～ 24 粒；气味稍淡
显微鉴别	粉末： ①内种皮厚壁细胞棕红色或黄棕色，表面观类多角形，壁厚，胞腔含硅质块 ②种皮表皮细胞淡黄色，表面观长条形，常与下皮细胞上下层垂直排列；下皮细胞含棕色或红棕色物

表 4-172　草　果

要　点		内　容
来　源		为姜科植物草果的干燥成熟果实
产　地		主产于云南、广西、贵州等地
采收加工		秋季果实成熟时采收，除去杂质，晒干或低温干燥
性状鉴别	药材	①形状：呈长椭圆形，具三钝棱 ②表面：灰棕色至红棕色，具纵沟及棱线，顶端有圆形突起的柱基，基部有果梗或果梗痕 ③果皮：质坚韧，易纵向撕裂 ④种子：剥去外皮，中间有黄棕色隔膜，将种子团分成 3 瓣。种子呈圆锥状多面体；表面红棕色，外被灰白色膜质的假种皮，种脊为一条纵沟，尖端有凹状的种脐；质硬，胚乳灰白色 ⑤气味：有特异香气。味辛、微苦
	饮片	（1）草果仁 ①形状：呈圆锥状多面体 ②表面：棕色至红棕色，有的可见外被残留灰白色膜质的假种皮 ③种脊：为一条纵沟，尖端有凹状的种脐 ④胚乳：灰白色至黄白色 ⑤气味：有特异香气，味辛、微苦 （2）姜草果仁：形如草果仁，棕褐色，偶见焦斑。有特异香气，味辛辣、微苦

表 4-173　豆　蔻

要　点	内　容
来　源	为姜科植物白豆蔻或爪哇白豆蔻的干燥成熟果实，按产地分为"原豆蔻"和"印尼白蔻"
产　地	白豆蔻产于泰国、柬埔寨、越南、缅甸等国

（续表 4-173）

要　点	内　容
采收加工	10～12 月间采收未完全成熟果实，干燥后除去顶端的花萼及基部的果柄，晒干
性状鉴别 ——药材	（1）原豆蔻 ①形状：呈类球形 ②表面：黄白色至淡黄棕色，有 3 条较深的纵向槽纹，顶端有突起的柱基，基部有凹下的果柄痕，两端均具浅棕色绒毛 ③果皮：体轻，质脆，易纵向裂开，内分 3 室，每室含种子约 10 粒；种子呈不规则多面体，背面略隆起，表面暗棕色，有皱纹，并被有残留的假种皮 ④气味：气芳香，味辛凉，略似樟脑 （2）印尼白蔻：个略小。表面黄白色，有的微显紫棕色。气味较弱 均以个大饱满、果皮薄而洁白、气味浓者为佳

表 4-174　草豆蔻

要　点	内　容
来　源	为姜科植物草豆蔻的干燥近成熟种子
产　地	主产于广东、广西等省
采收加工	夏、秋二季采收，晒至九成干，或用水略烫，晒至半干，除去果皮，取出种子团，晒干
性状鉴别 ——药材	①形状：为类球形的种子团 ②表面：灰褐色中间有黄白色的隔膜，将种子团分成 3 瓣，每瓣有种子多数，粘连紧密，种子团略光滑 ③种子：为卵圆状多面体，外被淡棕色膜质假种皮，种脊为一条纵沟，一端有种脐；质硬，将种子沿种脊纵剖两瓣，纵断面观呈斜心形，种皮沿种脊向内伸入部分约占整个表面积的 1/2；胚乳灰白色 ④气味：气香，味辛、微苦

表 4-175　益　智

要　点		内　容
来　源		为姜科植物益智的干燥成熟果实
产　地		主产于海南。广西、云南、福建等地有栽培
采收加工		夏、秋间果实由绿变红时采收，晒干或低温干燥
性状鉴别	药材	①形状：呈椭圆形，两端略尖 ②表面：棕色或灰棕色，有纵向凹凸不平的突起棱线 13～20 条，顶端有花被残基，基部常残存果梗 ③果皮：薄而稍韧，与种子紧贴，种子集结成团，中有隔膜将种子团分为 3 瓣，每瓣有种子 6～11 粒 ④种子：呈不规则的扁圆形，表面灰褐色或灰黄色，外被淡棕色膜质的假种皮；质硬，胚乳白色 ⑤气味：有特异香气，味辛，微苦

第四章

要　点		内　容
性状鉴别	饮片	盐益智仁：呈不规则的扁圆形或有残瓣，略有钝棱，表面棕褐色至黑褐色，质硬，胚乳白色。有特异香气。味辛，微咸、苦

七、全草类中药

（一）全草类中药的性状鉴定

全草类中药的性状鉴定应按其所包括的器官，如种子、果实、花、叶、茎、根茎、根等分别进行鉴别，并综合分析、判断。这些器官的性状鉴别见前面相关论述。全草类中药因其包含了草本植物的全株，所以依靠原植物分类的鉴定则更为重要，原植物的形态特征（除表面特征、大小、颜色外），一般反映了药材的性状特征。

（二）常用全草类中药

表 4-176　麻　黄

要　点		内　容
来　源		为麻黄科植物草麻黄、中麻黄或木贼麻黄的干燥草质茎
产　地		草麻黄主产于河北、山西、新疆、内蒙古等省区
采收加工		秋季采割绿色的草质茎，晒干
性状鉴别	药材	（1）草麻黄 ①形状：呈细长圆柱形。有的带少量棕色木质茎 ②表面：淡绿色至黄绿色，有细纵脊线，触之微有粗糙感 ③节上：有膜质鳞叶，长 3～4mm；裂片 2（稀 3），锐三角形，先端灰白色，反曲，基部联合成筒状，红棕色 ④体轻，质脆，易折断，断面略呈纤维性，周边绿黄色，髓部红棕色，近圆形 ⑤气味：气微香，味涩、微苦 （2）中麻黄：多分枝，先端锐尖。断面髓部呈三角状圆形。 （3）木贼麻黄：较多分枝，上部为短三角形，灰白色，先端多不反曲，基部棕红色至棕黑色 以干燥、茎粗、淡绿色、内芯充实、味苦涩者为佳
	饮片	（1）麻黄 ①形状：呈圆柱形的段 ②表面：淡黄绿色至黄绿色，粗糙，有细纵脊线，节上有细小鳞叶 ③切面：中心显红黄色 ④气味：气微香，味涩、微苦 （2）蜜麻黄：形如饮片麻黄。表面深黄色，微有光泽，略具黏性。有蜜香气，味甜
显微鉴别		粉末：麻黄、蜜麻黄 ①气孔特异，内陷，保卫细胞侧面观呈哑铃状 ②纤维多而壁厚，附有小晶体（砂晶和方晶） ③角质层极厚，呈脊状突起

表 4-177　鱼腥草

要　点	内　容	
来　源	为三白草科植物蕺菜的新鲜全草或干燥地上部分	
产　地	主产于长江以南地区	
采收加工	鲜品全年均可采割；干品夏季茎叶茂盛花穗多时采割，除去杂质，晒干	
性状鉴别	药材	（1）鲜鱼腥草 ①形状：茎呈圆柱形，上部绿色或紫红色，下部白色，节明显，下部节上生有须根，无毛或被疏毛 ②叶：互生，叶片心形；先端渐尖；上表面绿色，密生腺点，下表面常紫红色，叶柄细长，基部与托叶合生成鞘状。穗状花序顶生 ③气味：具鱼腥气，味涩 （2）干鱼腥草 ①茎：呈扁圆柱形，扭曲，表面黄棕色，具纵棱数条；质脆，易折断 ②叶子：叶片卷折皱缩，展平后呈心形；上表面暗黄绿色至暗棕色，下表面灰绿色或灰棕色。叶柄细长，基部与托叶合生成鞘状 ③花絮：穗状花序顶生，黄棕色 ④气味：气微，搓碎后有鱼腥气，味涩
	饮片	干鱼腥草：为不规则的段 ①茎：呈扁圆柱形，表面淡红棕色至黄棕色，有纵棱 ②叶片：多破碎，黄棕色至暗棕色 ③花絮：穗状花序黄棕色 ④气味：搓碎具鱼腥气，味涩

表 4-178　紫花地丁

要　点	内　容
来　源	为堇菜科植物紫花地丁的干燥全草
产　地	主产于江苏、安徽、浙江、福建及东北等地
采收加工	春、秋二季采收，除去杂质，晒干
性状鉴别 ——药材	①形状：多皱缩成团 ②主根：长圆锥形；淡黄棕色，有细纵皱纹 ③叶：基生，灰绿色，展平后叶片呈披针形或卵状披针形；先端钝，基部截形或稍心形，边缘具钝锯齿，两面有毛；叶柄细，长 2～6cm，上部具明显狭翅 ④花：花茎纤细；花瓣 5，紫堇色或淡棕色；花距细管状 ⑤果实：蒴果椭圆形或 3 裂，种子多数，淡棕色 ⑥气味：气微，味微苦而稍黏 以根、花、果、叶齐全，叶灰绿色，花紫色，根黄，味微苦为佳

表 4-179　金钱草

要　点	内　容
来　源	为报春花科植物过路黄的干燥全草

要　点		内　容
产　地		主产于四川省。长江流域及山西、陕西、云南、贵州等省亦产
采收加工		夏、秋两季采集，除去杂质，晒干
性状鉴别	药材	①形状：常缠结成团，无毛或被疏柔毛 ②茎：扭曲，表面棕色或暗棕红色，有纵纹，下部茎节上有时具须根，断面实心 ③叶：对生，多皱缩，展平后呈宽卵形或心形，基部微凹，全缘；上表面灰绿色或棕褐色，下表面色较浅，主脉明显突起，用水浸后，对光透视可见黑色或褐色条纹 ④花果：花黄色，单生叶腋，具长梗。蒴果球形 ⑤气味：气微，味淡 以叶完整、色绿、气清香者为佳
	饮片	①形状：为不规则的段 ②茎：棕色或暗棕红色，有纵纹，实心 ③叶：对生，展平后呈宽卵形或心形，上表面灰绿色或棕褐色，下表面色较浅，主脉明显突出，用水浸后，对光透视可见黑色或褐色的条纹 ④花：黄色，单生叶腋 ⑤气味：气微，味淡

表 4-180　广金钱草

要　点	内　容
来　源	为豆科植物广金钱草的干燥地上部分
产　地	主产于广东、广西等地
采收加工	夏、秋二季采割，除去杂质，晒干
性状鉴别 ——药材	①茎：呈圆柱形，密被黄色伸展的短柔毛；质稍脆，断面中部有髓 ②叶：互生，小叶 1 或 3，圆形或矩圆形，先端微凹，基部心形或钝圆，全缘；上表面黄绿色或灰绿色，无毛，下表面具灰白色紧贴的绒毛，侧脉羽状；托叶 1 对，披针形 ③气味：气微香，味微甘

表 4-181　广藿香

要　点		内　容
来　源		为唇形科植物广藿香的干燥地上部分
产　地		主产于广东石牌及海南省
采收加工		枝叶茂盛时采割，日晒夜闷，反复至干
性状鉴别	药材	①茎：略呈方柱形，多分枝，枝条稍曲折；表面被柔毛；质脆，易折断，断面中部有髓；老茎类圆柱形，被灰褐色栓皮 ②叶：对生，皱缩成团，展平后叶片呈卵形或椭圆形；两面均被灰白色绒毛；

（续表 4-181）

要　点		内　容
性状鉴别	药材	先端短尖或钝圆，基部楔形或钝圆，边缘具大小不规则的钝齿；叶柄细，被柔毛 ③气味：气香特异，味微苦 以茎叶粗壮、不带须根、香气浓厚者为佳
性状鉴别	饮片	①形状：呈不规则的段 ②茎：略呈方柱形，表面灰褐色、灰黄色或带红棕色，被柔毛。切面有白色髓 ③叶：破碎或皱缩成团，完整者展平后呈卵形或椭圆形，两面均被灰白色绒毛；叶柄细，被柔毛 ④气味：气香特异，味微苦

表 4-182　荆　芥

要　点		内　容
来　源		为唇形科植物荆芥的干燥地上部分
产　地		主产于江苏、河北、浙江、江西等省。多为栽培
采收加工		夏、秋两季花开到顶、穗绿时采割，除去杂质，晒干
性状鉴别	药材	①茎：方柱形；表面淡黄绿色或淡紫红色，被短柔毛；体轻，质脆，断面类白色 ②叶：对生，多已脱落，叶片 3～5 羽状分裂，裂片细长 ③花：穗状轮伞花序顶生。花冠多已脱落，宿萼钟形，顶端 5 齿裂，淡棕色或黄绿色，被短柔毛 ④果实：小坚果 4，矩圆状三棱形，棕黑色 ⑤气味：气芳香，味微涩而辛凉
性状鉴别	饮片	（1）荆芥： ①形状：呈不规则的段 ②茎：呈方柱形，外表面淡黄绿色至淡紫红色，被短柔毛 ③叶：多以脱落 ④花：穗状轮伞花序 ⑤气味：气芳香，味微涩而辛凉 （2）荆芥炭：为不规则的段。全体黑褐色。茎方柱形，体轻，质脆，断面焦褐色。叶对生，多已脱落。花冠多脱落，宿萼钟状。略具香气，味苦而辛

表 4-183　益母草

要　点	内　容
来　源	为唇形科植物益母草的新鲜或干燥地上部分
产　地	全国各地均有野生或栽培
采收加工	①鲜品春季幼苗期至初夏花前期采割 ②干品夏季茎叶茂盛，花未开或初开时采割，晒干，或切段晒干

（续表4-183）

要 点		内 容
性状鉴别	药材	（1）鲜益母草 幼苗期无茎，基生叶圆心形。花前期： ①茎：呈方柱形，上部多分枝，四面凹下成纵沟；表面青绿色；质鲜嫩，断面中部有髓 ②叶：交互对生，有柄；叶片青绿色；上部叶羽状深裂或浅裂成3片，下部茎生叶掌状3裂，裂片全缘或具少数锯齿 ③气味：气微，味微苦 （2）干益母草 ①茎：方柱形，上部多分枝，四面凹下成纵沟；表面灰绿色或黄绿色；体轻，质韧，断面中部有白色髓 ②叶：形多种，茎中部叶交互对生，有柄；叶片灰绿色，多皱缩和破碎，易脱落；完整者下部叶掌状3裂，上部叶羽状深裂或3浅裂，最上部的叶不分裂，线形，近无柄 ③花：轮伞花序腋生，小花淡紫色，花萼筒状，花冠二唇形 ④气味：气微，味微苦 以质嫩、叶多、色灰绿为佳；质老、枯黄、无叶者不可供药用
	饮片	干益母草： ①形状：呈不规则的段 ②茎：方柱形，四面凹下成纵沟，灰绿色或黄绿色，切面中部有白髓 ③叶片：灰绿色多皱缩、破碎 ④花：轮伞花序腋生，花黄棕色，花萼筒状，花冠二唇形 ⑤气味：气微，味微苦

表4-184 薄 荷

要 点		内 容
来 源		为唇形科植物薄荷的干燥地上部分
产 地		主产于江苏的太仓、南通、海门及浙江、安徽、江西、湖南等省
采收加工		夏、秋两季茎叶茂盛或花开至三轮时，选晴天，分次采割，晒干或阴干
性状鉴别	药材	①茎：呈方柱形，有对生分枝；表面紫棕色或淡绿色，棱角处具茸毛；质脆，断面白色，髓部中空 ②叶：对生，有短柄；叶片皱缩卷曲，完整者展平后呈宽披针形、长椭圆形或卵形；上表面深绿色，下表面灰绿色，稀被茸毛，有凹点状腺鳞 ③花：轮伞花序腋生，花萼钟状，先端5齿裂，花冠淡紫色 ④气味：揉搓后有特殊清凉香气，味辛凉 以叶多（不得少于30%）、色绿深、气味浓者为佳
	饮片	①形状：呈不规则的段 ②茎：方柱形，表面紫棕色或淡绿色，具纵棱线，棱角处具茸毛。切面白色，中空 ③叶：多破碎，上表面深绿色，下表面灰绿色，稀被茸毛 ④花：轮伞花序腋生，花萼钟状，先端5齿裂，花冠淡紫色 ⑤气味：揉搓后有特殊清凉香气，味辛凉

第四章

表 4-185　半枝莲

要　点		内　容
来　源		为唇形科植物半枝莲的干燥全草
产　地		主产于河北、河南、山西、陕西等地
采收加工		夏、秋二季茎叶茂盛时采挖，洗净，晒干
性状鉴别	药材	①无毛或花轴上疏被毛 ②根和茎：根纤细。茎丛生，方柱形；表面暗紫色或棕绿色 ③叶：对生，有短柄；叶片多皱缩，展平后呈三角状卵形或披针形；先端钝，基部宽楔形，全缘或有少数不明显的钝齿；上表面暗绿色，下表面灰绿色 ④花：花单生于茎枝上部叶腋，花萼裂片钝或较圆；花冠二唇形，棕黄色或浅蓝紫色，被毛 ⑤果实：扁球形，浅棕色 ⑥气味：气微，味微苦
	饮片	①形状：为不规则的段 ②茎：方柱形，中空，表面暗紫色或棕绿色 ③叶：对生，多破碎；上表面暗绿色，下表面灰绿色 ④花：花萼裂片钝或较圆；花冠唇形，棕黄色或浅蓝紫色，被毛 ⑤果实：扁球形，浅棕色 ⑥气味：气微，味微苦

表 4-186　香　薷

要　点	内　容
来　源	①唇形科植物石香薷的干燥地上部分，习称"青香薷" ②唇形科植物江香薷的干燥地上部分，习称"江香薷"
产　地	主产于河北、辽宁、吉林、内蒙古等省区
采收加工	夏季茎叶茂盛、花盛时择晴天采割，除去杂质，阴干
性状鉴别 ——药材	（1）青香薷 ①表面：基部紫红色，上部黄绿色或淡黄色，全体密被白色茸毛 ②茎：方柱形，基部类圆形，节明显，质脆，易折断 ③叶：对生，多皱缩或脱落，叶片展平后呈长卵形或披针形，暗绿色或黄绿色，边缘有 3～5 疏浅锯齿 ④花：穗状花序顶生及腋生，苞片圆卵形或圆倒卵形，脱落或残存；花萼宿存，钟状，淡紫红色或灰绿色，先端 5 裂，密被茸毛 ⑤果实：小坚果 4，近圆球形，具网纹 ⑥气味：气清香而浓，味微辛而凉 （2）江香薷：表面黄绿色，具疏网纹，质较柔软

表 4-187　肉苁蓉

要　点	内　容
来　源	为列当科植物肉苁蓉或管花肉苁蓉的干燥带鳞叶的肉质茎

要　点	内　容	
产　　地	主产于内蒙古、新疆、甘肃、陕西、青海等地	
采收加工	春季苗刚出土时或秋季冻土之前采挖，除去茎尖。切段，晒干	
性状鉴别	药材	（1）肉苁蓉 ①形状：呈扁圆柱形 ②表面：棕褐色或灰棕色，密被覆瓦状排列的肉质鳞叶，通常鳞叶先端已断 ③质地：体重，质硬，微有柔性，不易折断 ④断面：棕褐色，有淡棕色点状维管束排列成波状环纹 ⑤气味：气微，味甜、微苦 （2）管花肉苁蓉 ①形状：呈类纺锤形、扁纺锤形或扁柱形 ②表面：棕褐色至黑褐色 ③断面：颗粒状，灰棕色至灰褐色，点状维管束散生 以肉质茎粗壮肥大、密被鳞叶、表面棕褐色者为佳
	饮片	（1）肉苁蓉片 ①形状：呈不规则形的厚片 ②表面：棕褐色或灰棕色。有的可见肉质鳞叶 ③切面：有淡棕色或棕黄色点状维管束，排列成波状环纹 ④气味：气微，味甜、微苦 （2）管花肉苁蓉片：切面点状维管束散生 （3）酒苁蓉：形如肉苁蓉片。表面黑棕色，切面点状维管束排列成波状环纹。质柔润。略有酒香气，味甜、微苦 （4）酒管花肉苁蓉：切面散生点状维管束

表 4-188　锁　阳

要　点	内　容	
来　　源	为锁阳科植物锁阳的干燥肉质茎	
产　　地	主产于内蒙古、宁夏、新疆、甘肃等地	
采收加工	春季采挖，除去花序，切段，晒干	
性状鉴别	药材	①形状：呈扁圆柱形，微弯曲 ②表面：棕色或棕褐色，粗糙，具明显纵沟和不规则凹陷，有的残存三角形的黑棕色鳞片 ③质地：体重，质硬，难折断 ④断面：浅棕色或棕褐色，有黄色三角状维管束 ⑤气味：气微，味甘而涩
	饮片	为不规则形或类圆形的片。外表皮棕色或棕褐色，粗糙，具明显纵沟及不规则凹陷。切面浅棕色或棕褐色，散在黄色三角状维管束。气微，味甘而涩

表 4-189　穿心莲

要　点		内　容
来　源		为爵床科植物穿心莲的干燥地上部分
产　地		主要栽培于广东、广西、福建等省区
采收加工		秋初茎叶茂盛时采割，晒干
性状鉴别	药材	①茎：呈方柱形，节稍膨大；质脆，易折断 ②叶：单叶对生，叶柄短或近无柄；叶片皱缩、易碎，完整者展开后呈披针形或卵状披针形，先端渐尖，基部楔形下延，全缘或波状；上表面绿色，下表面灰绿色，两面光滑 ③气味：气微，味极苦 以色绿、叶多者为佳
	饮片	①形状：呈不规则的段 ②茎：呈方柱形，节稍膨大。切面不平坦，具类白色髓 ③叶片：多皱缩或破碎，完整者展开后呈披针形或卵状披针形，先端渐尖，基部楔形下延，全缘或波状；上表面绿色，下表面灰绿色，两面光滑 ④气味：气微，味极苦
显微鉴别		穿心莲粉末： ①上下表皮均有增大的晶细胞，内含大型螺状钟乳体，较大端有脐样点痕，层纹波状 ②下表皮气孔直轴式；副卫细胞大小悬殊，少数为不定式 ③另有腺鳞和非腺毛

表 4-190　白花蛇舌草

要　点	内　容
来　源	为茜草科植物白花蛇舌草的干燥全草
产　地	主产于广东、广西、福建，长江以南其他各省亦产
采收加工	夏季采挖，除去泥沙，晒干
性状鉴别 ——药材	①外形：扭缠成团状，灰绿色或灰棕色 ②根：主根 1 条，须根纤细 ③茎：细而卷曲，具纵棱 ④叶：对生，多破碎，极皱缩，易脱落，完整叶片线形；有托叶，长 1～2mm，膜质，下部联合，顶端有细齿 ⑤花：单生或对生于叶腋，多具梗 ⑥果：蒴果扁球形，顶端具 4 枚宿存的萼齿 ⑦气味：气微，味淡 以茎叶完整、色灰绿、带果实者为佳

表 4-191　车前草

要　点	内　容
来　源	为车前科植物车前或平车前的干燥全草

（续表 4-191）

要　点	内　容	
产　地	车前产于全国各地；平车前主产于东北、华北、西北等地	
采收加工	夏季采挖，除去泥沙，晒干	
性状鉴别	药材	（1）车前 ①根：丛生，须状 ②叶：基生，具长柄；叶片皱缩，展平后呈卵状椭圆形或宽卵形；表面灰绿色或污绿色，具明显弧形脉 5～7 条；先端钝或短尖，基部宽楔形，全缘或有不规则波状浅齿 ③花：穗状花序数条，花茎长 ④果实：蒴果盖裂，萼宿存 ⑤气味：气微香，味微苦 （2）平车前：主根直而长。叶片较狭，长椭圆形或椭圆状披针形
	饮片	①形状：为不规则的段 ②根：须状或直而长 ③叶片：皱缩，多破碎，表面灰绿色或污绿色，脉明显 ④花：可见穗状花序 ⑤气味：气微，味微苦

表 4-192　茵　陈

要　点	内　容
来　源	为菊科植物滨蒿或茵陈蒿的干燥地上部分
产　地	茵陈蒿主产于陕西、河北、山西、安徽等地
采收加工	①春季幼苗高 6～10cm 时采收，习称"绵茵陈" ②秋季花蕾长成至花初开时采割，习称"花茵陈" 除去杂质和老茎，晒干
性状鉴别——药材	（1）绵茵陈 ①形状：多卷曲成团状，灰白色或灰绿色，全体密被白色茸毛，绵软如绒 ②茎：细小，除去表面白色茸毛后可见明显纵纹；质脆，易折断 ③叶：具柄；展平后叶片呈一至三回羽状分裂；小裂片卵形或稍呈倒披针形、条形，先端尖锐 ④气味：气清香，味微苦 （2）花茵陈 ①茎：呈圆柱形，多分枝；表面淡紫色或紫色，有纵条纹，被短柔毛；体轻，质脆，断面类白色 ②叶：密集，或多脱落；下部叶二至三回羽状深裂，裂片条形或细条形，两面密被白色柔毛；茎生叶一至二回羽状全裂，基部抱茎，裂片细丝状 ③花：头状花序卵形，多数集成圆锥状，有短梗；总苞片 3～4 层，卵形，苞片 3 裂；外层雌花 6～10 个，可多达 15 个，内层两性花 2～10 个 ④果实：瘦果长圆形，黄棕色

（续表 4-192）

要 点	内 容
性状鉴别 ——药材	⑤气味：气芳香，味微苦 以质嫩、绵软、色灰白、香气浓者为佳

表 4-193 青 蒿

要 点	内 容
来 源	为菊科植物黄花蒿的干燥地上部分
产 地	全国大部分地区均产
采收加工	秋季花盛开时采割，除去老茎，阴干
性状鉴别 ——药材	①茎：呈圆柱形，上部多分枝；表面黄绿色或棕黄色，具纵棱线；质略硬，易折断，断面中部有髓 ②叶：互生，暗绿色或棕绿色，卷缩易碎，完整者展平后为三回羽状深裂，裂片及小裂片矩圆形或长椭圆形，两面被短毛 ③气味：气香特异，味微苦 以色绿、叶多、香气浓者为佳

表 4-194 大 蓟

要 点		内 容
来 源		为菊科植物蓟的干燥地上部分
产 地		主产于安徽、山东、江苏等地
采收加工		夏、秋二季花开时采割地上部分，除去杂质，晒干
性状鉴别	药材	①茎呈圆柱形；表面绿褐色或棕褐色，有数条纵棱，被丝状毛；断面灰白色，髓部疏松或中空 ②叶：皱缩，多破碎，完整叶片展平后呈倒披针形或倒卵状椭圆形，羽状深裂，边缘具不等长的针刺；上表面灰绿色或黄棕色，下表面色较浅，两面均具灰白色丝状毛 ③花：头状花序顶生，球形或椭圆形，总苞黄褐色，羽状冠毛灰白色 ④气味：气微，味淡 以色灰绿、叶多者为佳
	饮片	（1）大蓟 ①形状：呈不规则的段 ②茎：短圆柱形，表面绿褐色，有数条纵棱，被丝状毛；切面灰白色，髓部疏松或中空 ③叶：皱缩，多破碎，边缘具不等长的针刺；两面均具灰白色丝状毛 ④花：头状花序多破碎 ⑤气味：气微，味淡 （2）大蓟炭：呈不规则的段。表面黑褐色。断面棕黑色。气焦香

表 4-195　蒲公英

要　点		内　容
来　源		为菊科植物蒲公英、碱地蒲公英或同属数种植物的干燥全草
产　地		全国大部分地区均有分布。主产于山西、河北、山东、东北等地
采收加工		春至秋季花初开时采挖，除去杂质，洗净，晒干
性状鉴别	药材	①形状：呈皱缩卷曲的团块 ②根：呈圆锥形，表面棕褐色，抽皱；根头部有棕褐色或黄白色的茸毛 ③叶：基生，完整叶片呈倒披针形，绿褐色或暗灰绿色，先端尖或钝，边缘浅裂或羽状分裂，基部渐狭，下延呈柄状，下表面主脉明显 ④花：花茎一至数条，每条顶生头状花序，总苞片多层，内面一层较长，花冠黄褐色或淡黄白色 ⑤果实：有的可见多数具白色冠毛的长椭圆形瘦果 ⑥气味：气微，味微苦 以叶多、色灰绿、根长者为佳
	饮片	①形状：为不规则的段 ②根：表面棕褐色，抽皱；根头部有棕褐色或黄白色的茸毛，有的已脱落 ③叶：多皱缩破碎，绿褐色或暗灰绿色，完整者展平后呈倒披针形，先端尖或钝，边缘浅裂或羽状分裂，基部渐狭，下延呈柄状 ④花：头状花序，总苞片多层，花冠黄褐色或淡黄白色 ⑤果实：有时可见具白色冠毛的长椭圆形瘦果 ⑥气味：气微，味微苦

表 4-196　淡竹叶

要　点	内　容
来　源	为禾本科植物淡竹叶的干燥茎叶
产　地	主产于浙江、江苏、湖南、湖北、广东、广西、安徽、福建等地
采收加工	夏季未抽花穗前采割，晒干
性状鉴别 ——药材	①茎：呈圆柱形，有节，表面淡黄绿色，断面中空 ②叶：叶鞘开裂。叶片披针形，有的皱缩卷曲；表面浅绿色或黄绿色。叶脉平行，具横行小脉，形成长方形的网格状，下表面尤为明显 ③质地：体轻，质柔韧 ④气味：气微，味淡 以叶多、长大、质软、色青绿、不带根及花穗者为佳

八、藻、菌、地衣类中药

（一）藻、菌、地衣类中药的性状鉴定

1. 藻类中药

（1）药用部位为藻类植物体的中药绝大多数是水生的。

（2）不同的藻类因含特殊的色素，使藻体显不同的颜色。

2.菌类中药

药用部位主要为真菌的菌核（茯苓、猪苓、雷丸）、子实体（灵芝、马勃）或子座与幼虫尸体的复合体（冬虫夏草）的中药，称为菌类中药。

3.地衣类中药

地衣是藻类和真菌的共生复合体。

（1）具有独特的形态、结构、生理和遗传等生物学特性。

（2）分为壳状、叶状或枝状等形态。不同的地衣构造也不同。枝状地衣内部构造呈辐射状，具有薄的藻孢层、致密的外皮层以及中轴型的髓，如松萝科的地衣。

（二）常用藻、菌、地衣类中药

表 4-197　海　藻

要　点	内　容
来　源	为马尾藻科植物海蒿子或羊栖菜的干燥藻体，前者习称"大叶海藻"，后者习称"小叶海藻"
产　地	海蒿子主产于山东、辽宁；羊栖菜主产于浙江、福建、广东、广西、海南
采收加工	夏、秋二季采捞，除去杂质，洗净，晒干
性状鉴别——药材	（1）大叶海藻 ①形状：皱缩卷曲，黑褐色，有的被白霜 ②主干：呈圆柱状，具圆锥形突起，全缘或具粗锯齿；次生叶条形或披针形，叶腋间有着生条状叶的小枝 ③气囊：黑褐色，球形或卵圆形，有的有柄，顶端钝圆，有的具细短尖 ④质地：质脆，潮润时柔软；水浸后膨胀，肉质，黏滑 ⑤气味：气腥，味微咸 （2）小叶海藻 ①形状：分枝互生，无刺状突起。叶条形或细匙形，先端稍膨大、中空 ②气囊：腋生，纺锤形或球形，囊柄较长。质较硬 以身干、色黑褐、盐霜少、枝嫩、无砂石者为佳

表 4-198　冬虫夏草

要　点	内　容
来　源	为麦角菌科真菌冬虫夏草寄生在蝙蝠蛾科昆虫幼虫上的子座及幼虫尸体的复合体
产　地	主产于四川、西藏、青海等省。甘肃、云南、贵州等省亦产
采收加工	夏初子座出土，孢子未发散时挖取，晒至六七成干，除去似纤维状的附着物及杂质，晒干或低温干燥
性状鉴别——药材	①构成：由虫体与从虫体头部长出的真菌子座相连而成。虫体似蚕，表面深黄色至黄棕色；头部红棕色；足8对，中部4对较明显；质脆，易折断，断面略平坦，淡黄白色

（续表4-198）

要 点	内 容
性状鉴别——药材	②子座：细长圆柱形；表面深棕色至棕褐色，有细纵皱纹，上部稍膨大；质柔韧，断面类白色 ③气味：气微腥，味微苦 以完整、虫体丰满肥大、外色黄亮、内部色白、子座短者为佳

表4-199 灵 芝

要 点	内 容
来 源	为多孔菌科真菌赤芝或紫芝的干燥子实体
产 地	①赤芝主产于华东、西南及河北、山西、江西、广西、广东等地 ②紫芝主产于浙江、江西、湖南、广西、福建、广东等地
采收加工	①采收：全年采收 ②加工：除去杂质，剪除附有朽木、泥沙或培养基质的下端菌柄，阴干或在40℃～50℃烘干
性状鉴别——药材	（1）赤芝 ①形状：形如伞状，菌盖肾形、半圆形或近圆形，皮壳坚硬，黄褐色或红褐色，有光泽，具环状棱纹和辐射状皱纹，边缘薄而平截，常向内卷 ②菌肉：白色至浅棕色 ③菌柄：圆柱形，侧生，少偏生；红褐色至紫褐色，光亮 ④孢子：细小，黄褐色 ⑤气味：气微香，味苦涩 （2）紫芝：皮壳紫黑色，有漆样光泽。菌肉锈褐色 （3）栽培品：子实体较粗壮、肥厚。皮壳外常被有大量粉尘样的黄褐色孢子 以个大、菌盖完整而厚、色紫红或紫黑、有漆样光泽者为佳

表4-200 茯 苓

要 点		内 容
来 源		为多孔菌科真菌茯苓的干燥菌核
产 地		主产于安徽、云南和湖北，河南、贵州、四川等省亦产。
采收加工		多于7～9月采挖，挖出后除去泥沙，堆置"发汗"后，摊开晾至表面干燥，再"发汗"，反复数次至现皱纹，内部水分大部散失后，阴干，称为"茯苓个"；或将鲜茯苓按不同部位切制，阴干，分别称为"茯苓块"和"茯苓片"；收集削下的外皮，阴干，称"茯苓皮"
性状鉴别	药材	（1）茯苓个 ①形状：呈类球形、椭圆形、扁圆形或不规则团块，大小不一 ②外皮：薄而粗糙，棕褐色至黑褐色，有明显的皱缩纹理 ③质地和断面：体重，质坚实，断面颗粒性，有的具裂隙，外层淡棕色，内部白色，少数淡红色，有的中间抱有松根（习称茯神） ④气微，味淡，嚼之粘牙

第四章

（续表 4-200）

要　点		内　容
性状鉴别	药材	（2）茯苓块：为去皮后切制的茯苓，呈立方块状或方块状厚片，大小不一。白色、淡红色或淡棕色 （3）茯苓片：为去皮后切制的茯苓，呈不规则厚片，厚薄不一。白色、淡红色或淡棕色 （4）茯苓皮：呈长条形或不规则块片，大小不一。外表面棕褐色至黑褐色，有疣状突起；内面淡棕色并常伴有白色或淡红色的皮下部分。质较松软，略具弹性。气微，味淡，嚼之粘牙 以体重质坚实、外皮色棕褐、皮纹细、无裂隙、断面白色细腻、粘牙力强者为佳
	饮片	茯神：为类方形的片块。表面白色至类白色，较平坦，中间或一侧有类圆形松根木。质硬，折断面较粗糙
显微鉴别		茯苓粉末： ①不规则颗粒状团块和分枝状团块无色，遇水合氯醛液溶化 ②菌丝无色或淡棕色，细长，稍弯曲，有分枝

表 4-201　猪　苓

要　点		内　容
来　源		为多孔菌科真菌猪苓的干燥菌核
产　地		主产于陕西和云南省。已有人工栽培
采收加工		春、秋两季采挖，去净泥沙，干燥
性状鉴别	药材	①形状：呈条形、类圆形或扁块状，有的有分枝 ②表面：黑色、灰黑色或棕黑色，皱缩或有瘤状突起 ③质地和断面：体轻，质硬，断面类白色或黄白色，略呈颗粒状 ④气味：气微，味淡 以个大、皮黑、肉白、质致密而细腻者为佳
	饮片	①形状：为类圆形或不规则形的厚片 ②外表皮：黑色、灰黑色或棕黑色，皱缩 ③切面：类白色或黄白色，略呈颗粒状 ④气味：气微，味淡
显微鉴别		猪苓粉末： ①菌丝黏结成团（菌丝团），大多无色。散在的菌丝细长、弯曲，有的可见横隔，有分枝或呈结节状膨大 ②草酸钙结晶呈正八面体形、规则的双锥八面体形或不规则多面体

表 4-202　雷　丸

要　点	内　容
来　源	为白磨科真菌雷丸的干燥菌核
产　地	主产于四川、云南、广西、陕西等地

要　点	内　容
采收加工	秋季采挖，洗净，晒干
性状鉴别 ——药材	①形状：为类球形或不规则团块 ②表面：黑褐色或棕褐色，有略隆起的不规则网状细纹 ③质地：坚实，不易破裂 ④断面：不平坦，白色或浅灰黄色，常有黄白色大理石样纹理 ⑤气味：气微，味微苦，嚼之有颗粒感，微带黏性，久嚼无渣 以个大、断面色白、粉状者为佳。断面呈褐色，角质样者，不可供药用

九、常用树脂类中药

表 4-203　乳　香

要　点		内　容
来　源		为橄榄科植物乳香树及同属植物树皮（切伤后）渗出的树脂
产　地		主产于索马里、埃塞俄比亚及阿拉伯半岛南部
采收加工		春季于树干的皮部由下向上顺序切伤，开一狭沟，使树脂从伤口渗出，流入沟中，数天后凝成硬块，即可采取。落于地面者常黏附砂土杂质，品质较次
性状鉴别	药材	①形状：呈长卵形滴乳状、类圆形颗粒或黏合成大小不等的不规则块状物 ②表面：黄白色，半透明，被有黄白色粉末，久存则颜色加深 ③质地：质脆，遇热软化。破碎面有玻璃样或蜡样光泽 ④气味：具特异香气，味微苦 以颗粒状、半透明、色黄白、无杂质、气芳香者为佳 本品燃烧时显油性，冒黑烟，有香气；加水研磨成白色或黄白色乳状液
	饮片	醋乳香：形如乳香。表面深黄色，显油亮。略有醋香气

表 4-204　没　药

要　点		内　容
来　源		为橄榄科植物地丁树或哈地丁树的干燥树脂。分为天然没药和胶质没药
产　地		主产于索马里、埃塞俄比亚、阿拉伯半岛南部及印度等地。以索马里所产没药质量最佳
采收加工		11 月至次年 2 月间将树刺伤，树脂由伤口或裂缝口自然渗出，初为淡黄白色液体，在空气中渐变为红棕色硬块，采收后拣去杂质
性状鉴别	药材	（1）天然没药 ①形状：呈不规则颗粒性团块，大小不等 ②表面：黄棕色或红棕色，近半透明部分呈棕黑色，被有黄色粉尘 ③质地：质坚脆，破碎面不整齐，无光泽 ④气味：有特异香气，味苦而微辛 （2）胶质没药 ①形状：呈不规则块状和颗粒，多黏结成大小不等的团块 ②表面：棕黄色至棕褐色，不半透明

第四章

（续表 4-204）

要 点		内 容
性状鉴别	药材	③质地：质坚实或疏松 ④气味：有特异香气，味苦而有黏性 以块大、色黄棕、半透明、香气浓而持久、无杂质者为佳
	饮片	醋没药：不规则小块状或类圆形颗粒状，表面棕褐色或黑褐色，有光泽。具特异香气，略有醋香气，味苦而微辛 本品粉末乙醚滤液置蒸发皿中挥尽后，残留的黄色液体滴加硝酸，显褐紫色。本品粉末加香草醛试液数滴，天然没药立即显红色，继而变为红紫色；胶质没药立即显紫红色，继而变为蓝紫色

表 4-205　阿　魏

要 点	内 容
来 源	为伞形科植物新疆阿魏或阜康阿魏的树脂
产 地	主产于新疆伊犁州、阜康等地
采收加工	春末夏初盛花期至初果期，分次由茎上部往下斜割，收集渗出的乳状树脂，阴干
性状鉴别	①形状：呈不规则的块状和脂膏状 ②颜色：深浅不一，表面蜡黄色至棕黄色 ③质地和断面：块状者体轻，质地似蜡，断面稍有孔隙 ④切面：新鲜切面颜色较浅，放置后色渐深。腊膏状者黏稠，灰白色 ⑤气味：具强烈而持久的蒜样特异臭气，味辛辣，嚼之有灼烧感

表 4-206　血　竭

要 点		内 容
来 源		为棕榈科植物麒麟竭果实渗出的树脂经加工制成
产 地		主产于印度尼西亚的加里曼丹、爪哇、苏门答腊，马来西亚等地
采收加工		采集成熟果实，充分晒干，加贝壳同入笼中强力振摇，松脆的红色树脂块即脱落，筛去果实鳞片及杂质，用布包起，入热水中软化成团，取出放冷，即为原装血竭
性状鉴别	药材	①形状：略呈类圆四方形或方砖形 ②表面：暗红色，有光泽，附有因摩擦而成的红粉 ③质地：硬而脆，破碎面红色。粉末砖红色 ④气味：气微、味淡。在水中不溶，在热水中软化 以表面黑红色、粉末鲜红色、不粘手、燃烧呛鼻、无松香气、无杂质者为佳
	饮片	为不规则形的小块。表面暗红色至黑红色，微显光泽，手触之易沾染。质坚脆。气微，味淡 本品粉末，置白纸上，用火隔纸烘烤即熔化，但无扩散的油迹，对光照视呈鲜艳的红色。以火燃烧则产生呛鼻的烟气

十、其他类中药

（一）其他类中药的性状鉴别要点

1.本类中药的药用部位主要如下。

（1）植物的某一或某些部分直接或间接的加工品，如儿茶、芦荟、青黛、冰片等。

（2）蕨类植物的成熟孢子，如海金沙等。

（3）某些植物体上的虫瘿，如五倍子、没食子等。

（4）植物体分泌或渗出的非树脂类混合物，如天竺黄。

2.本类中药常采用性状鉴别法。其中形状、颜色、质地、气、味鉴别十分重要，因药用部位特殊，水试、火试鉴别方法尤显其专属性，如下。

（1）海金沙少量，撒于火上，即发出轻微爆鸣及明亮的火焰。

（2）青黛置于锡纸上用微火灼烧，有紫红色的烟雾产生。

（3）儿茶的水浸液将火柴杆浸湿，使轻微着色，待干后，再浸入盐酸中立即取出，置火焰处烘烤，火柴杆即显深红色。

（二）常用其他类中药

表 4-207　海金沙

要　点	内　容
来　源	为海金沙科植物海金沙的干燥成熟孢子
产　地	主产于广东、浙江、湖北、湖南等地
采收加工	秋季孢子未脱落时采割藤叶，晒干，搓揉或打下孢子，除去藤叶
性状鉴别 ——药材	①形状和颜色：呈粉末状，棕黄色或浅棕黄色 ②质地：体轻，手捻有光滑感，置手中易由指缝滑落 ③气味：气微，味淡 ④将海金沙粉末撒在水中则浮于水面，加热始逐渐下沉 ⑤将其少量撒于火上，即发出轻微爆鸣及明亮的火焰 以色黄棕、体轻、手捻光滑、无杂质者为佳

表 4-208　青　黛

要　点	内　容
来　源	为蓼科植物蓼蓝、爵床科植物马蓝或十字花科植物菘蓝的叶或茎叶经加工制得的团块、干燥粉末或颗粒
产　地	主产于福建、河北、江苏等省
采收加工	①夏、秋两季，当植物的叶生长茂盛时，割取茎叶，置大缸或木桶中，加入清水，浸泡 2～3 昼夜至叶腐烂 ②茎脱皮时，捞去茎枝叶渣，每 50kg 茎叶加石灰 4～5kg，充分搅拌 ③待浸液由乌绿色转变为紫红色时，捞取液面蓝色泡沫状物，晒干
性状鉴别 ——药材	①质地：为深蓝色的粉末，体轻，易飞扬；或呈不规则多孔性的团块、颗粒，用手搓捻即成细末

第四章

（续表 4-208）

要　点	内　容
性状鉴别 ——药材	②气味：微有草腥气，味淡 ③取本品少量，滴加硝酸，产生气泡并显棕红色或黄棕色 以蓝色均匀、体轻能浮于水面、火烧产生紫红色烟雾较长者为佳

表 4-209　儿　茶

要　点	内　容
来　源	为豆科植物儿茶的去皮枝、干的干燥煎膏，习称"儿茶膏"或"黑儿茶"
产　地	主产于云南西双版纳。广东、广西、福建、海南等地亦产
采收加工	冬季采收枝、干，除去外皮，砍成大块，加水煎煮，浓缩，干燥
性状鉴别 ——药材	①形状：呈方形或不规则块状，大小不一 ②表面：棕褐色或黑褐色，光滑而稍具光泽 ③质地和断面：质硬，易碎，断面不整齐，具光泽，有细孔，遇潮有黏性 ④气味：气微，味涩、苦，略回甜 取火柴杆浸于本品水浸液中，使轻微着色，待干燥后，再浸入盐酸中立即取出，置火焰附近烘烤，杆上即显深红色

表 4-210　冰片（合成龙脑）

要　点	内　容
来　源	为樟脑、松节油等经化学方法合成的结晶，又称合成龙脑，习称机制冰片
产　地	主产于福建、河北、江苏等省
性状鉴别 ——药材	①形状：为无色透明或白色半透明的片状松脆结晶 ②气味：气清香，味辛、凉 ③具挥发性，点燃发生浓烟，并有带光的火焰。在乙醇、三氯甲烷或乙醚中易溶，在水中几乎不溶。熔点为 205～210℃ 以片大而薄、色洁白、质松脆、气清香、凉气大者为佳

表 4-211　天然冰片（右旋龙脑）

要　点	内　容
来　源	为樟科植物樟的新鲜枝、叶经提取加工制成
产　地	主产于湖南等地
性状鉴别 ——药材	①形状：为白色结晶性粉末或片状结晶 ②气味：气清香，味辛、凉 ③具挥发性，点燃时有浓烟，火焰呈黄色。在乙醇、三氯甲烷或乙醚中易溶，在水中几乎不溶。熔点204～209℃。比旋度 +34°～+38°

表 4-212　五倍子

要　点		内　容
来　源		为漆树科植物盐肤木、青麸杨或红麸杨叶上的虫瘿，主要由五倍子蚜寄生而形成
产　地		主产于四川、贵州、云南等省
采收加工		①秋季五倍子由青转成黄褐色，成熟暴裂前采摘 ②置沸水中略煮或蒸至外表面变成灰色，杀死蚜虫。取出，干燥
性状鉴别	药材	（1）肚倍： ①形状和表面：呈长圆形或纺锤形囊状，表面灰褐色或灰棕色，微有柔毛 ②质地和断面：质硬而脆，易破碎，断面角质样，有光泽，内壁平滑，有黑褐色死蚜虫及灰色粉末状排泄物 ③气味：气特异，味涩 （2）角倍：呈菱形，具不规则的钝角状分枝，柔毛较明显，壁较薄 以个大、完整、壁厚、色灰褐者为佳
	饮片	①形状：不规则形碎片状 ②表面：灰褐色或棕褐色，微有柔毛，内壁光滑，外表面有麻点状突起或明暗相间的纵向纹理 ③质地和断面：质硬而脆，断面角质样，有光泽 ④气味：气特异，味涩

第二节　常用动物类中药的鉴别

一、常用动物类中药的药用部位

1.动物的干燥整体。

2.除去内脏的动物体。

3.动物体的某一部分。

（1）鳞、甲类：如龟甲、鳖甲等。

（2）骨类：如豹骨、狗骨、猴骨等。

（3）贝壳类：如石决明、牡蛎、珍珠母、海螵蛸、蛤壳、瓦楞子等。

（4）脏器类：如哈蟆油、鸡内金、鹿鞭、海狗肾、水獭肝、刺猬皮等。

（5）角类：鹿茸、鹿角、羚羊角、水牛角等。

4.动物的生理产物：分泌物如麝香、蟾酥、熊胆粉、虫白蜡、蜂蜡等；排泄物如五灵脂、蚕砂、夜明砂等；其他生理产物如蝉蜕、蛇蜕、蜂蜜、蜂房等。

5.动物的病理产物：如珍珠、僵蚕、牛黄、马宝、猴枣、狗宝等。

6.动物体某一部分的加工品：如阿胶、鹿角胶、鹿角霜、龟甲胶、血余炭、水牛角浓缩粉等。

二、动物类中药的性状鉴别要点

特别要注意观察其专属性的特征，如形状、表面特征（纹理、突起、附属物等）、颜色、质地（如水蛭质脆，易折断，断面胶质样）及特殊的气（如蟾酥粉末嗅之作嚏，麝香有特异的香气）、味（如牛黄先苦而后甜有清凉感，蜂蜜味极甜）等。

三、常用动物类中药

表 4-213　地　龙

要　点	内　容
来　源	①为环节动物门钜蚓科动物参环毛蚓，习称"广地龙" ②为环节动物门钜蚓科动物栉盲环毛蚓、通俗环毛蚓、威廉环毛蚓干燥体，习称"沪地龙"
产　地	广地龙主产于广东、海南、广西、福建；沪地龙主产于上海、浙江、江苏、安徽等地
采收加工	①野生或人工养殖 ②采收：广地龙春季至秋季捕捉，沪地龙夏季捕捉 ③加工：及时剖开腹部，除去内脏及泥沙，洗净，晒干或低温干燥
性状鉴别 ——药材	（1）广地龙 ①形状：呈长条状薄片，弯曲，边缘略卷 ②表面：全体具环节，背部棕褐色至紫灰色，腹部浅黄棕色；第14～16环节为生殖带，习称"白颈"，较光亮。体前端稍尖，尾端钝圆，刚毛圈粗糙而硬，色稍浅。雄生殖孔在第18环节腹侧刚毛圈一小孔突上，外缘有数个环绕的浅皮褶，内侧刚毛圈隆起，前面两边有横排（一排或二排）小乳突 ③质地：体轻，略呈革质，不易折断 ④气味：气腥，味微咸 （2）沪地龙 ①表面：全体具环节，背部棕褐色至黄褐色，腹部浅黄棕色；第14～16环节为生殖带，较光亮。第18环节有一对雄生殖孔 ②通俗环毛蚓的雄交配腔能全部翻出，呈花菜状或阴茎状 ③威廉环毛蚓的雄交配腔孔呈纵向裂缝状 ④栉盲环毛蚓的雄生殖孔内侧有1个或多个小乳突 ⑤受精囊孔3对，在6/7至8/9环节间 以条大、肥厚、不碎、无泥土者为佳

表 4-214　水　蛭

要　点	内　容	
来　源	为环节动物门水蛭科动物蚂蟥、水蛭或柳叶蚂蟥的干燥全体	
产　地	蚂蟥产于河北、山东、安徽、江苏等省	
采收加工	夏、秋二季捕捉，洗净，用沸水烫死，晒干或低温干燥	
性状鉴别	药材	（1）蚂蟥 ①形状：为扁平纺锤形，有多数环节 ②表面：背部黑褐色或黑棕色，稍隆起，用水浸后，可见黑色斑点排成5条纵纹；腹面平坦，棕黄色；两侧棕黄色。前端略尖，后端钝圆。两端各具一吸盘，前吸盘不显著，后吸盘较大 ③质地和断面：质脆，易折断，断面胶质状 ④气味：气微腥 （2）水蛭：呈扁长圆柱形，体多弯曲扭转

（续表 4-214）

要　点		内　容
性状鉴别	药材	（3）柳叶蚂蟥：狭长而扁 以体小、条整齐、黑褐色、无杂质者为佳
	饮片	烫水蛭：呈不规则段状、扁块状或扁圆柱状，略鼓起，背部黑褐色，腹面棕黄色至棕褐色，附有少量白色滑石粉。断面松泡，灰白色至焦黄色。气微腥

表 4-215　石决明

要　点			内　容
来　源			为软体动物门鲍科动物杂色鲍（九孔鲍）、皱纹盘鲍、羊鲍、澳洲鲍、耳鲍或白鲍的贝壳
产　地			①杂色鲍产于我国福建以南沿海，越南、印度尼西亚、菲律宾等国也有分布 ②皱纹盘鲍产于我国辽宁、山东、江苏等沿海，朝鲜、日本也有分布 ③羊鲍、耳鲍产于我国台湾、海南、西沙群岛，澳大利亚、印度尼西亚、菲律宾等国均有分布 ④澳洲鲍主产于澳大利亚、新西兰 ⑤白鲍多混在澳洲鲍中，具体产地不详
采收加工			夏、秋二季捕捞，去肉，洗净，干燥
性状鉴别	药材	杂色鲍	①形状：呈长卵圆形，内面观略呈耳形 ②表面：暗红色，有多数不规则的螺肋和细密生长线，螺旋部小，体螺部大，从螺旋部顶处开始向右排列有 20 余个疣状突起，末端 6～9 个开孔，孔口与壳面平 ③内面：光滑，具珍珠样彩色光泽 ④质地：壳较厚，质坚硬，不易破碎 ⑤气味：气微，味微咸
		皱纹盘鲍	①形状：呈长椭圆形 ②表面：灰棕色，有多数粗糙而不规则的皱纹，生长线明显，常有苔藓类或石灰虫等附着物，末端 4～5 个开孔，孔口突出壳面 ③质地：壳较薄
		羊鲍	近圆形，壳顶位于近中部而高于壳面，螺旋部与体螺部各占 1/2，从螺旋部边缘有 2 行整齐的突起，尤以上部较为明显，末端 4～15 个开孔，呈管状
		澳洲鲍	①形状：呈扁平卵圆形 ②表面：砖红色，螺旋部约为壳面的 1/2，螺肋和生长线呈波状隆起，疣状突起 30 余个，末端 7～9 个开孔，孔口突出壳面
		耳鲍	①形状：狭长，略扭曲，呈耳状 ②表面：光滑，具翠绿色、紫色及褐色等多种颜色形成的斑纹，螺旋部小，体螺部大，疣状突起的末端 5～7 个开孔，孔口与壳平，多为椭圆形 ③质地：壳薄，质较脆

229

（续表 4-215）

要 点			内 容
性状鉴别	药材	白鲍	①形状：呈卵圆形 ②表面：砖红色，光滑，壳顶高于壳面，生长线颇为明显，螺旋部约为壳面的 1/3，疣状突起 30 余个，末端 9 个开孔，孔口与壳面平
	饮片	石决明	①形状：呈不规则的碎块 ②表面：灰白色，有珍珠样彩色光泽 ③质地：质坚硬 ④气味：气微，味微咸
		煅石决明	①形状：呈不规则的碎块或粗粉 ②表面：灰白色无光泽 ③质地：质酥脆，断面呈层状

表 4-216　珍　珠

要 点		内 容
来 源		为软体动物门珍珠贝科动物马氏珍珠贝、蚌科动物三角帆蚌或褶纹冠蚌等双壳类动物受刺激而形成的珍珠
产 地		①海珠主产于广东廉江、广西合浦、北海、海南及台湾等 ②三角帆蚌和褶纹冠蚌所产的珍珠称淡水珍珠，多为人工养殖，主产于浙江、江苏、江西、湖南等地；销全国并出口，产量居世界首位
采收加工	采收	①天然珍珠全年可采，以 12 月份为多 ②淡水养珠以养殖 2～3 年，秋末后采收
	加工	自动物体内取出，洗净、干燥
性状鉴别——药材		①形状：呈类球形、卵圆形、长圆形或棒形 ②表面：类白色、浅粉红色、浅黄绿色或浅蓝色，半透明，平滑或微有凹凸，具特有的彩色光泽 ③质地：质坚硬，破碎面显层纹 ④气味：气微，味淡

表 4-217　牡　蛎

要 点		内 容
来 源		为软体动物门牡蛎科动物长牡蛎、大连湾牡蛎或近江牡蛎的贝壳
产 地		①长牡蛎主产于山东以北至东北沿海 ②大连湾牡蛎主产于辽宁、河北、山东等省沿海
采收加工		全年均可捕捞，去肉，洗净，晒干
性状鉴别	药材	（1）长牡蛎 ①形状：呈长片状，背腹缘几平行，右壳较小，鳞片坚厚，层状或层纹状排列

要　点		内　容
性状鉴别	药材	②表面：壳外面平坦或具数个凹陷，淡紫色、灰白色或黄褐色；内面瓷白色，壳顶二侧无小齿。左壳凹陷深，鳞片较右壳粗大，壳顶附着面小 ③质地：质硬，断面层状，洁白 ④气味：气微，味微咸 （2）大连湾牡蛎：呈类三角形，背腹缘呈"八"字形。右壳外面淡黄色，具疏松的同心鳞片，鳞片起伏成波浪状，内面白色。左壳同心鳞片坚厚，自壳顶部放射肋数个，明显，内面凹下呈盒状，铰合面小 （3）近江牡蛎 ①形状：呈圆形、卵圆形或三角形等 ②表面：右外壳稍不平，有灰、紫、棕、黄等色，环生同心鳞片，幼体者鳞片薄而脆，多年生长后鳞片层层相叠，内面白色，边缘有的淡紫色
	饮片	①牡蛎：为不规则的碎块。白色。质硬，断面层状。气微，味微咸 ②煅牡蛎：为不规则的碎块或粗粉。灰白色。质酥脆，断面层状

表 4-218　海螵蛸

要　点		内　容
来　源		为软体动物门乌贼科动物无针乌贼或金乌贼的干燥内壳
产　地		①无针乌贼主产于浙江、江苏、广东等地 ②金乌贼主产于辽宁、山东等地
采收加工		收集乌贼鱼的骨状内壳，洗净，干燥
性状鉴别	药材	（1）无针乌贼 ①形状：呈扁长椭圆形，边缘薄，中间厚 ②背面：有瓷白色脊状隆起，两侧略显微红色，有不甚明显的细小疣点状突起；腹面白色，自尾端到中部有细密波状横层纹；角质缘半透明，尾部较宽平，无骨针 ③质地：体轻，质松，易折断，断面粉质，显疏松层纹 ④气味：气微腥，味微咸 （2）金乌贼：内壳较前者大。背面疣点明显，略作层状排列；腹面的细密波状横层纹占全体大部分，中间有纵向浅槽；尾部角质缘渐宽，向腹面翘起，末端有一骨针，多已断落
	饮片	多呈不规则形或类方形小块，类白色或微黄色，气微腥，味微咸

表 4-219　全　蝎

要　点	内　容
来　源	为节肢动物门蛛形纲钳蝎科动物东亚钳蝎的干燥体
产　地	主产于河南禹县、南阳、鹿邑，山东益都等地
采收加工	春末至秋初捕捉，除去泥沙，置沸水或沸盐水中，煮至全身僵硬，捞出，置通风处，阴干

（续表 4-219）

要　点	内　容
性状鉴别 ——药材	①头胸部与前腹部呈扁平长椭圆形，后腹部呈尾状，皱缩弯曲。头胸部成绿褐色，前面有 1 对短小的螯肢及 1 对较长大的钳状脚须，形似蟹螯，背面覆有梯形背甲，腹面有足 4 对，均为 7 节，末端各具 2 爪钩；前腹部由 7 节组成，第 7 节色深，背甲上有 5 条隆脊线 ②表面：背面绿褐色，后腹部棕黄色，6 节，节上均有纵沟，末节有锐钩状毒刺，毒刺下方无距 ③气味：气微腥，味咸 以完整、色绿褐、身干、腹中杂质少者为佳
显微鉴别	全蝎粉末： ①体壁碎片淡黄色至黄色，外表皮表面观具有多角形网格样纹理及圆形毛窝，有时可见棕褐色或红棕色刚毛 ②刚毛具纵直纹理，髓腔细窄 ③横纹肌纤维多碎断，明带较暗带宽，明带中有一暗线，暗带有致密的短纵纹理

表 4-220　蜈　蚣

要　点	内　容
来　源	为节肢动物门多足纲蜈蚣科动物少棘巨蜈蚣的干燥体
产　地	主产于湖北、浙江、江苏、安徽等地。野生，现多家养
采收加工	春、夏二季捕捉，用竹片插入头尾，绷直，干燥
性状鉴别 ——药材	①形状：呈扁平长条形，由头部和躯干部组成，全体共 22 个环节 ②表面：头部暗红色或红褐色，略有光泽，有近圆形的头板覆盖，前端稍突出，两侧贴有颚肢 1 对，前端两侧有触角 1 对。躯干部第 1 背板与头板同色，其余 20 个背板为棕绿色或墨绿色，具光泽，自第 4 背板至第 20 背板常有 2 条纵沟线；腹部淡黄色或棕黄色，皱缩；自第 2 节起，每体节两侧有步足 1 对，步足黄色或红褐色，偶有黄白色，呈弯钩形，最末一对步足尾状，故又称尾足，易脱落 ③质地：质脆，断面有裂隙 ④气味：气微腥，并有特殊刺鼻的臭气，味辛、微咸 以条大、完整、头红、足红褐腹、腹干瘪者为佳

表 4-221　土鳖虫

要　点	内　容
来　源	为节肢动物门昆虫纲鳖蠊科昆虫地鳖或冀地鳖的雌虫干燥体
产　地	①地鳖主产于江苏、安徽、河南、河北等地 ②冀地鳖主产于河北、北京、山东、浙江等地 ③多为野生或家养
采收加工	夏、秋两季捕捉，置沸水中烫死，晒干或烘干
性状鉴别 ——药材	（1）地鳖 ①形状：呈扁平卵形

（续表 4-221）

要 点	内 容
性状鉴别 ——药材	②表面：前端较窄，后端较宽，背部紫褐色，有光泽，无翅。前胸背板较发达，盖住头部；腹背板 9 节，呈覆瓦状排列 ③质地：质松脆，易碎 ④气味：气腥臭，味微咸 （2）冀地鳖：背部黑棕色，通常在边缘带有淡黄褐色斑块及黑色小点 均以完整、色紫褐、腹中内容物少者为佳

表 4-222　桑螵蛸

要 点		内 容
来 源		①为节肢动物门昆虫纲螳螂科昆虫大刀螂的干燥卵鞘，习称"团螵蛸" ②为节肢动物门昆虫纲螳螂科昆虫小刀螂的干燥卵鞘，习称"长螵蛸" ③为节肢动物门昆虫纲螳螂科昆虫巨斧螳螂的干燥卵鞘，习称"黑螵蛸"
产 地		全国大部分地区均产
采收加工		深秋至次春收集，除去杂质，蒸至虫卵死后，干燥
性状鉴别 ——药材	团螵蛸	①形状：略呈圆柱形或半球形，由多层膜状薄片叠成，表面浅黄褐色，上面带状隆起不明显，底面平坦或有凹沟 ②质地：体轻，质松而韧，横断面可见外层为海绵状，内层为许多放射状排列的小室，室内各有一细小椭圆形卵，深棕色，有光泽 ③气味：气微腥，味淡或微咸
	长螵蛸	①形状：略呈长条形，一端较细 ②表面：灰黄色，上面有一条明显的带状隆起，带的两侧各有一条暗棕色浅沟及斜向纹理 ③质地：质硬而脆
	黑螵蛸	①形状：略呈平行四边形 ②表面：灰褐色，上面有一条明显的带状隆起，两侧有斜向纹理，近尾端微向上翘 ③质地：质硬而韧

表 4-223　斑蝥

要 点		内 容
来 源		为节肢动物门昆虫纲芫青科昆虫南方大斑蝥或黄黑小斑蝥的干燥体
产 地		全国大部分地区均产，主产于河南、广西、安徽、云南、四川等省区
采收加工		夏、秋季清晨露水未干时捕捉，闷死或烫死，晒干
性状鉴别	药材	（1）南方大斑蝥 ①呈长圆形 ②表面：头及口器向下垂，有较大的复眼及触角各 1 对，触角多已脱落。背部具革质鞘翅 1 对，黑色，有 3 条黄色或棕黄色的横纹；鞘翅下面有棕褐色薄膜状透明的内翅 2 片。胸腹部乌黑色，胸部有足 3 对

要　点		内　容
性状鉴别	药材	③气味：有特殊的臭气 （2）黄黑小斑蝥：体型较小 均以个大、完整、颜色鲜明、无油败气味者为佳
	饮片	（1）南方大斑蝥 ①表面：体型较大，头足翅偶有残留。色乌黑发亮，头部去除后的断面不整齐，边缘黑色，中心灰黄色 ②质地：质脆易碎 ③气味：有焦香气 （2）黄黑小斑蝥：体型较小

表 4-224　僵　蚕

要　点	内　容
来　源	为节肢动物门昆虫纲蚕蛾科昆虫家蚕的 4～5 龄幼虫因感染（或人工接种）白僵菌而致死的干燥体
产　地	主产于江苏、浙江、四川、广东等地
采收加工	多为自然病死者，也有在非蚕区进行人工养殖。多于春、秋季生产，将感染白僵菌病死的蚕干燥
性状鉴别 ——药材	①形状：略呈圆柱形，多弯曲皱缩 ②表面：灰黄色，被有白色粉霜状的气生菌丝和分生孢子。头部较圆，足 8 对，体节明显，尾部略呈二分枝状 ③质地：质硬而脆，易折断，断面平坦，外层白色，中间有亮棕色或亮黑色的丝腺环 4 个 ④气味：气微腥，味微咸 以条粗、质硬、色白、断面光亮者为佳
显微鉴别	僵蚕、炒僵蚕粉末： ①菌丝体近无色，细长卷曲缠结在体壁碎片中 ②气管壁碎片略弯曲或呈弧状，具棕色或深棕色的螺旋丝 ③表皮组织表面具网格样皱缩纹理及圆形毛窝 ④刚毛黄色或黄棕色，表面光滑，壁稍厚

表 4-225　蜂　蜜

要　点	内　容
来　源	为节肢动物门昆虫纲蜜蜂科昆虫中华蜜蜂或意大利蜂所酿的蜜
产　地	各地均产，以广东、云南、福建、江苏等省产量较大。均为人工养殖
采收加工	春至秋季采收。将蜂巢割下，用割蜜刀把蜂房的房盖割去后，置离心机内将蜜分离出来；或将割下的蜂巢置于布袋中，将蜜挤出；滤过，除去杂质
性状鉴别 ——药材	①表面：为半透明、带光泽、浓稠的液体，白色至淡黄色或橘黄色至黄褐色，放久或遇冷渐有白色颗粒状结晶析出

（续表 4-225）

要　点	内　容
性状鉴别 ——药材	②气味：气芳香，味极甜 以稠如凝脂、气芳香、味甜而纯正、无异臭杂质者为佳

表 4-226　海　马

要　点	内　容
来　源	为脊索动物门鱼纲海龙科动物线纹海马、刺海马、大海马、三斑海马或小海马（海蛆）的干燥体
产　地	主产于广东、福建、台湾等地，我国其他沿海各地亦产。马来半岛、菲律宾、印度尼西亚、澳洲、非洲均产。有养殖
采收加工	夏、秋二季捕捞，洗净，晒干；或除去皮膜和内脏，晒干
性状鉴别 ——药材	（1）线纹海马 ①形状：呈扁长形而弯曲 ②表面：黄白色。头略似马头，有冠状突起，具管状长吻，口小，无牙，两眼深陷。躯干部七棱形；尾部四棱形，渐细卷曲，体上有瓦楞形节纹并具短棘 ③质地：体轻，骨质，坚硬 ④气味：气微腥，味微咸 （2）刺海马：头部及体上环节间的棘细而尖 （3）大海马：体长 20～30cm。黑褐色 （4）三斑海马：体侧背部第 1、4、7 节的短棘基部各有一黑斑 （5）小海马（海蛆）：体型小。黑褐色。节纹和短棘均较细小

表 4-227　蟾　酥

要　点	内　容
来　源	为脊索动物门两栖纲蟾蜍科动物中华大蟾蜍或黑眶蟾蜍耳后腺及皮肤腺的干燥分泌物
产　地	主产于辽宁、山东、江苏、河北、安徽等省
采收加工	多于夏、秋两季捕捉蟾蜍，洗净，挤取耳后腺及皮肤腺的白色浆液，加工，干燥。采收加工过程中忌用铁器，以免变黑 ①将浆液放入圆模型中晒干或低温干燥，即为团蟾酥 ②如涂于玻璃板或竹箬叶上晒干或低温干燥，即为片蟾酥
性状鉴别 ——药材	①形状：呈扁圆形团块状或片状 ②表面：棕褐色或红棕色 ③质地：团块状者质坚，不易折断，断面棕褐色，角质状，微有光泽；片状者质脆，易碎，断面红棕色，半透明 ④气味：气微腥，味初甜而后有持久的麻辣感，粉末嗅之作嚏 以色红棕、断面角质状、半透明、有光泽者为佳

表 4-228 龟 甲

要　点		内　容
来　源		为脊索动物门爬行纲龟科动物乌龟的干燥背甲及腹甲
产　地		主产于浙江、安徽、湖北、湖南等地
采收加工	采收	全年均可捕捉，以秋、冬季为多
	加工	①捕捉后杀死，剥取背甲和腹甲，除去残肉，晒干，习称"血板" ②用沸水烫死，剥取背甲和腹甲，除去残肉，晒干，习称"烫（汤）板"
性状鉴别	药材	①背甲及腹甲由甲桥相连，背甲稍长于腹甲，与腹甲常分离 ②背甲：呈长椭圆形拱状，外表面棕褐色或黑褐色，脊棱 3 条；颈盾 1 块，前窄后宽；椎盾 5 块，第 1 椎盾长大于宽或近相等，第 2～4 椎盾宽大于长；肋盾两侧对称，各 4 块；缘盾每侧 11 块；臀盾 2 块 ③腹甲 a.形状：呈板片状，近长方椭圆形 b.外表面：淡黄棕色至棕黑色，盾片 12 块，每块常具紫褐色放射状纹理，腹盾、胸盾和股盾中缝均长，喉盾、肛盾次之，肱盾中缝最短 c.内表面：黄白色至灰白色，有的略带血迹或残肉，除净后可见骨板 9 块，呈锯齿状嵌接 d.前端钝圆或平截，后端具三角形缺刻，两侧残存呈翼状向斜上方弯曲的甲桥 ④质地：质坚硬 ⑤气味：气微腥，味微咸 以略带血迹、身干、个大、无残肉、洁净者为佳
	饮片	醋龟甲： ①形状：呈不规则的块状。背甲盾片略呈拱状隆起，腹甲盾片呈平板状，大小不一 ②表面：黄色或棕褐色，有的可见深棕褐色斑点，有不规则纹理。内表面棕黄色或棕褐色，边缘有的呈锯齿状。断面不平整，有的有蜂窝状小孔 ③质地：质松脆 ④气味：气微腥，味微咸，微有醋香气

表 4-229 鳖 甲

要　点		内　容
来　源		为脊索动物门爬形纲鳖科动物鳖的背甲
产　地		主产于湖北、安徽、江苏、河南等省。多养殖
采收加工	采收	全年均可捕捉，以秋、冬二季为多
	加工	捕捉后杀死，置沸水中烫至背甲上的硬皮能剥落时，取出，剥取背甲，除去残肉，晒干
性状鉴别	药材	①形状：呈椭圆形或卵圆形，背面隆起 ②表面：外表面黑褐色或墨绿色，略有光泽，具细网状皱纹和灰黄色或灰

第四章

（续表 4-229）

要　点		内　容
性状鉴别	药材	白色斑点，两侧横凹纹 8 条，外皮脱落后，可见锯齿状嵌接缝，中有纵棱。内表面类白色，中部有突起的脊椎骨，颈骨向内卷曲，两侧有对称的肋骨各 8 条，伸出边缘 ③质地：质坚硬 ④气味：气微腥，味淡 以块大、甲厚、无残肉、洁净、无腐臭者为佳
	饮片	鳖甲：呈不规则的碎片。外表面黑褐色或墨绿色，内表面类白色。质坚硬。气微腥，味淡

表 4-230　蛤　蚧

要　点		内　容
来　源		为脊索动物门爬行纲壁虎科动物蛤蚧、除去内脏的干燥体
产　地		主产于广西龙津、大新、百色、容县等地
采收加工	采收	全年均可捕捉，5 ～ 8 月为主要捕捉季节
	加工	剖开腹部，取出内脏，拭净血液（不可水洗），再以竹片撑开，使全体扁平顺直，低温干燥。将大小相近的两只合成 1 对，扎好
性状鉴别	药材	①形状：呈扁片状，头颈部及躯干部长 9 ～ 18cm，头颈部约占三分之一。头略呈扁三角形，两眼多凹陷成窟窿。吻部半圆形，吻鳞不切鼻孔。腹背部呈椭圆形，腹薄 ②表面：背部灰黑色或银灰色，有黄白色或灰绿色斑点或橙红色斑点散在或密集成不显著的斑纹，脊椎骨和两侧肋骨突起。四足均有 5 趾；趾间仅具蹼迹，足趾底面具吸盘。尾细而坚实，微现骨节，与背部颜色相同，有 6 ～ 7 个银灰色环带。全身密被圆形或多角形微有光泽的细鳞 ③气味：气腥，味微咸 以体大、肥壮、尾粗而长、无虫蛀者为佳
	饮片	（1）蛤蚧 ①形状：呈不规则的片状小块 ②表面：灰黑色或银灰色，有棕黄色斑点及鳞甲脱落后的痕迹。切面黄白色或灰白色。脊椎骨和肋骨突起清晰 ③气味：气腥，味微咸 （2）酒蛤蚧：本品形如蛤蚧块。微有酒香气，味微咸

表 4-231　金钱白花蛇

要　点	内　容
来　源	为脊索动物门爬行纲眼镜蛇科动物银环蛇的幼蛇除去内脏的干燥体
产　地	主产于广东、广西、海南
采收加工	夏、秋二季捕捉，剖开腹部，除去内脏，擦净血迹，用乙醇浸泡处理后，以头为中心，盘成圆形，用竹签固定，干燥

第四章

（续表 4-231）

要　点	内　容
性状鉴别 ——药材	①形状：呈圆盘状 ②表面：头盘在中间，尾细，常纳口中，口腔内上颌骨前端有毒沟牙 1 对，鼻间鳞 2 片，无颊鳞，上下唇鳞通常各为 7 片 ③背：背部黑色或灰黑色，有白色环纹 45～58 个，黑白相间，白环纹在背部宽 1～2 行鳞片，向腹面渐增宽，黑环纹宽 3～5 行鳞片，背正中明显突起一条脊棱，脊鳞扩大呈六角形，背鳞细密，通身 15 行，尾下鳞单行 ④气味：气微腥，味微咸 以身干、头尾齐全、色泽明亮、盘径小者为佳

表 4-232　蕲　蛇

要　点	内　容	
来　源	为脊索动物门爬行纲蝰科动物五步蛇除去内脏的干燥体	
产　地	主产于浙江温州、丽水、金华，江西、湖北、福建、湖南、广西等省亦产	
采收加工	多于夏、秋二季捕捉，剖开蛇腹，除去内脏，洗净，用竹片撑开腹部，盘成圆盘状，干燥后拆除竹片	
性状鉴别	药材	①形状：卷呈圆盘状 ②头：在中间稍向上，呈三角形扁平，吻端向上，习称"翘鼻头" ③上腭：有管状毒牙，中空尖锐 ④背部：两侧各有黑褐色与浅棕色组成的"V"形斑纹 17～25 个，其"V"形的两上端在背中线上相接，习称"方胜纹"，有的左右不相接，呈交错排列 ⑤腹部：撑开或不撑开，灰白色，鳞片较大，有黑色类圆形的斑点，习称"连珠斑"；腹内壁黄白色，脊椎骨棘突较高，呈刀片状上突，前后椎体下突基本同形，多为弯刀状，向后倾斜，尖端明显超过椎体后隆面 ⑥尾部：骤细，末端有三角形深灰色的角质鳞片 1 枚 ⑦气味：气腥，味微咸 以头尾齐全、条大、花纹明显、内壁洁净者为佳
	饮片	①蕲蛇：呈段状。背部呈黑褐色，表皮光滑，有明显的鳞斑，可见不完整的方胜纹。腹部可见白色的肋骨，呈黄白色、淡黄色或黄色。断面中间可见白色菱形的脊椎骨，脊椎骨的棘突较高，棘突两侧可见淡黄色的肉块，棘突呈刀片状上突，前后椎体下突基本同形，多为弯刀状。肉质松散，轻捏易碎。气腥，味微咸 ②蕲蛇肉：呈条状或块状，长 2～5cm，可见深黄色的肉条及黑褐色的皮。肉条质地较硬，皮块质地较脆。有酒香气，味微咸 ③酒蕲蛇：形如蕲蛇段，表面棕褐色或黑色。略有酒气。气腥，味微咸

表 4-233　乌梢蛇

要　点	内　容
来　源	为脊索动物门爬行纲游蛇科动物乌梢蛇除去内脏的干燥体

（续表 4-233）

要　点		内　容
产　地		主产于浙江、江苏、安徽、江西等省
采收加工	采收	夏、秋二季捕捉
	加工	剖开腹部或先剥蛇皮留头尾，除内脏，头在中央，盘成圆盘状，干燥
性状鉴别	药材	①形状：呈圆盘状 ②表面：黑褐色或绿黑色，密被菱形鳞片；背鳞行数成双，背中央 2～4 行鳞片强烈起棱，形成两条纵贯全体的黑线 ③头：盘在中间，扁圆形，眼大而下凹陷，有光泽 ④上唇：鳞 8 枚，第 4、5 枚入眶，颊鳞 1 枚，眼前下鳞 1 枚，较小，眼后鳞 2 枚 ⑤脊部：高耸成屋脊状 ⑥腹部：剖开边缘由内卷曲，脊肌肉厚，黄白色或淡棕色，可见排列整齐的肋骨 ⑦尾部：渐细而长，尾下鳞双行，剥皮者仅留头尾之皮，中段较光滑 ⑧气味：气腥，味淡 以身干、头尾齐全、皮黑、肉黄白色、质坚实者为佳
	饮片	①乌梢蛇：呈半圆筒状或圆槽状的段，背部黑褐色或灰黑色，腹部黄白色或浅棕色，脊部隆起呈屋脊状，脊部两侧各有 2～3 条黑线，肋骨排列整齐，肉淡黄色或浅棕色。有的可见尾部。质坚硬，气腥，味淡 ②乌梢蛇肉：为不规则的段或片，淡黄色至黄褐色。质脆。气腥，略有酒气 ③酒乌梢蛇：形如乌梢蛇段。表面棕褐色或黑色，略有酒气

表 4-234　鸡内金

要　点		内　容
来　源		为脊索动物门鸟纲雉科动物家鸡的干燥沙囊内壁
产　地		主产于全国各地
采收加工		杀鸡后，取出鸡肫，立即剥下内壁，洗净，干燥
性状鉴别	药材	①形状：呈不规则卷片 ②表面：黄色、黄绿色或黄褐色，薄而半透明，具明显的条状皱纹 ③质地：质脆，易碎，断面角质样，有光泽 ④气味：气微腥，味微苦
	饮片	炒鸡内金：表面暗黄褐色至焦黄色，用放大镜观察，显颗粒状或微细泡状。轻折即断，断面有光泽

表 4-235　麝　香

要　点	内　容
来　源	为脊索动物门哺乳纲鹿科动物马麝、林麝或原麝成熟雄体香囊中的干燥分泌物

（续表 4-235）

要　点		内　容
产　地		野生品：主产于西藏、四川、陕西、甘肃、贵州 家养品：四川省都江堰市、马尔康市、米亚罗养麝场
采收加工	采收	野麝多在冬季至次春猎取
	加工	（1）野麝 ①捕获后，割取香囊，阴干，习称"毛壳麝香" ②剖开香囊，除去囊壳，取囊中分泌物，习称"麝香仁" （2）家麝：直接从香囊中取出麝香仁，阴干或用干燥器密闭干燥
性状鉴别 ——药材	毛壳 麝香	①形状：呈扁圆形或类椭圆形囊状体 ②表面：开口面的皮革质，棕褐色，略平，密生灰白色或灰棕色短毛，从两侧围绕中心排列，中间有 1 小囊孔。另一面为棕褐色略带紫色的皮膜，微皱缩，偶显肌肉纤维，略有弹性，剖开后可见中层皮膜呈棕褐色或灰褐色，半透明；内层皮膜呈棕色，内含颗粒状及粉末状的麝香仁和少量细毛及脱落的内层皮膜（习称"银皮"）
	麝香仁 野生品	①质地：质软，油润，疏松；其中呈不规则圆球形或颗粒状者习称"当门子" ②表面：多呈紫黑色，油润光亮，微有麻纹，断面深棕色或黄棕色；粉末状者多成棕褐色或黄棕色，并有少量脱落的内层皮膜和细毛
	麝香仁 饲养品	①形状：呈颗粒状、短条形或不规则团块 ②表面：不平，紫黑色或深棕色，显油性，微有光泽，并有少量毛和脱落的内层皮膜 ③气味：香气浓烈而特异，味微辣、味苦带咸
	品质	毛壳麝香以饱满、皮薄、仁多、捏之有弹性、香气浓烈者为佳。麝香仁以当门子多，颗粒色紫黑，粉末色棕褐，质柔润，香气浓烈者为佳

表 4-236　鹿茸

要　点		内　容
来　源		①为脊索动物门哺乳纲鹿科动物梅花鹿，习称"花鹿茸（黄毛茸）" ②马鹿的雄鹿未骨化密生茸毛的幼角，习称"马鹿茸（青毛茸）"
产　地		①花鹿茸主产于吉林、辽宁、黑龙江、河北、四川等省亦产，品质优 ②马鹿茸主产于黑龙江、吉林、内蒙古、新疆、青海、四川等省区，东北产者习称"东马鹿茸"，品质较优；西北产者习称"西马鹿茸"，品质较次
采收加工		梅花鹿为国家一级野生保护动物，马鹿为国家二级野生保护动物，现主要从人工饲养中获取药用鹿茸 ①锯茸：夏秋二季锯取鹿茸，加工后，阴干或烘干或真空冷冻干燥等 ②砍茸：一般用于老鹿、病鹿、伤残鹿。将鹿头砍下，再将茸连脑盖骨锯下，刮净残肉，绷紧脑皮，进行煎烫、阴干等加工
性状鉴别	药材	（1）花鹿茸 ①形状：呈圆柱状分枝，具一个分枝者习称"二杠"，主枝习称"大挺"，侧枝习称"门庄"

要 点		内 容
性状鉴别	药材	②表面：外皮红棕色或棕色，多光润，表面密生红黄色或棕黄色细茸毛，上端较密，下端较疏，分岔间具1条灰黑色筋脉，皮茸紧贴 ③锯口：黄白色，外围无骨质，中部密布细孔。具两个分枝者习称"三岔"；皮红黄色，茸毛较稀且粗。体轻 ④气味：气微腥，味微咸 （2）砍茸：花鹿茸为带头骨的茸，茸形与锯茸相同，亦分二杠或三岔等规格。两茸相距约7cm，脑骨前端平齐，后端有1对弧形骨，习称"虎牙"。脑骨白色，外附头皮，皮上密生茸毛。气微腥，味微咸 （3）马鹿茸：较花鹿茸粗大，分枝较多，侧枝一个者习称"单门"，两个者习称"莲花"，三个者习称"三岔"，四个者习称"四岔"或更多。按产地不同分为"东马鹿茸"和"西马鹿茸" 均以茸形粗壮、饱满、皮毛完整、质嫩、油润、无骨棱、无钉者为佳
	饮片	（1）花鹿茸 ①花鹿茸尖部切片：习称"血片""蜡片"，为圆形薄片，表面浅棕色或浅黄白色，半透明，微显光泽；外皮无骨质，周边粗糙，红棕色或棕色；质坚韧；气微腥，味微咸 ②中上部的切片：习称"蛋黄片"，切面黄白色或粉白色，中间有极小的蜂窝状细孔 ③下部的切片：习称"老角片"，为圆形或类圆形厚片，表面粉白色或浅白色，中间有蜂窝状细孔，外皮无骨质或略具骨质周边粗糙，红棕色或棕色 ④质地：质坚脆 （2）马鹿茸 ①"血片""蜡片"为圆形薄片；表面灰黑色，中央米黄色，半透明，微显光泽，外皮胶厚，无骨质，周边灰黑色，质坚韧，气微腥，味微咸 ②"老角片""粉片"为圆形或类圆形厚片；表面灰黑色，中央米黄色，有细蜂窝状小孔，外皮较厚，周边灰黑色，无骨质或略具骨质 ③质地：质坚脆 ④气味：气微腥，味微咸

表 4-237 牛 黄

要 点	内 容
来 源	为脊索动物门哺乳纲牛科动物牛干燥的胆结石，习称"天然牛黄" ①在胆囊中产生的称"胆黄"或"蛋黄" ②在胆管中产生的称"管黄" ③在肝管中产生的称"肝黄"
产 地	①主产于西北、华北、东北、西南等地，河南、湖北、江苏、浙江、广西、广东等省区亦产 ②产于西北及河南的称"西牛黄" ③产于北京、天津、内蒙古及河北的称"京牛黄" ④产于东北的称"东牛黄" ⑤产于江苏、浙江的称"苏牛黄" ⑥产于广西、广东的称"广牛黄"

（续表4-237）

要　点	内　容
采收加工	宰牛时检查胆囊、胆管及肝管，如有结石，即滤去胆汁，立即取出，除净附着的薄膜，阴干
性状鉴别——药材	①形状：多呈卵形、类球形、四方形或三角形，大小不一 ②表面：黄红色至棕黄色，有的表面挂有一层黑色光亮的薄膜，习称"乌金衣"，有的粗糙，具疣状突起，有的具龟裂纹 ③质地：体轻，质酥脆，易分层剥落，断面金黄色，可见细密的同心层纹，有的夹有白心 ④气味：气清香，味先苦而后甘，有清凉感，嚼之易碎，不粘牙 以完整、色棕黄、质酥脆、断面层纹清晰而细腻者为佳

表4-238　人工牛黄

要　点	内　容
来　源	由牛胆粉、胆酸、胆红素、牛磺酸、猪去氧胆酸、胆固醇、微量元素等加工制成
性状鉴别	药材：为黄色疏松粉末，味苦，微甘

表4-239　体外培育牛黄

要　点	内　容
来　源	以牛科动物牛的新鲜胆汁作母液，加入胆酸、去氧胆酸、复合胆红素钙等制成
性状鉴别——药材	①形状：呈球形或类球形 ②表面：光滑，呈黄红色至棕黄色 ③质地：体轻，质松脆，断面有同心层纹 ④气味：气香，味苦而后甘，有清凉感，嚼之易碎，不粘牙

表4-240　羚羊角

要　点	内　容
来　源	为脊索动物门哺乳纲牛科动物赛加羚羊的角
产　地	主产于俄罗斯，中国新疆北部边境地区亦产
采收加工	①全年可捕，猎取后将角从基部锯下，洗净，晒干 ②以8～10月捕捉锯下的角色泽最好，角色莹白 ③春季猎得者青色微黄 ④冬季猎得者因受霜雪侵袭，角质变粗糙，表面有裂纹，质较次
性状鉴别——药材	①形状：呈长圆锥形，略呈弓形弯曲 ②表面：类白色或黄白色，基部稍呈青灰色 ③"骨塞"：除顶端部分外，有10～16个隆起环脊，间距约2cm，内有坚硬质重的角柱，习称"骨塞"，骨塞长占全角的1/3～1/2，表面有突起的纵棱与其外面角暗的内凹沟紧密嵌合，从横断面观，其结合部呈锯齿状

要　点	内　容
性状鉴别 ——药材	④"通天眼"：除去"骨塞"后，角的下半部呈空洞，全角呈半透明，对光透视，上半段中央有一条隐约可辨的细孔道直通角头，习称"通天眼" ⑤质地：质坚硬 ⑥气味：气微，味淡 以质嫩、色白、光润、内含红色斑纹、无裂纹者为佳。镑片以多折曲，白色半透明，纹丝直而微呈波状，质坚硬，不易拉断者为佳

第三节　常用矿物类中药的鉴别

矿物类中药是指以天然矿物（朱砂、石膏、炉甘石、赭石）、矿物的加工品（轻粉、红粉、秋石）、动物或动物骨髓的化石（龙骨、石燕）入药的一类中药。

一、矿物的性质

矿物除少数是自然元素外，绝大多数是自然化合物，它们大多数是固体，少数是液体。

1. 矿物中水的存在形式：吸附水或自由水；结晶水；结构水。

2. 透明度。

3. 颜色：本色；外色；假色。

4. 光泽。

5. 相对密度。

6. 硬度。

7. 解理、断口。

8. 磁性。

9. 气味。

10. 其他。

二、矿物类中药的分类

表 4-241　矿物类中药的分类

按阳离子分类法分类	按阴离子分类法分类
①朱砂、轻粉、红粉等为汞化合物类 ②磁石、自然铜、赭石等为铁化合物类 ③石膏、钟乳石、寒水石等为钙化合物类 ④雄黄、雌黄、信石等为砷化合物类 ⑤白矾、赤石脂等为铝化合物类 ⑥胆矾、铜绿等为铜化合物类 ⑦密陀僧、铅丹等为铅化合物类 ⑧芒硝、硼砂、大青盐等为钠化合物类 ⑨滑石为镁化合物类	①朱砂、雄黄、自然铜等为硫化合物类 ②石膏、芒硝、白矾为硫酸盐类 ③炉甘石、鹅管石为碳酸盐类 ④磁石、赭石、信石为氧化物类 ⑤轻粉为卤化物类

三、矿物类中药的性状鉴别要点

矿物类中药的性状鉴别要注意两大点：

1.对矿物的形状、大小、颜色、质地、气味进行鉴别。

2.对矿物的硬度、相对密度、条痕色、透明度、光泽、解理、断口、有无磁性等进行检查。

四、常用矿物类中药

表 4-242　朱　砂

要　点	内　容	
来　源	为硫化物类矿物辰砂族辰砂。主含硫化汞（HgS）	
产　地	主产于湖南、贵州、四川、广西等省区	
采收加工	挖出矿石后，选取纯净者，用磁铁吸尽含铁的杂质，用水淘去杂石和泥沙	
性状鉴别	药材	①形状：为粒状或块状集合体，呈颗粒状或块片状 ②颜色：鲜红色或暗红色，条痕红色至褐红色，具光泽 ③质地：体重，质脆，片状者易破碎，粉末状者有闪烁的光泽 ④气味：气微，味淡 以色鲜红、有光泽、质脆者为佳
	饮片	朱砂粉：为朱红色极细粉末，用手指撮之无粒状物，以磁铁吸之，无铁末。体轻。气微，味淡

表 4-243　雄　黄

要　点	内　容
来　源	为硫化物类矿物雄黄族雄黄。主含二硫化二砷（As$_2$S$_2$）
产　地	主产于湖南、湖北、贵州、云南等省
采收加工	采挖后，除去杂质。或由低品位矿石浮选生产的精矿粉
性状鉴别 ——药材	①形状：呈不规则块状 ②颜色：深红色或橙红色，条痕淡橘红色，晶面有金刚石样光泽 ③质地：质脆，易碎，断面具树脂样光泽 ④气味：微有特异臭气，味淡。精矿粉为粉末状或粉末集合体，质松脆，手捏即成粉，橙黄色，无光泽 以色红、块大、质松脆、有光泽者为佳

表 4-244　自然铜

要　点	内　容
来　源	为硫化物类矿物黄铁矿族黄铁矿。主含二硫化铁（FeS$_2$）
产　地	主产于四川、广东、云南等地。全年可采
采收加工	拣取黄铁矿石，去净杂石、泥土及黑锈，敲成小块，除去杂质

第四章

（续表 4-244）

要 点		内 容
性状鉴别	药材	①表面：亮淡黄色，有金属光泽。具条纹，条痕绿黑色或棕红色 ②质地：体重，质坚硬或稍脆，易砸碎，断面黄白色，有金属光泽；或断面棕褐色，可见银白色亮星 以块整齐、色黄而光亮、断面有金属光泽者为佳
	饮片	煅自然铜：为小立方体或不规则的碎粒或粉末状，呈棕褐色至黑褐色或灰黑色，无金属光泽。质酥脆。略有醋酸气

表 4-245　赭 石

要 点	内 容
来 源	为氧化物类矿物刚玉族赤铁矿。主含三氧化二铁（Fe_2O_3）
产 地	主产于河北、山西、广东等地
采收加工	全年可采。选取表面有钉头者，称为"钉头赭石"，除去泥土、杂石
性状鉴别——药材	①形状：多呈不规则的扁平块状 ②颜色：暗棕红色或灰黑色，条痕樱红色或红棕色，有的有金属光泽。一面多有圆形的凸起，习称"钉头"；另一面与突起相对应处有同样大小的凹窝 ③质地：体重，质硬，砸碎后断面显层叠状 ④气味：气微，味淡

表 4-246　炉甘石

要 点		内 容
来 源		为碳酸盐类矿物方解石族菱锌矿。主含碳酸锌（$ZnCO_3$）
产 地		主产于湖南、广西、四川等地
采收加工		全年可采。采挖后，除去杂石，洗净，晒干
性状鉴别	药材	①形状：呈不规则块状，为块状集合体 ②表面：灰白色或淡红色，显粉性，无光泽，凹凸不平，多孔，似蜂窝状 ③质地：体轻，易碎 ④气味：气微，味微涩 以体轻、质松、色白者为佳
	饮片	煅炉甘石： ①形状与颜色：呈白色、淡黄色或粉红色的粉末 ②质地：体轻，质松软而细腻光滑 ③气味：气微，味微涩

表 4-247　滑 石

要 点	内 容
来 源	为硅酸盐类矿物滑石族滑石。主要含含水硅酸镁 [$Mg_3(Si_4O_{10})(OH)_2$]

（续表 4-247）

要　点		内　容
产　地		主产于山东、江苏、陕西等地
采收加工		采挖后，除去泥沙和杂石
性状鉴别	药材	①形状：呈不规则块状 ②颜色：白色、黄白色或淡蓝灰色，有蜡样光泽 ③质地：质软，细腻，手摸有滑润感，无吸湿性，置水中不崩散 ④气味：气微，味淡 以白色、滑润者为佳
	饮片	滑石粉： ①形状与颜色：为类白色或白色、微细、无砂性的粉末，手摸之有滑腻感 ②气味：气微，味淡 ③特性：在水、稀盐酸或稀氢氧化钠溶液中均不溶解

表 4-248　石　膏

要　点		内　容
来　源		为硫酸盐类矿物硬石膏族石膏。主含含水硫酸钙（$CaSO_4 \cdot 2H_2O$）
产　地		主产于湖北省应城。山东、山西、河南等省亦产
采收加工		采挖后，除去杂石及泥沙
性状鉴别	药材	①形状：呈长块状、板块状或不规则块状 ②颜色：白色、灰白色或淡黄色，有的半透明 ③质地：体重，质软，纵断面具绢丝样光泽 ④气味：气微，味淡 以色白、块大、质松脆、纵断面如丝、无夹层、无杂石者为佳
	饮片	煅石膏：为白色粉末或酥松块状物。表面透出微红色的光泽，不透明。体较轻，质软，易碎，捏之成粉。气微，味淡

表 4-249　芒　硝

要　点		内　容
来　源		为硫酸盐类矿物芒硝族芒硝，经加工精制而成的结晶体。主含含水硫酸钠（$Na_2SO_4 \cdot 10H_2O$）
产　地		全国大部分地区均有生产。多产于海边碱土地区、矿泉，盐场附近及潮湿的山洞中
采收加工		取天然产的不纯芒硝（俗称"土硝"或"皮硝"），加水溶解、放置，使杂质沉淀，滤过，滤液加热浓缩，放冷后析出结晶，即为芒硝
性状鉴别	药材	①形状：为棱柱状、长方形或不规则块状及粒状 ②颜色：无色透明或类白色半透明 ③质地：质脆，易碎，断面呈玻璃样光泽

（续表 4-249）

要　点		内　容
性状鉴别	药材	④气味：气微，味咸 以无色、透明、呈长条棱柱结晶者为佳
	饮片	玄明粉：为白色粉末。气微，味咸。有引湿性

表 4-250　硫　黄

要　点	内　容
来　源	为自然元素类矿物硫族自然硫；或用含硫矿物经加工制得。主含硫（S）
产　地	主产于山西、河南、山东等地
采收加工	全年可采。挖取呈泥状硫黄，置罐内加热熔化，除去杂质，倒入模型内，冷却后打成碎块。或用含硫矿物加工制得
性状鉴别 ——药材	①形状：呈不规则块状 ②颜色：黄色或略呈绿黄色 ③表面：不平坦，呈脂肪光泽，常有多数小孔。用手握紧置于耳旁，可闻轻微的爆裂声 ④质地：体轻，质松，易碎，断面常呈针状结晶形 ⑤气味：有特异的臭气，味淡 以黄色、光亮、质松脆者为佳

第四章

第五章

中药制剂与剂型

微信扫扫，本章做题

知识导图

中药制剂与剂型 {
固体制剂、浸出制剂、液体制剂
无菌制剂、外用制剂、其他制剂
药物新型给药系统与制剂新技术
}

第一节 固体制剂

一、散 剂

表 5-1 散 剂

要 点	内 容
散剂的特点	①比表面积较大，容易分散，便于吸收 ②起效迅速，制备简便 ③外用对疮面有一定的机械性保护作用 ④口腔科、耳鼻喉科、伤科和外科多有应用，也适于小儿给药 散剂易吸潮、药物成分易散失、氧化。故易吸湿或易氧化变质的药物、含挥发性成分多且剂量大的药物、刺激性大的药物不宜制成散剂
散剂的分类	按医疗用途分类：可分为内服散剂和外用散剂
	按药物组成分类：可分为单味药散剂和复方散剂
	按药物性质分类：可分为普通散剂和特殊散剂，特殊散剂又分为含毒性药散剂，如九分散等；含低共熔成分散剂，如含有樟脑和薄荷脑的痱子粉；含液体成分散剂，如蛇胆川贝散
	按给药要求分类：可分为分剂量散剂和非剂量散剂
散剂的质量要求	（1）供制备散剂的原料药皆应粉碎。除另有规定外，内服散剂应为细粉，儿科用及局部用散剂应为最细粉；眼用散剂应为极细粉，且应无菌。按照《中国药典》要求，细粉系指能全部通过五号筛，并含能够通过六号筛不少于 95% 的粉末；最细粉系指能全部通过六号筛，并含能够通过七号筛不少于 95% 的粉末；极细粉系指能全部通过八号筛，并含能够通过九号筛不少于 95% 的粉末 （2）散剂应疏松、干燥、色泽一致、混合均匀。制备含有贵重药、毒性药或药物剂量小的散剂时，应采用配研法混匀并过筛

（续表5-1）

要 点	内 容
散剂的 质量要求	（3）多剂量包装的散剂应附分剂量的用具，而含有毒性药的内服散剂则用单剂量包装 （4）散剂中可含或不含辅料。口服散剂需要时亦可加矫味剂、芳香剂、着色剂等 （5）除另有规定外，散剂应密闭贮存，易吸潮或含挥发性药物的散剂应密封贮存。生物制品应采用防潮材料包装 （6）为防止胃酸对散剂中活性成分的破坏，散剂稀释剂中可调配中和胃酸的辅料 （7）散剂中用于烧伤治疗，如为非无菌制剂的，应在标签上标明"非无菌制剂"；产品说明书中应注明"本品为非无菌制剂"，同时在适应证下应明确"用于程度较轻的烧伤（Ⅰ度或浅Ⅱ度）"；注意事项下规定"应遵医嘱使用" （8）散剂的质量检查项目与要求： ①按照《中国药典》粒度和粒度分布测定法测定，除另有规定外，中药散剂通过六号筛的粉末总量不能低于95% ②取供试品适量，放在光滑纸上，平铺大约5cm²，将其表面压平，在明亮处观察，应色泽均匀，无色斑与花纹 ③中药散剂按照《中国药典》水分测定法测定，除另有规定外不能过9.0% ④单剂量包装的散剂，应取供试品10袋（瓶），分别精密称定每袋（瓶）重量，求出内容物的装量与平均装量。每袋（瓶）装量与平均装量相比较[凡有标示装量的散剂，每袋（瓶）装量应与标示装量相比较]，超出装量差异限度的不得多于2袋（瓶），并不能有1袋（瓶）超出装量差异限度1倍 ⑤多剂量包装的散剂，按照《中国药典》最低装量检查法检查，应符合规定 ⑥用于严重创伤、烧伤[除程度较轻的烧伤（Ⅰ度或浅Ⅱ度）外]或临床必需无菌的局部用散剂，照《中国药典》无菌检查法检查，应符合规定 ⑦照《中国药典》非无菌产品微生物限度检查法检查，微生物计数法和控制菌检查法及非无菌药品微生物限度标准检查，应符合规定。凡规定进行杂菌检查的生物制品散剂，可不进行微生物限度检查
临床应用 注意事项	①内服散剂一般溶解或分散于水或其他液体中服用，亦可直接用水送服 ②特殊用法需要根据制剂说明书要求使用 ③局部用散剂可以采用撒布、调敷、吹入等方式应用于皮肤、口腔、咽喉、腔道 ④专供治疗、预防和润滑皮肤的散剂也可称为撒布剂或撒粉
处方分析 举例	川芎茶调散 【注解】该方药物大部分含有挥发性成分，入煎剂时，易失去有效成分，使药效降低，故用清茶调服，以保护挥发性成分不致丢失

二、颗粒剂

表5-2 颗粒剂

要 点	内 容
颗粒剂 的特点	①剂量较小，服用、携带、贮藏、运输都比较方便 ②色、香、味俱佳深受患者欢迎 ③肠溶颗粒耐酸而在肠液中释放活性成分或控制药物在肠道内定位释放，可防止药物在胃内分解失效，避免对胃的刺激性

要　点	内　容
颗粒剂的特点	④可制为缓释、控释制剂而达到缓释、控释的目的 ⑤适于工业生产，产品质量稳定 ⑥必要时进行包衣可增加防潮性，亦可掩盖药物的不良气味 ⑦某些中药颗粒具有一定吸湿性，包装不严易吸湿结块 ⑧少数品种颗粒松散，细粉较多
颗粒剂的分类	①可溶颗粒　　　　　　　　②混悬颗粒 ③泡腾颗粒　　　　　　　　④肠溶颗粒 ⑤缓释颗粒
颗粒剂的质量要求	（1）水分：除另有规定外，颗粒剂含水分不得超过 8.0% （2）粒度：不能通过一号筛与能通过五号筛的总和不得超过 15% （3）溶出度：除另有规定外，混悬颗粒剂须进行溶出度检查 （4）释放度：肠溶颗粒、缓释颗粒应进行释放度检查 （5）溶化性 ①可溶性颗粒，取供试品 10g（中药单剂量包装取 1 袋）加入 20 倍量热水搅拌 5 分钟，可溶颗粒会全部溶化，允许有轻微浑浊 ②泡腾颗粒，取供试品 3 袋，分别置盛有 200ml 水的烧杯中，水温为 15℃～25℃，应迅速产生气体而成泡腾状，5 分钟内颗粒皆应完全分散或溶解在水中。颗粒剂按上述方法检查，皆不得有异物，中药颗粒还不能有焦屑 混悬颗粒以及已规定检查溶出度或释放度的颗粒剂可不进行溶化性检查 （6）装量差异：单剂量包装的颗粒剂每袋（瓶）装量与平均装量相比较 [凡无含量测定的颗粒剂或有标示装量的颗粒剂，每袋（瓶）装量应与标示装量比较]，超出装量差异限度的不得多于 2 袋，并不得有 1 袋超出限度 1 倍。凡规定检查含量均匀度的颗粒剂，不再进行装量差异的检查 （7）装量：多剂量包装颗粒剂的最低装量应符合规定 （8）药物的定性鉴别、含量测定、微生物限度与含量均匀度等皆应符合各品种项下的有关要求。凡规定进行杂菌检查的生物制品颗粒剂，可不进行微生物限度检查
临床应用注意事项	一般来说，病在上焦，宜饭后 1 小时服；病在下焦，宜饭前 1 小时服；急性重病不拘时服；慢性病定时服；滋补药宜在饭前服；驱虫药和泻下药宜在空腹时服；安神药宜睡前服；健胃药和对胃肠道刺激性较大的药物宜在饭后服；活血清热等药方宜饭后半小时服，以减少对胃的刺激 对于含挥发性成分较多的颗粒剂，因高温易引发药物的挥发性成分的分解和散失，故宜用温开水冲服为好。可溶颗粒、泡腾颗粒应加温开水冲服，切忌放入口中用水送服；混悬颗粒冲服，如有部分药物不溶解也应一并服用
处方分析举例	九味羌活颗粒 【注解】处方中羌活、防风、苍术、细辛、川芎中所含有的挥发油及水溶性成分为其有效成分，故采用双提法；白芷粉性强且有效成分在 70% 乙醇中具有较好溶解性，为避免长时间提取过程中对有效成分的破坏，采用渗漉法；地黄、黄芩、甘草中的主要成分在水中具有较好的溶解性，采用水煎煮提取。本品采用湿法制粒，以稠浸膏作为黏合剂，以蔗糖粉、糊精作为辅料，同时糖粉兼具有矫味及黏合作用。本品挥发油采用喷雾方法加入或用 β- 环糊精包合后混入

三、胶囊剂

（一）胶囊剂的特点与分类

表 5-3　胶囊剂的特点与分类

要　点	内　容
胶囊剂分类	胶囊剂可分为硬胶囊、软胶囊（胶丸）、缓释胶囊、控释胶囊和肠溶胶囊
特　点	①能掩盖药物的不良气味，减小药物的刺激性，便于服用 ②与丸剂、片剂比较，在胃肠道中崩解、溶出快，吸收好，起效快，生物利用度高 ③药物充填于胶囊中，与空气、湿气和光线隔绝，有利于提高药物稳定性 ④制成不同释药速度和释药方式的胶囊剂，可定时定位释放药物

（二）质量要求

1. 囊材

表 5-4　囊　材

要　点	内　容
明胶空心胶囊的囊材组成	明胶是空胶囊剂的主要囊材。另外，还要加入适当的辅料，常用的有： ①增塑剂，如甘油、山梨醇、羧甲纤维素钠等，可增加囊壳的韧性与可塑性 ②增稠剂，如琼脂可增加胶液的胶冻力 ③遮光剂，如二氧化钛，可防止光对药物氧化的催化，增加光敏性药物的稳定性 ④着色剂，如柠檬黄、胭脂红等可增加美观，便于识别 ⑤防腐剂，如对羟基苯甲酸酯类，可防止胶液在制备和贮存过程中发生霉变 ⑥增光剂，如十二烷基磺酸钠，可增加囊壳的光泽 ⑦芳香矫味剂，如乙基香草醛等，可调整胶囊剂的口感等
软胶囊的囊材组成	软胶囊的囊材主要由胶料（胶囊用阿拉伯胶、明胶等）、增塑剂（如山梨醇、甘油等）附加剂（遮光剂、防腐剂等）和水组成
胶囊用明胶及其质量要求	胶囊剂囊材所用明胶应为胶囊用明胶。胶囊用明胶为动物的皮、骨、腱与韧带中胶原蛋白不完全酸水解、碱水解或酶降解后纯化得到的制品，或为上述三种不同明胶制品的混合物 胶囊用明胶应符合《中国药典》规定的性状、鉴别及检查项的质量要求。检查项包括： ①冻力强度：应在标示值的 ±20% 以内 ②酸碱度：pH 应为 4.0 ～ 7.2 ③干燥失重：不得超过 15.0% ④炽灼残渣：不得超过 2.0% ⑤铬：不得超过 20/100 万 ⑥重金属：不得超过 40/100 万 ⑦砷盐：不得超过 0.0001% ⑧微生物限度：每 1g 供试品中需氧菌总数不能超过 1000cfu，霉菌及酵母菌数不能超过 100cfu，不能检出大肠埃希菌；每 10g 供试品中不能检出沙门菌 ⑨电导率、透光率、过氧化物和亚硫酸盐（以 SO_2 计）：皆应符合该品种项下的有关规定

（续表 5-4）

要　点	内　容
空心胶囊及其质量要求	明胶空心胶囊应符合《中国药典》规定的性状、鉴别及检查项的质量要求 检查项包括： ①崩解时限：应在 10 分钟内全部溶化或崩解 ②黏度：运动黏度不得低于 $60mm^2/s$ ③对羟基苯甲酸酯类：含羟苯甲酯、羟苯乙酯、羟苯丙酯与羟苯丁酯的总量皆不得超过 0.05% ④干燥失重：应为 12.5% ～ 17.5% ⑤炽灼残渣：分别不得过 2.0%（透明）、3.0%（半透明）与 5.0%（不透明） ⑥铬：不得超过 2/100 万 ⑦重金属：不得过 40/100 万 ⑧微生物限度：每 1g 供试品中细菌数不能超过 1000cfu，霉菌及酵母菌数不能超过 100cfu，不能检出大肠埃希菌；每 10g 供试品中不能检出沙门菌 ⑨脆碎皮、松紧度、亚硫酸盐（以 SO_2 计）、环氧乙烷和氯乙醇：皆应符合该品种项下的有关规定
肠溶明胶空心胶囊的质量要求	肠溶明胶空心胶囊应符合《中国药典》规定的性状、鉴别及检查项的质量要求 检查项包括： ①崩解时限，结肠肠溶胶囊和肠溶胶囊分别应符合结肠肠溶胶囊剂和肠溶胶囊剂崩解时限的规定 ②亚硫酸盐、松紧度、对羟基苯甲酸酯类、环氧乙烷、氯乙醇、炽灼残渣、干燥失重、重金属、铬与微生物限度，皆应符合明胶空心胶囊项下的有关规定

2. 填充物

表 5-5　填充物

要　点	内　容
胶囊剂的填充药物	胶囊剂的填充物不论是原料药物还是辅料，均不应造成囊壳变质。小剂量原料药物应用适宜的稀释剂稀释，并混合均匀 ①可将原料药粉直接填充 ②可将原料药物加适宜的辅料如稀释剂、助流剂、崩解剂等制成均匀的粉末、颗粒或小片 ③或将普通小丸、速释小丸、缓释小丸、控释小丸或肠溶小丸单独填充或混合填充，必要时加入适量空白小丸作填充剂 ④还可将原料药物制成包合物、固体分散体、微囊或微球充填胶囊 ⑤溶液、混悬液、乳状液等也可采用特制灌囊机填充于空心胶囊中，必要时密封
不宜制成胶囊剂的药物	①药物的水溶液或稀乙醇溶液，因可使胶囊壁溶化 ②刺激性强的易溶性药物，由于其在胃中溶解后局部浓度过高而导致对胃黏膜产生较强刺激性 ③易风化的药物，可使胶囊壁软化 ④吸湿性强的药物，可使胶囊壁干燥变脆

（续表 5-5）

要　点	内　容
软胶囊对填充物料的要求	①软胶囊不但可以填充各种油类或对囊壁无溶解作用的混悬液或药物溶液，还可充填固体药物 ②填充物料为低分子量水溶性或挥发性有机物（如羧酸、丙酮、乙醇等）或充填药物的含水量超过 5%，会使软胶囊软化或溶解 ③醛类可使囊膜中明胶变性 ④ O/W 型乳剂会失水破坏，皆不宜作为软胶囊的填充物。填充药物混悬液时，分散介质常用 PEG4000 或植物油 ⑤油状介质常用 10% ～ 30% 的油蜡混合物作助悬剂，而非油状介质则常用 1% ～ 15% PEG 4000 或 PEG 6000 ⑥必要时可加用抗氧剂、表面活性剂等附加剂 ⑦填充液的 pH 应控制在 4.5 ～ 7.5 之间，强酸性可使明胶水解而导致泄漏，强碱性则会引起明胶变性而影响溶解释放 ⑧填充固体药物时，药粉应过五号筛，并混合均匀

3. 胶囊剂的质量要求

（1）水分：中药硬胶囊剂应进行水分检查，除另有规定外，其内容物的水分不得过 9.0%，硬胶囊内容物为液体或半固体者不检查水分。

（2）崩解时限：硬胶囊的崩解时限为 30 分钟、软胶囊的崩解时限为 1 小时。以明胶为基质的软胶囊可改在人工胃液中进行检查。肠溶胶囊先在盐酸溶液（9 → 1000）中检查 2 小时，每粒的囊壳均不得有裂缝或崩解现象，改在人工肠液中检查，1 小时内应全部崩解。结肠肠溶胶囊先在盐酸溶液（9 → 1000）中检查 2 小时，每粒的囊壳均不得有裂缝或崩解现象，然后在磷酸盐缓冲溶液（pH 6.8）中检查 3 小时，每粒的囊壳均不得有裂缝或崩解现象，改在磷酸盐缓冲溶液（pH 7.8）中检查，1 小时内应全部崩解。

凡规定检查溶出度或释放度的胶囊剂，一般不再进行崩解时限的检查。

（3）释放度：缓控释胶囊、肠溶胶囊应进行释放度检查。

（4）装量差异限度、药物的定性鉴别、微生物限度与含量测定等皆应符合各品种项下的有关规定。凡规定进行杂菌检查的生物制品胶囊剂，可不进行微生物限度检查。除另有规定外，胶囊应密封贮存，其存放环境温度应在 30℃，湿度应适宜，以避免受潮、发霉、变质。

（三）临床应用注意事项

1. 胶囊剂不宜用热水送服，热水送服会使胶囊快速溶化，胶囊壳极易粘在喉咙或食道里，胶囊溶化后药物易刺激食道甚至造成食道灼伤，造成不良反应，从而减弱或失去了胶囊剂应有的作用。服用胶囊的水量应适宜，一般为 100ml 左右，喝水少或干吞胶囊易导致胶囊壳吸水后附着在食管上，使局部药物浓度过高危害食管，造成黏膜损伤甚至溃疡。

2. 服药姿势站立或坐位服药，稍稍低头，整粒吞服。服药后不要马上躺下，最好站立或走动 1 分钟，以便药物完全进入胃中。

3. 不宜去壳服用。如果没有特殊说明，一般情况下不要把胶囊壳剥开倾出药粉服用。缓释胶囊和肠溶胶囊不可剥开服用。内容物为液体的软胶囊，嚼碎后可能导致药物成分的吸收途径发生变化，故不可嚼碎服用。

（四）处方分析举例

表 5-6　处方分析举例

处　方	注　解
银黄胶囊	处方中金银花提取物、黄芩提取物为主药，淀粉为稀释剂
牡荆油胶丸	牡荆油为挥发油类药物，采用食用植物油为基质制成软胶囊较佳，既可加快药物的溶出，提高生物利用度，同时还可提高药物的稳定性，减少不良气味

四、丸　剂

表 5-7　丸　剂

要　点		内　容
概述	特点 优点	①不同类型丸剂的释药与作用速度也有各异，但可根据需要选用。因传统丸剂溶散、释药缓慢，可延长药效（"丸者缓也，不能速去病，舒缓而治之也"），故适用于慢性病治疗或病后调和气血；新型水溶性基质滴丸奏效迅速，可用于急救 ②固体、半固体药物以及黏稠性的液体药物均可制成丸剂 ③提高药物稳定性，减少刺激性。芳香性药物或有特殊不良气味的药物，可泛在丸剂内层，或通过包衣掩盖。制成糊丸、蜡丸，也可降低毒性与不良反应 ④制法简便，既可小量制备，也适于工业生产
	缺点	①某些传统品种剂量大，服用不便，尤其是儿童 ②制备时控制不当易致溶散迟缓；以原粉入药，微生物易超限
	分类	中药丸剂包括蜜丸、水蜜丸、水丸、糊丸、蜡丸、浓缩丸和滴丸等
		按赋形剂分类：按赋形剂不同，丸剂可分为蜜丸、水丸、水蜜丸、浓缩丸、糖丸、糊丸、蜡丸等
		按制法分类：按制法不同，丸剂可分为塑制丸、泛制丸与滴制丸
水丸	特点	①丸粒较小，表面光滑，便于服用，不易吸潮，利于贮存 ②可根据药物性质分层泛丸。将易挥发、刺激性强等药物泛入内层，可掩盖药物的不良气味，提高挥发性成分的稳定性；或将缓释、速释药物分别泛入丸剂内、外层，制成长效制剂 ③易溶散，吸收、显效较快，尤适于中药解表和消导制剂 ④生产设备简单，可小量制备或大量生产 ⑤多采用饮片细粉泛制，易引起微生物污染 ⑥药物的均匀性及溶散时间也较难控制
	赋形剂	（1）水：最常用的赋形剂 （2）酒：当水为润湿剂泛丸黏性过强时，可用酒替代之 （3）醋：除发挥润湿、诱导药粉黏性作用外，醋有利于增加药粉中生物碱类成分的溶出，利于吸收，提高药效。常选用米醋（含乙酸3% ～ 5%）作赋形剂 （4）药汁 ①纤维性强的植物药（如丝瓜络、大腹皮等）、质地坚硬的矿物药（如自然铜、磁

要　点		内　容
水丸	赋形剂	石等）可制成煎液供泛丸用 ②胶类及乳香、没药、浸膏等树脂类药物或可溶性盐（如芒硝等）等，可溶解后作黏合剂 ③竹沥、乳汁、胆汁等可加水适量稀释后使用 ④鲜药（如生姜、大蒜等）可榨汁用以泛丸
蜜丸	含义	蜜丸系指饮片细粉以炼蜜为黏合剂制成的丸剂。水蜜丸系指饮片细粉以炼蜜和水为黏合剂制成的丸剂
	类型	①每丸重量在 0.5g（含 0.5g）以上的称大蜜丸 ②每丸重量在 0.5g 以下的称小蜜丸
蜜丸	特点	①性质柔润，作用缓和持久 ②有补益和矫味作用，由于蜂蜜含有大量的糖、有机酸及维生素等丰富的营养成分，具有滋补作用；味甜能矫味；同时蜂蜜具有镇咳、缓下、润燥、解毒的作用
	蜂蜜的选择与炼制	选择：蜂蜜的品种较多，荔枝花、荆条花、梨花、枣花、油菜花、芝麻花等花蜜皆可选用 乌头花蜜、曼陀罗花蜜、雪上一枝蒿花蜜有毒，禁使用
		炼制：炼蜜规格： ①嫩蜜：含水量为 17%～20%。适合于含较多黏液质、胶质、糖、淀粉、油脂、动物组织等黏性较强的药粉 ②中蜜：含水量在 14%～16%。炼制时表面翻腾"鱼眼泡"。适用于黏性中等的药粉制丸，为大部分蜜丸所采用 ③老蜜：含水量在 10% 以下，呈红棕色。能"滴水成珠""打白丝"。适用于黏性差的矿物药或富含纤维的药粉制丸
浓缩丸		分为浓缩水丸、浓缩蜜丸和浓缩水蜜丸。具有体积和服用剂量小，易于吸收，服用、携带及贮存方便等优点
糊丸		糊丸系指饮片细粉以米糊或面糊等为黏合剂制成的丸剂。糊丸释药缓慢，溶散迟缓，"取其迟化"既可延长药效，又可减少药物对胃肠道的刺激性
蜡丸		蜡丸系指饮片细粉以蜂蜡为黏合剂制成的丸剂。"蜡丸取其难化而旋旋取效或毒药不伤脾胃"，即蜡丸在体内不溶散，缓缓持久释放药物而延长药效，刺激性或毒性强的药物，制成蜡丸可减轻刺激性和毒性，与现代骨架型缓释、控释制剂相似
滴丸	特点	①生物利用度高，特别是难溶性药物，在水溶性基质中高度分散可形成固体分散体，溶出速度快，奏效迅速，适用于急症治疗 ②滴丸剂量准确，药物在基质中分散均匀，丸重差异小 ③可选用不同基质制成不同释药速度的制剂（如控释制剂、缓释），可使液体药物固体化（如聚乙二醇基质可容纳 5%～10% 的液体等） ④生产设备简单，生产周期短，自动化程度高，生产成本较低 ⑤滴丸载药量较小，而且目前可供选用的理想基质和冷凝剂较少，使其发展受限
	常用基质	滴丸基质有水溶性和非水溶性两大类： ①水溶性基质，常用的有泊洛沙姆、聚乙二醇类（如聚乙二醇 6000、聚乙二醇 4000 等）、硬脂酸聚烃氧（40）酯（商品名 S-40）、硬脂酸钠、甘油明胶、明胶等

要　点		内　容
滴丸	常用基质	②非水溶性基质，常用的有单硬脂酸甘油酯、硬脂酸、氢化植物油、蜂蜡、虫蜡、十八醇等
糖　丸		糖丸味甜，易溶化，适合于儿童用药，多用于疫苗制剂
传统丸剂制备的质量要求		（1）泛制法 泛制法制丸的工序如下： ①原料的准备：处方中适宜打粉的药物粉碎成细粉或最细粉，不宜打粉的药物煎煮取汁为赋形剂 ②起模：指制备丸粒基本母核的操作。起模是关键，影响着成品的圆整度 ③成型：指将已经筛选均匀的球形模子，逐渐加大至接近成品的操作 ④盖面：指将已加大、合格、筛选均匀的丸粒，用适当材料继续操作至成品大小，并将药粉全部用完，使丸粒表面致密、光洁、色泽一致。常用的盖面方式有：干粉盖面，清水盖面，清浆盖面 ⑤干燥：一般干燥温度为 80℃ 左右，若丸药含有芳香挥发性成分或遇热易分解成分，干燥温度不应超过 60℃ ⑥选丸：泛丸过程中常出现大小不均和畸形情况，除泛制过程及时筛分外，干燥后必须进一步选丸，以保证大小均匀，剂量准确 ⑦包衣：包衣后的丸剂称为"包衣丸剂" ⑧质检包装：按照水丸的质量标准对成品进行检验，质量检查合格后即可包装 （2）塑制法 塑制法制丸的工序： ①物料的准备 ②制丸块：又称和药或合坨，是塑制法的关键工序。影响丸块质量的因素有：炼蜜规格，和药时的蜜温，蜂蜜用量等 ③制丸条、分粒与搓圆 ④干燥、质检、包装
丸剂包衣的质量要求	包衣目的	①丸剂包衣可提高药物稳定性，既可避免主药氧化、挥发或变质，又可防止吸潮及虫蛀 ②掩盖臭味、减少药物的刺激性 ③控制药物作用速度或部位，药物衣包于丸剂表面，可首先被吸收 ④包肠溶衣可在肠内溶散吸收 ⑤包缓释衣可制成长效制剂等 ⑥还有改善外观，便于识别等作用
包衣种类与包衣材料	药物衣	包衣材料是处方药物制成的极细粉。常见的药物衣有朱砂衣（镇静、安神、补心类药物常用）、黄柏衣（利湿、渗水、清下焦湿热的药物常用）、雄黄衣（解毒、杀虫类药物常用）、青黛衣（清热解毒类药物常用）、百草霜衣（清热解毒类药物常用）等
	保护衣	选用性质稳定而无明显药理作用的材料将丸剂包衣，使主药与外界隔绝从而起保护作用。常见的有糖衣、有色糖衣、明胶衣、薄膜衣等
	肠溶衣	选用肠溶材料（如纤维醋法酯，聚丙烯酸树脂Ⅰ号、Ⅱ号、Ⅲ号等）将丸剂包衣，使之不溶散在胃液中而能溶散在肠液中

（续表 5-7）

要 点	内 容
丸剂的质量要求	除另有规定外，蜜丸和浓缩蜜丸中所含水分不得过 15.0%；水蜜丸和浓缩水蜜丸不得过 12.0%；水丸、糊丸、浓缩水丸不得过 9.0%。蜡丸不检查水分 （1）溶散时限 ①除另有规定外，水丸、水蜜丸和小蜜丸应在 1 小时内全部溶散 ②糊丸和浓缩丸应在 2 小时内全部溶散 ③滴丸应在 30 分钟内全部溶散，包衣滴丸应在 1 小时内全部溶散 ④蜡丸照崩解时限检查法片剂项下的肠溶衣片检查法检查,在盐酸溶液中（9→1000）检查 2 小时，不能有裂缝、崩解或软化现象，再在磷酸盐缓冲液（pH 6.8）中检查，1 小时内应全部崩解 （2）除另有规定外，大蜜丸及嚼碎、研碎后或用黄酒、开水等分散后服用的丸剂不检查溶散时限
临床应用注意事项	藿香正气丸或附子理中丸治疗胃痛、呕吐等症时，可采用生姜煎汤送服，以增强药效；痛经患者在服用艾附暖宫丸时，可用温热的红糖水送服，以增强药物散寒活血的作用；在服用补中益气丸治疗慢性肠炎时，可用大枣煎汤送服以增强药物补脾益气的作用；在服用大活络丸治疗中风偏瘫、口眼歪斜时，为了增加药物活血通络的功效，可用黄酒送服
处方分析举例	①防风通圣丸 【注解】本品为采用泛制法制备的水丸。滑石在方中既是药物，又用作包衣材料，节省了辅料，同时也可以防止薄荷、荆芥中的挥发性成分散失。方中芒硝主要成分为 $Na_2SO_4 \cdot 10H_2O$，极易溶于水。以芒硝水溶液泛丸，既能使之成型，又能起治疗作用。在滑石中加入 10% 的 $MgCO_3$，可增加洁白度，并增强其附着力。包衣前丸粒应充分干燥，包衣时撒粉用量要均匀，黏合剂浓度要适量，否则易造成花斑 ②小儿太极丸 【注解】本品为采用塑制法制备的大蜜丸，处方中药物黏性适中，采用中蜜（炼蜜）制丸，成型效果好。处方中朱砂采用水飞法制成极细粉，麝香和冰片分别采用单独粉碎。冰片和麝香具有挥发性，和药时应采用温蜜以减少有效成分的损失

五、片 剂

（一）概 述

表 5-8 概 述

要 点	内 容
片剂的分类	片剂以口服普通片为主,另有含片、舌下片、口腔贴片、咀嚼片、分散片、可溶片、泡腾片、阴道片、阴道泡腾片、缓释片、控释片、肠溶片与口崩片等。（可溶片指临用前能溶解于水的非包衣片或薄膜包衣片剂,可供口服、外用、含漱等,如复方硼砂漱口片）
中药片剂的类型	①全浸膏片 ②半浸膏片 ③全粉末片

（二）辅料的种类与应用

表 5-9　辅料的种类与应用

要　点		内　容
稀释剂与吸收剂	淀粉	价廉易得，是片剂最常用的稀释剂、吸收剂和崩解剂
	糊精	糊精常与淀粉配合用作片剂或胶囊剂的稀释剂，但不宜作为速溶片的填充剂
	预胶化淀粉	①微溶于冷水，不溶于有机溶剂 ②有良好的可压性、流动性和自身润滑性，并兼有黏合和崩解性能 ③制成的片剂崩解性、硬度均较好，尤适于粉末直接压片，但应控制润滑剂硬脂酸镁的用量在 0.5% 以内，防止产生软化效应
	糖粉	①多用于口含片、咀嚼片及纤维性或质地疏松的中药制片 ②糖粉常与淀粉、糊精配合使用 ③糖粉具引湿性，用量过多则会使压片、制粒困难，久贮则使片剂硬度增加 ④强碱性或酸性药物可促使蔗糖转化，增加其引湿性，故不宜配伍使用
	乳糖	①乳糖是优良的填充剂，制成的片剂美观、光洁，硬度适宜，释放药物较快，对主药的含量测定影响较少，久贮不延长片剂的崩解时限，特别适用于引湿性药物 ②喷雾干燥乳糖可选作粉末直接压片辅料。本品价格较高，可用糊精∶糖粉∶淀粉（1∶1∶7）混合物替代
	甘露醇	是口含片的主要矫味剂和稀释剂，亦可作为咀嚼片的黏合剂和填充剂
	硫酸钙二水物	常作为稀释剂和挥发油的吸收剂
	磷酸氢钙	磷酸钙与其性状类似，两者皆为中药浸出物、含油浸膏及油类的良好吸收剂，并有减轻药物引湿性的功效
	其他	氧化镁、碳酸镁、碳酸钙、微粉硅胶等均可作为吸收剂，尤适于含挥发油和脂肪油较多的中药制片
润湿剂与黏合剂	水	润湿剂。不耐热、易溶于水或易水解的药物则不宜采用
	乙醇	半浸膏粉、中药浸膏粉等制粒常使用乙醇作润湿剂，使用大量糊精或糖粉或淀粉作辅料者亦常用乙醇作润湿剂
	淀粉浆（糊）	本品适用于对湿热稳定，而且药物本身不太松散的品种，特别适用于可溶性药物较多的处方
	糖浆	使用浓度常为 50% ～ 70%，常与胶浆或淀粉浆混合使用。不宜用于酸、碱性较强的药物，防止产生转化糖而增加引湿性，不利制片
	胶浆类	①其水溶液适用作咀嚼片黏合剂 ②其干粉可作为直接压片的干燥黏合剂，能增加疏水性药物的亲水性，以便于片剂崩解 ③其无水乙醇溶液可用于泡腾片的酸、碱粉末混合制粒，不会发生酸、碱反应 ④其乙醇溶液适用于对湿热敏感的药物制粒

第五章

要　点		内　容
润湿剂与黏合剂	胶浆类	⑤ 5% ～ 10%PVP 水溶液是喷雾干燥制粒时的良好黏合剂，特别适用于作为咀嚼片的黏合剂
	微晶纤维素	可作片剂的助流剂、崩解剂、稀释剂和黏合剂，可用于粉末直接压片。由于具吸湿潮解性，故不能用于包衣片及某些遇水不稳定的药物
	纤维素衍生物	其中乙基纤维素广泛用于缓释制剂的辅料，其乙醇溶可作为对水敏感药物片剂的黏合剂
	其他	此外，白及胶、硅酸镁铝、中药槲骨、海藻酸钠、PEG 4000 等也可选作黏合剂。而 PEG 6000、糊精、乳糖、改良淀粉等也可作为干燥黏合剂
崩解剂	含义	系指能促使片剂在胃肠液中迅速崩解成小粒子而更利于药物溶出的辅料。主要作用是消除因黏合剂和高度压缩而产生的结合力。除口含片、舌下片、缓释片、咀嚼片等外，一般片剂均需加用崩解剂。中药半浸膏片因含有中药饮片细粉，其本身遇水后能缓缓崩解，故一般可不另加崩解剂
	片剂常用崩解剂	（1）干燥淀粉：本品较适用于不溶性或微溶性药物的片剂，而对易溶性药物片剂的崩解作用较差 （2）羧甲淀粉钠（CMS-Na）：适用于可溶性和不溶性药物 （3）低取代羟丙纤维素（L-HPC）：微晶纤维素、羟丙基淀粉、海藻酸钠、交联聚维酮（交联 PVPP）等皆是良好的崩解剂 （4）泡腾崩解剂：本品可用于泡腾片、阴道泡腾片等。含有泡腾崩解剂的片剂，应密闭包装 （5）崩解辅剂：常用品种有月桂醇硫酸钠、聚山梨酯 80 等表面活性剂，用量一般为 0.2%。使用方法：①溶解于黏合剂内。②与崩解剂混合后加于干颗粒中。③制成醇溶液喷在干颗粒上
润滑剂		①硬脂酸镁：硬脂酸镁呈弱碱性，某些维生素及有机碱盐等遇碱不稳定的药物不宜使用 此外，硬脂酸、硬脂酸钙和硬脂酸锌也可用作润滑剂，其中硬脂酸锌多用于粉末直接压片 ②滑石粉 ③聚乙二醇（PEG）：适用于可溶片或泡腾片 ④月桂醇硫酸镁（钠）：为水溶性表面活性剂，具有良好润滑作用，可改善药物的溶出和片剂的崩解，并能增强片剂的机械强度 ⑤微粉硅胶

（三）包衣的目的、种类与要求

表 5-10　包衣的目的、种类与要求

要　点	内　容
目　的	①隔绝空气，避光，防潮，提高药物的稳定性 ②掩盖药物的不良气味，增加患者的顺应性 ③控制药物在肠道内定位释放。包肠溶衣有助于避免药物对胃的刺激，防止胃酶或胃酸对药物的破坏。包结肠定位肠溶衣可在结肠定位释放药物，治疗结肠部位疾病

第五章

（续表 5-10）

要　点	内　　容	
目　　的	④包缓释或控释衣，改变药物释放速度，减少服药次数，降低不良反应 ⑤隔离有配伍禁忌的成分，避免相互作用，有助复方配伍 ⑥改善外观，使片剂美观，且便于识别	
种　　类	（半）薄膜衣片、肠溶衣片、糖衣片、结肠定位肠溶衣片以及控释衣片、缓释衣片。多数结肠定位肠溶衣片、肠溶衣片以及控释衣片、缓释衣片也属于（半）薄膜衣片	
质量要求	片芯的质量要求	①除符合一般片剂质量要求外，应为片面呈弧形而棱角小的拱形片或双凸片，以便于包衣完整严密 ②脆性较小、硬度较大，且应干燥，保证包衣过程反复滚动时不破碎。包衣前应筛去碎片及片粉
	衣层的质量要求	①应均匀牢固 ②与片芯成分不起作用 ③崩解度符合规定 ④保证在有效期内片剂中药物的溶出度或释放度合格 ⑤保持片面光亮美观，颜色一致，无裂片、脱壳现象

（四）片剂的质量要求

1. 重量差异

每片重量与平均片重或标示片重相比较，超出重量差异限度（平均片重 0.30g 以下、0.30g 及 0.30g 以上的重量差异限度分别为 ±7.5% 和 ±5.0%）的不得多于 2 片，并不得有 1 片超出限度 1 倍。

2. 崩解时限

（1）除另有规定外，药材原粉片：30 分钟；浸膏（半浸膏）片、糖衣片：1 小时；舌下片：5 分钟；可溶片：3 分钟；口崩片：60 秒；泡腾片：5 分钟。

含片的溶化性照崩解时限检查法检查，各片均不应在 10 分钟内全部崩解或溶化。

（2）薄膜衣片在盐酸溶液（9 → 1000）中检查，化药片应在 30 分钟内全部崩解；中药片应在 1 小时内全部崩解。

（3）肠溶片先在盐酸溶液（9 → 1000）中检查 2 小时，每片均不得有裂缝、崩解或软化现象，再在磷酸盐缓冲液（pH6.8）中进行检查，1 小时内应全部崩解。

（4）结肠定位肠溶片各片在盐酸溶液（9 → 1000）及 pH6.8 以下的磷酸盐缓冲溶液中均应不得有裂缝、崩解或软化现象，在 pH7.5 ～ 8.0 的磷酸盐缓冲液中 1 小时内应完全崩解。

（5）咀嚼片、以冷冻干燥法制备的口崩片以及规定检查溶出度、释放度的片剂，一般不再进行崩解时限检查。

3. 融变时限

除另有规定外，阴道片 3 片，均应在 30 分钟内全部溶化或崩解溶散并通过开孔金属圆盘，或仅残留少量无硬心的软性团块。

4. 发泡量

阴道泡腾片应检查发泡量。除另有规定外，供试品 10 片，依法检查，平均发泡体积应不小于 6ml，且少于 4ml 的不得超过 2 片。

5. 分散均匀性

分散片照崩解时限检查法检查水温为15℃～25℃，供试品6片，各片应在3分钟内全部崩解并通过内径为710μm的筛网。

6. 脆碎度

除另有规定外，非包衣片应符合片剂脆碎度检查法的要求，取供试品若干片在片剂脆碎度检查仪中转动100次，减失重量一般应低于1.0%。采用冷冻干燥法制备的口崩片可不进行脆碎度检查。

7. 微生物限度。

8. 溶出度

分散片、以难溶性原料药物制成的口崩片应进行溶出度检查。

9. 释放度

缓释片、控释片和肠溶片以及经肠溶材料包衣的颗粒制成的口崩片应进行释放度检查。

片剂在制备和贮存过程中可能发生松片、黏冲、崩解迟缓、裂片、叠片、片重差异超限等质量问题，应及时分析查找原因，对症处理解决。产生的主要原因：①颗粒的质量：是否过硬，过松，过湿，过干，大小悬殊，细粉过多。②压片前处理：润滑剂崩解剂加入种类及用量，挥发油加入方法等。③空气湿度：是否太高。④压片机是否正常：如压力大小，车速是否过快，冲模是否磨损等。

（五）临床应用注意事项

片剂服用时应注意以下方面：

（1）不可干吞药片，干吞药片最容易使药片黏附在食管壁上，导致食管黏膜损伤。

（2）一般情况下，不应将药片掰开、嚼碎或研成粉末服用，应整片吞服。

（3）泡腾片是指含有泡腾崩解剂的片剂。严禁直接服用或口含。

（4）缓控释片有特殊的工艺结构，服用时应整片吞服，用水送下。

（六）处方分析举例

1. 牛黄解毒片

【处方】牛黄5g 雄黄50g 石膏200g 大黄200g 黄芩150g 桔梗100g 冰片25g 甘草50g

【注解】本品为包衣片，服用时应整片吞服。冰片具有挥发性，包衣后可防止挥发。冰片、牛黄为贵重药，用量少，冰片具挥发性，故以细粉加于干颗粒中，混匀压片，以保证此二味药在片剂中的含量，有利于发挥药效。

2. 小柴胡泡腾片

【处方】柴胡1550g 姜半夏575g 黄芩575g 党参575g 甘草575g 生姜575g 大枣575g

【注解】浸膏粉分成2份，分别与酸源、碱源分开制粒，干燥，并应严格控制颗粒中的水分，避免在压片、服用前酸碱发生反应。本品应密封包装，避免受潮造成崩解剂失效。

第二节 浸出制剂

表 5-11 浸出制剂

要点		内容
浸出制剂的概念与分类	概念	系指用适宜的溶剂和方法浸提中药饮片中有效成分而制成的供内服或外用的一类制剂
	分类	①水浸出制剂，如合剂、汤剂等 ②乙醇浸出制剂，如酊剂、药酒、流浸膏剂等。有些流浸膏剂虽然是用水浸出中药成分，但成品中仍需加适量乙醇 ③含糖浸出制剂，如糖浆剂、煎膏剂等 ④无菌浸出制剂，如滴眼剂、注射剂等 ⑤其他浸出制剂，除上述各种浸出制剂外，还有用中药提取物为原料制备的片剂、颗粒剂、浓缩丸剂、栓剂、气雾剂、软膏剂等
汤剂	特点	汤剂组方灵活，可随症加减用药，适应中医辨证施治的需要；水为溶剂，价廉易得，制法简便，奏效迅速；但汤剂临用时制备，味苦量大，服用不便，不宜久置；挥发性及难溶性成分提取率或保留率低，可能影响疗效
	分类	①饮片煎煮而成的汤剂；②以饮片粗颗粒入药的"煮散"；③以沸水浸泡药物不定时、不定量饮用的"饮"
	质量要求	汤剂制备通常将中药饮片加适量水浸泡适当时间，加热煎煮至沸腾并维持沸腾状一定时间，滤取煎液（头煎），药渣再依法加水煎煮 1～2 次，滤取煎液（二煎、三煎），合并各次煎液，分 2～3 份等量分装，即得。 影响汤剂质量的制备因素如下： ①煎药器具传统多用陶器，也可选用搪瓷煎器、不锈钢煎器 ②加水量一般为中药饮片的 5～8 倍，或浸过饮片面 2～5cm；二煎、三煎加水量适当减少。头煎前一般浸泡 30 分钟 ③汤剂煎煮时一般选择沸前"武火"，沸后"文火"。一般煎煮 2～3 次。头煎时间通常为 45～60 分钟，二煎时间通常为 20～30 分钟。其中，芳香性中药饮片，如不宜久煎，沸后一般煎煮 15～20 分钟；滋补类中药饮片一般头煎沸后"文火"慢煎 40～60 分钟 ④特殊中药饮片应酌情特殊处理，主要有先煎、后下、包煎、另煎、烊化等
	临床应用注意事项	①汤剂服用时宜摇匀服用 ②服药温度：一般中药药性平和药，多采用温服，服药温度宜在 35℃左右。止血收敛、清热解毒、祛暑药以及药后易呕吐者宜凉服。解表药须热服，以助药力发汗
	处方分析举例	旋覆代赭汤 【处方】旋覆花 9g、代赭石 15g、党参 12g、制半夏 9g、炙甘草 5g、生姜 12g、大枣 4 枚 【注解】代赭石先煎，旋覆花用布包好后共煎，滤取药液

要 点		内　容
合　剂	特点	中药合剂的剂量较小，浓度较高，质量相对稳定，便于服用、携带和贮藏，适合工业化生产
	分类	普通合剂，口服液
	质量要求	①在制剂确定处方时，该处方的抑菌效力应符合《中国药典》抑菌效力检查法的规定 ②山梨酸和苯甲酸的用量不得超过 0.3%（其钾盐、钠盐的用量分别按酸计），羟苯酯类的用量不得超过 0.05% ③如加入其他附加剂，其品种与用量应符合国家标准的有关规定，不影响成品的稳定性，并应避免对检验产生干扰 ④合剂若加蔗糖，除另有规定外，含糖量一般不高于 20%（g/ml） ⑤除另有规定外，合剂应澄清。在贮存期间不得有酸败、异物、发霉、变色、产生气体或其他变质现象，允许有少量摇之易散的沉淀 ⑥相对密度、pH、微生物限度及装量应符合规定 ⑦除另有规定外，合剂应密封，置阴凉处贮存
糖浆剂	特点	①糖浆剂含糖量较高，有些含有芳香剂（香料），能够掩盖某些药物的不良嗅味 ②改善口感，易于服用，深受患者特别是儿童的欢迎
	分类	（1）矫味糖浆 ①单糖浆，系蔗糖的饱和水溶液，浓度为 85%（g/ml）或 64.74%（g/g） ②芳香糖浆，如橙皮糖浆、姜糖浆等，常用于矫味 （2）药用糖浆系指含药物、中药饮片提取物的浓蔗糖水溶液，能发挥相应的治疗作用，如川贝枇杷糖浆、养阴清肺糖浆等
	质量要求	糖浆剂含蔗糖应不低于 45%（g/ml），按照《中国药典》规定的方法检查，糖浆剂的相对密度、pH、微生物限度及装量等皆应符合有关规定 糖浆剂根据需要可加入适宜的附加剂，山梨酸和苯甲酸的用量不得过 0.3%，羟苯酯的用量不得过 0.05%。防腐效果还与糖浆剂的 pH 相关。例如，在含糖 40% ～ 80%（g/ml）的糖浆剂中用枸橼酸调节 pH 为 3.0 ～ 3.5 时，苯甲酸对霉菌和酵母菌的抑制作用较强，山梨酸的最适 pH 为 4.4 ～ 4.8
	临床应用注意事项	糖浆剂中允许有少量摇之易散的沉淀，用前应摇匀服用。但是中药糖浆剂易产生沉淀，沉淀过多不符合糖浆剂的质量要求，不宜服用
煎膏剂（膏滋）	特点	煎膏剂具有体积小、稳定性好、口感好、服用方便、较易保存等优点
	质量要求	①煎膏剂应稠度适宜，质地细腻，无异味、焦臭，无糖的结晶析出 ②不溶物检查不得有焦屑等异物。若需加入药粉，除另有规定外，一般应加入细粉，等到冷却后加入，然后搅拌均匀 ③煎膏剂中加入炼糖（或转化糖）或炼蜜的量，一般不超过清膏量的 3 倍 ④按照《中国药典》规定的方法检查，不溶物、相对密度、微生物限度及装量皆应符合规定
	临床应用注意事项	煎膏剂由于含糖较高，高糖引起的渗透压大，微生物难以生长，成品中不需要添加防腐剂，但是，由于反复取用，膏滋表面易被微生物污染，因此，

（续表 5-11）

要　点		内　容
煎膏剂 （膏滋）	临床应用 注意事项	反复取用的器具应注意防止微生物污染。煎膏剂含糖浓度高，"返砂" 后的煎膏剂质量不稳定，不宜使用
酒　剂	特点	酒剂制备简便，剂量较小，服用方便，且不易霉变，易于保存
	分类	内服酒剂、外用酒剂
	质量 要求	①可用浸渍法、渗漉法或其他适宜方法制备 ②配制后的酒剂应静置澄清，滤过后分装于洁净的容器中，在贮存期间 允许有少量摇之易散的沉淀 ③应检查乙醇含量和甲醇含量 ④除另有规定外，酒剂应密封，置阴凉处贮存 ⑤按照《中国药典》规定的方法检查，甲醇量、乙醇量、总固体、微生物限 度及装量等皆应符合有关规定
	临床应用 注意事项	酒剂为澄清液体，允许有少量轻摇易散的沉淀，但沉淀较多者不宜使用。 酒剂内服应注意用量，儿童、孕妇、心脏病及高血压患者不宜服用
酊　剂	特点	酊剂以乙醇为溶剂，含药量较高，服用剂量较小，易于保存
	分类	①根据处方药材性质不同，可以分为普通酊剂和含毒剧药酊剂 ②根据用途不同，可分为内服酊剂和外用酊剂
	质量 要求	①酊剂可用溶解、稀释、浸渍或渗漉等方法制备 ②除另有规定外，普通中药酊剂每100ml相当于原饮片20g。含有毒性药 品的中药酊剂，每100ml应相当于原饮片10g ③除另有规定外，酊剂应遮光，密封，置阴凉处贮存 ④按照《中国药典》规定的方法检查，酊剂的甲醇量、乙醇量、装量及 微生物限度等皆应符合有关规定
	临床应用 注意事项	内服酊剂因含乙醇，注意应用人群的适宜性，外用酊剂用于创面，因含 乙醇而有疼痛感
浸膏剂与 流浸膏剂	特点	①除另有规定外，流浸膏剂要求每1ml相当于饮片1g ②浸膏剂分为干膏和稠膏两种，每1g相当于饮片2～5g
	分类	流浸膏剂与浸膏剂有以水为溶剂制备而成和以乙醇为溶剂制备而成之分。 以水为溶剂的流浸膏剂中可酌加20%～25%的乙醇为防腐剂
	质量 要求	①流浸膏剂久置若产生沉淀时，在乙醇量和有效成分含量符合各品种项 下规定的情况下，可滤过除去沉淀 ②除另有规定外，流浸膏剂与浸膏剂应置遮光容器内密封，流浸膏剂应 置阴凉处贮存 ③按照《中国药典》规定的方法检查，浸膏剂、流浸膏剂的装量、微生 物限度皆应符合规定 ④含有乙醇的流浸膏剂的乙醇量、甲醇量应符合规定 ⑤除另有规定外，流浸膏剂用渗漉法制备，也可用浸膏剂稀释制成。浸 膏剂用煎煮法、回流法或渗漉法制备

（续表 5-11）

要　点		内　容
浸膏剂与流浸膏剂	临床应用注意事项	少数品种直接用于临床外，流浸膏剂多为配制酊剂、合剂、糖浆剂等的原料，浸膏剂一般多作为制备颗粒剂、片剂、胶囊剂、丸剂、软膏剂、栓剂等的原料
茶　剂	特点	茶剂分为袋装茶剂、块状茶剂和煎煮茶剂。茶剂体积小，便于携带，用量少，服用方便，且能较多地保留挥发性成分，易于生产
	质量要求	①一般控制在 80℃以下干燥；含挥发性成分较多的应在 60℃以下干燥；不宜加热干燥的应选用适宜的方法干燥 ②茶剂应密闭贮存；含挥发性及易吸潮原料药物的茶剂应密封贮存 ③按照《中国药典》规定的方法检查，不含糖块状茶剂以及袋装茶剂与煎煮茶剂的水分不得过 12.0%，含糖块状茶剂的水分不得过 3.0%，溶化性、重量差异、装量差异、微生物限度应符合规定 ④茶叶和饮用茶袋应符合饮用茶标准的有关要求

第三节　液体制剂

一、概　论

（一）液体制剂的特点与分类

表 5-12　液体制剂的特点与分类

要　点	内　容
特　点	①分散度大、吸收快、作用起效快 ②易控制药物浓度，可减少固体药物口服后因局部浓度过高而引起胃肠道刺激性 ③有助于分剂量和服用，特别适用于儿童及老年患者。但液体制剂稳定性较差，贮藏、运输不方便
分　类	根据分散介质中药物粒子大小不同，液体制剂分为真溶液（粒径＜ 1nm，均相，热力学稳定体系；能透过滤纸和某些半透膜）、胶体溶液（粒径 1 ～ 100nm，①高分子溶液，均相，热力学稳定体系；②溶胶：非均相，热力学不稳定体系）、乳浊液（粒径＞ 100nm，非均相，热力学不稳定体系）、混悬液（粒径＞ 500nm，非均相，热力学和动力学不稳定体系）四种分散体系

（二）附加剂

表 5-13　附加剂

要　点	内　容
增溶剂	增溶是指难溶性药物在表面活性剂形成的胶团作用下，在溶剂中溶解度增加并形成溶液的过程。具有增溶作用的表面活性剂称为增溶剂。增溶剂的最适宜亲水亲油平衡值（HLB）为 15 ～ 18，常用的增溶剂为聚山梨酯、聚氧乙烯脂肪酸酯类等
助溶剂	难溶性药物与加入的第三种物质在溶剂中形成可溶性分子间络合物、缔合物或复盐等，以增加药物在溶剂中的溶解度。这第三种物质称为助溶剂

第五章

（续表 5-13）

要　点	内　容
潜溶剂	指能形成氢键以增加难溶性药物溶解度的混合溶剂。能与水形成潜溶剂的有乙醇、丙二醇、甘油、聚乙二醇等
防腐剂	常用的防腐剂有： ①苯甲酸与苯甲酸钠：一般用量为 0.1% ～ 0.25%。应在 pH4 以下的药液中使用。 ②对羟基苯甲酸酯（尼泊金类）：有甲、乙、丙、丁四种酯，抑菌作用强，一般用量为 0.01% ～ 0.25%。在酸性、中性及弱碱性药液中均有效 ③山梨酸与山梨酸钾：常用浓度为 0.15% ～ 0.25%。特别适用于含有吐温的液体药剂防腐（尼泊金类防腐剂在含聚山梨酯的液体药剂中会失去防腐能力） ④其他：含 20% 以上的乙醇、含 30% 以上的甘油、中药中很多挥发油等均有防腐效力。此外，注射剂中加苯甲醇等也可作防腐剂之用

（三）表面活性剂

表 5-14　表面活性剂

要　点	内　容
阴离子型表面活性剂	①高级脂肪酸盐：又称肥皂类，以硬脂酸、油酸、月桂酸等较常用。本类表面活性剂具有一定的刺激性，一般只用于外用制剂 ②硫酸化物：为硫酸化油和高级脂肪醇的硫酸酯类。常用的有：①硫酸化蓖麻油，俗称土耳其红油；②高级脂肪醇硫酸酯类，如有十二烷基硫酸钠（又称月桂醇硫酸钠）常用作 O/W 型乳化剂。主要用作外用软膏的乳化剂 ③磺酸化物：主要有脂肪族磺酸化物、烷基芳基磺酸化物、烷基萘磺酸化物等
阳离子型表面活性剂	其水溶性大，在酸性或碱性溶液中均较稳定，具有良好的表面活性和杀菌作用，但毒性大，主要用于皮肤器械等消毒。常用的有苯扎氯铵（洁尔灭）、苯扎溴铵（新洁尔灭）等
两性离子型表面活性剂	①天然的两性离子表面活性剂：主要有豆磷脂和卵磷脂，常用的是卵磷脂，常用于注射用乳剂及脂质体的制备 ②合成的两性离子表面活性剂：氨基酸型，甜菜碱型
非离子型表面活性剂	①脱水山梨醇脂肪酸酯：商品名为司盘类。该类表面活性剂亲油性较强，常用作 W/O 型乳剂的乳化剂或 O/W 型乳剂的辅助乳化剂 ②聚氧乙烯脱水山梨醇脂肪酸酯：又称为聚山梨酯，商品为吐温类。水溶性表面活性剂，主要用作增溶剂、O/W 型乳化剂、润湿剂和助分散剂 ③聚氧乙烯脂肪酸酯：商品有卖泽。该类表面活性剂的水溶性和乳化性很强，常用作 O/W 型乳剂的乳化剂 ④聚氧乙烯脂肪醇醚：商品有苄泽。常用的有西土马哥、平平加 O 及埃莫尔弗等 ⑤聚氧乙烯聚氧丙烯共聚物：常用的有普朗尼克类，如普朗尼克 F-68
表面活性剂的应用	①增溶剂：HLB 值在 15 ～ 18 的表面活性剂适合用作增溶剂 ②乳化剂：HLB 值在 8 ～ 16 的表面活性剂适合用作 O/W 型乳化剂；HLB 值在 3 ～ 8 的表面活性剂适合用作 W/O 型乳化剂 ③润湿剂：HLB 值在 7 ～ 9 的表面活性剂适合用作润湿剂 ④起泡剂与消泡剂

第五章

（续表 5-14）

要　点	内　容
表面 活性剂 的应用	⑤去污剂：最适宜表面活性剂的 HLB 值为 13～16，去污能力最强的是非离子型表面活性剂，其次为阴离子型表面活性剂 ⑥消毒剂和抑菌剂：大多数阳离子和两性离子型表面活性剂可以用作消毒剂

二、溶液剂

表 5-15　溶液剂

要　点	内　容
低分子 溶液剂	①溶液剂系指药物溶解于溶剂中形成的澄明液体制剂 ②芳香水剂系指芳香挥发性药物（多为挥发油）的饱和或近饱和水溶液。含挥发性中药经水蒸气蒸馏制备而成的澄明液体制剂又称为露剂 ③醑剂系指挥发性药物，药物浓度一般为 5%～20%，乙醇浓度一般为 60%～90% ④甘油剂系指药物溶解于甘油中制成的专供外用的溶液剂
高分子溶 液剂与溶 胶剂	①高分子溶液剂系指高分子化合物溶解于溶剂中制成的均匀分散的液体制剂，属于热力学稳定体系 ②溶胶剂系指固体药物以多分子聚集体分散于水中形成的非均相的液体制剂，亦称疏水胶体溶液。属热力学不稳定体系

三、乳　剂

表 5-16　乳　剂

要　点	内　容	
分　类	根据乳滴粒径大小不同，乳剂可分为亚微乳、纳米乳和普通乳	
特　点	①乳剂中的液滴的分散度大，药物吸收和药效的发挥快，从而有利于提高生物利用度，还可以制成静脉营养乳剂、静脉注射乳剂 ②油性药物制成乳剂不但能保证剂量准确，而且使用方便 ③水包油型乳剂可掩盖药物的不良臭味 ④外用乳剂能改善对皮肤、黏膜的渗透性，减少刺激性 ⑤乳剂可以外用、口服、静脉注射和肌内注射	
乳剂的 稳定性及其 影响因素	乳剂的不稳定现象	絮凝、转相、破裂（不可逆）、分层、酸败等
	影响乳剂稳定性的 因素及稳定化措施	①乳化剂的用量；②乳化剂的性质；③分散介质的黏度；④分散相的浓度；⑤乳化及贮藏时的温度；⑥制备方法及乳化器械；⑦其他：如微生物的污染等
口服乳剂的 质量要求	口服乳剂的外观应呈均匀的乳白色，以半径为 10cm 的离心机每分钟 4000 转的转速离心 15 分钟，不应有分层现象。乳剂可能会出现相分离的现象，但经振摇应易再分散 凡规定检查含量均匀度者，一般不再进行装量检查。多剂量包装的口服乳剂照最低装量检查法检查，应符合规定	
临床应用 注意事项	临床应用应注意观察口服乳剂的外观性状，外观应无分层现象，无异嗅味，内服口感适宜，有良好的流动性，无霉变	

（续表 5-16）

要点	内容
处方分析举例	鱼肝油乳剂 【处方】鱼肝油 500ml、阿拉伯胶细粉 125g、西黄蓍胶细粉 7g、糖精钠 0.1g、杏仁油 1ml、羟苯乙酯 0.5g、纯化水加至 1000ml 【注解】处方中鱼肝油为药物，兼作油相；阿拉伯胶为乳化剂；西黄蓍胶为稳定剂；糖精钠和杏仁油为矫味剂；羟苯乙酯为防腐剂。本品用于预防和治疗维生素 A 及维生素 D 缺乏症

四、混悬剂

表 5-17　混悬剂

要点		内容
特点		混悬型液体药剂包括干混悬剂，即分散成混悬液的制剂 适宜制成混悬型液体药剂的药物有： ①需制成液体制剂供临床应用的难溶性药物 ②为了发挥长效作用或为了提高在水溶液中稳定性的药物，剧毒药或剂量小的药物不应制成混悬液
常用附加剂	润湿剂	疏水性药物制备混悬剂时，往往加入润湿剂以便于分散。常用的润湿剂有司盘类、吐温类表面活性剂等
	助悬剂	助悬剂能增加分散介质的黏度、降低微粒的沉降速度 常用的助悬剂有： ①低分子助悬剂，如甘油、糖浆剂等；②高分子助悬剂，如阿拉伯胶、西黄蓍胶、琼脂、海藻酸钠、白及胶、果胶、甲基纤维素、羧甲基纤维素钠、羧乙纤维素、聚维酮、聚乙烯醇等
	絮凝剂与反絮凝剂	加入适量的电解质后能使混悬型液体药剂中微粒周围双电层形成的 ζ 电位降低到一定程度，使微粒间吸引力比排斥力稍大并由此形成疏松的絮状聚集体，经振摇后又可恢复成分散均匀混悬液的现象叫絮凝，所加入的电解质称为絮凝剂
		同一电解质可因用量不同起絮凝作用或反絮凝作用，如枸橼酸盐、枸橼酸氢盐、酒石酸盐、酒石酸氢盐、磷酸盐及一些氯化物等
提高混悬剂稳定的措施		①减小微粒粒径 ②增加分散介质的黏度 ③减小固体微粒与分散介质间的密度差
口服混悬液的质量要求		①装量：除另有规定外，单剂量包装的口服混悬液的装量，每支装量与标示装量相比较，均不得少于其标示量。凡规定检查含量均匀度者，一般不再进行装量检查 ②装量差异：每袋（支）装量与平均装量相比较，装量差异限度应在平均装量的 ±10% 以内，超出装量差异限度的不得多于 2 袋（支），并不得有 1 袋（支）超出限度 1 倍 ③干燥失重：除另有规定外，干混悬剂照干燥失重测定法，减失重量不得过 2.0% ④沉降体积比：口服混悬剂沉降体积比应不低于 0.90 ⑤微生物限度：应符合规定

第五章

要　点	内　容
临床应用 注意事项	口服混悬剂使用前须摇匀后才可使用，混悬剂应放在低温避光的环境中保存，避免发生不稳定变化
处方分析 举例	炉甘石洗剂 【处方】炉甘石 150g、氧化锌 50g、甘油 50ml、羧甲基纤维素钠 2.5g、纯化水加至 1000ml 【注解】炉甘石、氧化锌为药物，甘油为润湿剂，羧甲基纤维素钠为助悬剂。制备时将炉甘石和氧化锌粉末先加甘油研成细糊，再与羧甲基纤维素钠水溶液混合，使粉末周围形成水的保护膜，以阻碍颗粒的聚集，振摇时易摇匀。本品外用，用前摇匀

第四节　无菌制剂

一、无菌制剂基本要求

无菌制剂是指法定药品标准中列有无菌检查项目的制剂，包括大小容量注射剂、眼用制剂（滴眼剂、眼膏剂等）、局部外用无菌制剂（用于外伤、烧伤以及溃疡等创面的外用制剂如溶液剂、凝胶剂、软膏剂和气雾剂等）以及用于手术时使用的无菌制剂如冲洗剂、止血海绵等。

二、注射剂

（一）特点与分类

表 5-18　特点与分类

要　点	内　容
特　点	①注射剂药效迅速，作用可靠 ②其质量要求高，制备过程复杂，需要特定的条件与设备，成本较高 ③一旦注入机体，其生理作用难以逆转，若使用不当极易发生危险等 ④适用于不宜口服的药物，或不能口服给药的病人，可以产生局部定位或延长药效的作用。有些注射液可用于疾病诊断，但注射剂使用不便，注射时疼痛
分　类	①注射液　　　　②注射用无菌粉末　　　　③注射用浓溶液

（二）热　原

表 5-19　热　原

要　点	内　容
来源及 致热特点	热原系指注射后能引起恒温动物体温异常升高的致热物质。广义的热原包括内源性热原、细菌性热原、化学性热原等。药剂学上的"热原"一般是指细菌性热原，是微生物的代谢产物或尸体，注射后能引起特殊的致热反应。许多细菌和大多数霉菌甚至病毒皆能产生热原，致热能力最强的是革兰阴性杆菌所产生的热原 内毒素是产生热原反应的最主要致热物质。内毒素由磷脂、脂多糖和蛋白质所组成的复合物，存在于细菌的细胞膜与固体膜之间，其中脂多糖（LPS）是内毒素的主要成分，具有特别强的致热活性

（续表 5-19）

要　点	内　容	
基本性质	①耐热性 ③不挥发性 ⑤被吸附性	②水溶性 ④滤过性 ⑥其他性质
污染热原的途径与去除方法	污染热原的途径	①溶剂 ②原辅料 ③用具、容器、管道与设备 ④制备过程 ⑤临床应用过程
	去除热原的方法	①酸碱法　　　　②高温法 ③离子交换法　　④吸附法 ⑤超滤法　　　　⑥反渗透法 ⑦凝胶滤过法

（三）注射用中药原料

按照《中药、天然药物注射剂基本技术要求》的规定，有效成分制成的中药注射剂，主药成分含量应不少于 90%；多成分制成的中药注射剂，所测成分应大于总固体量的 80%。用于配制注射剂的半成品，应控制重金属、有害元素（铝、镉、砷、汞、铜）的限量，以保证成品符合中药注射剂的相关要求。

（四）注射剂的溶剂与附加剂

1. 溶剂

表 5-20　溶　剂

要　点	内　容	
制药用水的种类及应用	饮用水	饮用水可用于制药用具的粗洗用水、药材净制时的漂洗。除另有规定外，也可作为饮片的提取溶剂
	纯化水	纯化水为饮用水经蒸馏法、离子交换法、反渗透法或其他适宜的方法制备的制药用水，不含任何附加剂 ①纯化水可作为配制普通药物制剂用的试验用水或溶剂 ②可作为滴眼剂、中药注射剂等灭菌制剂所用饮片的提取溶剂 ③外用、口服制剂配制用稀释剂或溶剂 ④非灭菌制剂用器具的精洗用水 ⑤也用作非灭菌制剂所用饮片的提取溶剂 ⑥纯化水不能用于注射剂的配制与稀释
	注射用水	注射用水为纯化水经蒸馏所得到的水，可作为配制滴眼剂、注射剂等的稀释剂或溶剂及容器的精洗
	灭菌注射用水	灭菌注射用水为注射用水按照注射剂生产工艺制备所得，不含任何添加剂。主要用于注射用灭菌粉末的溶剂或注射剂的稀释剂

（续表 5-20）

要 点	内 容		
注射用水与注射用油的质量要求	注射用水的质量要求	性状	①为无色的澄明液体 ②无臭
		检查	① pH：5.0 ～ 7.0 ②氨含量：≤ 0.00002% ③每 1ml 中含细菌内毒素量：< 0.25EU ④需氧菌总数每 100ml 不得过 10cfu ⑤亚硝酸盐与硝酸盐、总有机酸、不挥发物、电导率、重金属应符合规定
	注射用大豆油的质量要求	性状	①为淡黄色的澄明液体 ②无臭或几乎无臭 ③相对密度：0.916 ～ 0.922 ④折光率：1.472 ～ 1.476 ⑤酸值：≤ 0.1 ⑥皂化值：188 ～ 195，碘值：126 ～ 140
		检查项	注射用大豆油的检查项还包括水分、棉籽油、过氧化物、吸光度、不皂化物、碱性杂质、脂肪酸组成、重金属、砷盐和微生物限度等，供无除菌工艺的无菌制剂用者还应进行无菌检查，应符合规定

2. 附加剂

表 5-21　附加剂

要 点	内 容
常用的增溶剂、乳化剂和助悬剂及其应用	①为了提高注射液中药物的溶解度，或制备乳状液型、混悬液型注射液的需要，在保证安全有效的前提下，可考虑加入适量的增溶剂或乳化剂、助悬剂等 ②除另有规定外，供静脉用的注射液，慎用增溶剂；椎管内注射用注射液，不得添加增溶剂 ③常用的增溶剂有聚山梨酯 80、蛋黄卵磷脂、大豆磷脂等；聚山梨酯 80、大豆磷脂、蛋黄卵磷脂也可作为乳化剂；甘油可用作助悬剂
防止药物氧化的附加剂及其应用	①抗氧剂：亚硫酸钠常用于偏碱性药液，亚硫酸氢钠和焦亚硫酸钠常用于偏酸性药液 ②惰性气体：二氧化碳和氮气 ③金属离子络合剂：乙二胺四乙酸（EDTA）、乙二胺四乙酸二钠（EDTA-2Na）等，常用量为 0.03% ～ 0.05%
调节渗透压的附加剂及其应用	正常人体血液的渗透压摩尔浓度范围为 285 ～ 310mOsmol/kg，0.9% 氯化钠溶液或 5% 葡萄糖溶液的渗透压摩尔浓度与人体血液相当。常用的调节渗透压的附加剂有氯化钠、葡萄糖等。调节方法有冰点降低数据法和氧化钠等渗当量法
调整 pH 的附加剂及其应用	注射剂的 pH 一般应控制在 4.0 ～ 9.0 之间，大剂量输入的注射液 pH 应接近中性。常用的调节 pH 的附加剂有枸橼酸、盐酸、氢氧化钾、氢氧化钠、碳酸氢钠、磷酸二氢钠和磷酸氢二钠等

（续表 5-21）

要　点	内　容
调整 pH 的附加剂及其应用	加入调节 pH 附加剂不但可以减少由于 pH 不当对机体造成的局部刺激，还可增加药液的稳定性和增加弱酸弱碱类的溶解度
抑制微生物增殖的附加剂及其应用	①在制剂确定处方时，该处方的抑菌效力应符合《中国药典》抑菌效率检查法的规定 ②加有抑菌剂的注射液，应采用适宜的方法灭菌 ③静脉给药与硬膜外、脑池内、椎管内用的注射液皆不得加抑菌剂 ④常用抑菌剂为 0.5% 苯酚、0.3% 甲酚、0.5% 三氯叔丁醇、0.01% 硫柳汞等
减轻疼痛的附加剂及其应用	为减轻注射时的疼痛而加入的附加剂称为止痛剂，常用于皮下或肌内注射剂。常用的止痛剂有盐酸普鲁卡因、盐酸利多卡因、三氯叔丁醇等

（五）影响中药注射剂质量的因素

1. 制剂稳定性问题，中药注射剂在灭菌后或在贮藏过程中产生可见异物、不溶性微粒或乳光等现象，其原因主要有以下几方面。

（1）杂质未除尽。（2）pH 不适。（3）有效成分的水溶性较小。

2. 刺激性问题

（1）有效成分本身具有刺激性。

（2）含有多量杂质：鞣质、钾离子等杂质是引起中药注射剂疼痛的主要原因。

（3）药液渗透压和 pH 不适宜：可刺激局部而引起疼痛，应注意调节。

3. 疗效不稳定问题。

（六）质量要求

表 5-22　质量要求

要　点	内　容
注射剂生产与贮存过程	①溶液型注射剂应澄清 除另有规定外，混悬型注射液中原料药物粒径应控制在 15μm 以下，含 15～20μm（间有个别 20～50μm）者，不应超过 10%，如果有可见沉淀，则在振摇时就会容易分散均匀 混悬型注射液不能用于椎管内注射或静脉注射；乳状液型注射液既不能有相分离现象，也不能用于椎管注射。静脉用乳状液型注射液中 90% 的乳滴粒径应在 1μm 以下，而不能有大于 5μm 的乳滴。除另有规定外，输液应尽可能与血液等渗 ②注射剂所用的原辅料应从来源及工艺等生产环节对其进行严格控制并应符合注射用的质量要求。注射剂所用溶剂必须安全无害，并不能影响疗效和药品质量，一般分为水性溶剂和非水性溶剂 ③配制注射剂时，可根据药物性质的需要加入适宜的附加剂 ④注射剂常用容器有玻璃瓶、玻璃安瓿、塑料安瓿、塑料瓶（袋）、预装式注射器等。容器的密封性须用适宜的方法确证。除另有规定外，容器应符合有关注射用塑料容器和玻璃容器的国家标准规定。容器用胶塞尤其是多剂量包装注射液用的胶塞应有

（续表 5-22）

要　点	内　容
注射剂生产 与贮存过程	足够的稳定性和弹性，其质量应符合有关国家标准规定。除另有规定外，容器应足够透明，以此方便内容物的检视 ⑤在注射剂的生产过程中应尽可能缩短配制时间，防止微生物与热原的污染及原料药物变质。输液的配制过程更应严格控制 ⑥灌装标示量为 50ml 或以下的注射剂时，应适当增加装量，多剂量包装的注射剂，每一容器的装量一般不得超过 10 次注射量 ⑦注射剂熔封或严封后，一般应根据原料药物性质选用适宜的方法灭菌，必须保证制成品无菌。注射剂在灭菌时或灭菌后，应采用减压法或其他适宜的方法对容器进行检漏 ⑧除另有规定外，注射剂应避光贮存 ⑨注射剂的标签或说明书中应标明其中所用辅料的名称，如有抑菌剂还应标明抑菌剂的种类及浓度。注射用无菌粉末应标明配制溶液所用的溶剂的种类，必要时还应标注溶剂量 ⑩除另有规定外，制备中药注射剂的饮片等原料应按各品种项下规定的方法提取、纯化、制成半成品、成品，并进行相应的质量控制
注射剂的质 量检查项目 与要求	①装量（注射液及注射用浓溶液） ②装量差异（注射用无菌粉末） ③渗透压摩尔浓度（静脉输液及椎管注射液） ④可见异物 ⑤中药注射剂有关物质：蛋白质、鞣质、树脂等，静脉注射液还应检查草酸盐、钾离子等 ⑥重金属及其有害元素残留量：每日最大使用量，铅 $\leqslant 12\mu g$，镉 $\leqslant 3\mu g$，砷 $\leqslant 6\mu g$，汞 $\leqslant 2\mu g$，铜 $\leqslant 150\mu g$ ⑦无菌 ⑧细菌内毒素或热原

（七）临床应用注意事项

1. 一般要求能口服给药的，不选用注射给药；能肌内注射给药的，不选用静脉注射或滴注给药。

2. 禁止超功能主治用药。

3. 严格掌握注射剂用法用量及疗程。不得超剂量、过快滴注和长期连续用药。

4. 中药注射剂应单独使用，不得与其他药品混合配伍使用。

5. 用药前应仔细询问患者过敏史，对过敏体质者应慎用。

6. 老人、儿童、肝肾功能异常患者等特殊人群和初次使用中药注射剂的患者应慎用并加强监测。

7. 加强用药监护。用药期间应密切观察用药反应，特别是用药开始 30 分钟。

（八）处方分析举例

当归注射液

【处方】当归 50g、苯甲醇 10ml、氯化钠 8g、注射用水加至 1000ml。

第
五
章

【注解】处方中当归为药物，其中含有藁本内酯、正丁烯酞内酯等活性成分；苯甲醇为止痛剂；氯化钠为渗透压调节剂。

三、输液剂

表 5-23　输液剂

要　点		内　容
输液剂的特点与分类	特点	①输液剂因其用量大且是直接进入血液的，所以起效会比较迅速 ②质量要求高 ③纠正体内水和电解质的紊乱，调节体液的酸碱平衡，补充必要的营养、水分和热能 ④维持血容量 ⑤输液剂常作为强心药、升压药、抗生素等注射药物的载体
	分类	①液体平衡用输液剂：包括电解质输液剂和酸碱平衡输液剂。如：氯化钠注射液、碳酸氢钠注射液 ②营养输液剂：葡萄糖注射液剂 ③胶体输液剂：右旋糖酐、聚维酮等 ④含药输液剂：参麦注射液、盐酸左氧氟沙星氧化钠注射液等 ⑤透析类输液剂：腹膜透析液、血液滤过置换液等
临床应用注意事项		①临床联合用药时一般在输液前配制以保证疗效和减少不良反应 ②静脉输液时的滴速应随临床需求而改变 ③静脉输液时应密切观察不良反应发生的可能性，如热原反应等

四、注射用无菌粉末

表 5-24　注射用无菌粉末

要　点	内　容
特　点	制剂稳定性极大提高，方便携带
分　类	①注射用无菌冻干粉末；②注射用无菌喷干粉末
临床应用注意事项	注射用无菌粉末常使用灭菌注射用水溶解后使用，若粉末吸潮、硬化不易溶解不可使用

五、眼用制剂

表 5-25　眼用制剂

要　点		内　容
眼用制剂的特点与分类	特点	眼用制剂系指直接用于眼部发挥治疗作用的无菌制剂。可供插入、滴入、注射、冲洗、涂布或置于眼局部，具有治疗、保护和清洁作用
	分类	眼用制剂可分为眼用半固体制剂（眼膏剂、眼用乳膏剂、眼用凝胶剂等）、眼用固体制剂（眼丸剂、眼膜剂、眼内插入剂等）、眼用液体制剂（滴眼剂、洗眼剂、眼内注射溶液等）

（续表 5-25）

要　点		内　容
眼用制剂的附加剂	渗透压调节剂	常用渗透压调节剂有氯化钠、硼酸、葡萄糖、硼砂等
	pH调节剂	洗眼剂应与泪液有相近的pH，常用的有磷酸盐缓冲液、硼酸盐缓冲液等
	抑菌剂	常用的抑菌剂有三氯叔丁醇、硝酸苯汞、苯乙醇、羟苯乙酯等
	黏度调节剂	常用的黏度调节剂有甲基纤维素、聚乙烯醇、聚乙烯吡咯烷酮等
	其他附加剂	增溶剂、助溶剂、抗氧剂
眼用制剂中药物吸收的途径及影响吸收的因素		（1）眼的药物吸收途径主要有两条： 即药物进入结膜囊内主要经过角膜和结膜两条途径吸收。药物经结膜吸收是药物进入体循环的主要途径 （2）影响眼用制剂中药物吸收的因素： ①药物从眼睑缝隙的损失 ②药物的外周血管消除 ③眼用制剂的pH及药物的pKa ④刺激性 ⑤表面张力 ⑥黏度
眼用制剂的质量要求	眼用制剂生产与贮藏的有关规定	①除另有规定外，滴眼剂每个容器的装量应不超过10ml ②洗眼剂每个容器的装量应不超过200ml ③眼用半固体制剂每个容器的装量应不超过5g ④混悬型滴眼剂的沉降物不应结块或聚集，通过轻摇容易再分散，还应检查沉降容积比 ⑤眼用制剂还应符合相应剂型通则项下的有关规定 ⑥眼用制剂应遮光密封贮存，在启用后最多可使用4周 ⑦多剂量眼用制剂一般应加适当抑菌剂，尽量选用安全风险小的抑菌剂，产品标签应标明抑菌剂的种类和标示量 ⑧除另有规定外，在制剂确定处方时，该处方的抑菌效力应符合《中国药典》抑菌效力检查法的规定 ⑨眼内插入剂、眼内注射溶液、供外科手术用和急救用的眼用制剂，皆不得添加抑菌剂、抗氧剂或不适当的附加剂。并应采用一次性使用包装 ⑩眼用半固体制剂基质应过滤灭菌，不溶性药物应预先制成极细粉。眼膏剂、眼用乳膏剂、眼用凝胶剂应均匀、细腻、无刺激性，并易涂布于眼部以便药物分散和吸收 ⑪包装容器应无菌、不易破裂，其透明度应不影响可见异物检查
	眼用制剂质量检查项目与要求	眼用制剂的无菌、渗透压摩尔浓度、装量，以及滴眼剂、眼内注射溶液的可见异物、含饮片原粉的眼用制剂和混悬型眼用制剂的粒度、眼用半固体制剂的金属性异物、混悬型滴眼剂（含饮片细粉的滴眼剂除外）的沉降体积比等检查皆应符合《中国药典》制剂通则眼用制剂项下的有关规定。凡规定检查含量均匀度的眼用制剂，一般不再进行装量差异检查

第五节　外用制剂

一、外用制剂基本要求

（一）特点与分类

表 5-26　特点与分类

要　点		内　容
概　念		外用制剂系指采用适宜的基质将药物制成主要供外用的近似固体或半固体的一类制剂
特　点		①具有保护、润滑、局部治疗作用 ②可透过皮肤或黏膜起全身治疗作用。经皮给药系统中药物透过皮肤进入体循环，不但能避免肝脏的首过效应，也可避免药物在胃肠道的破坏，减少血药浓度的峰谷变化，从而降低药物的副作用
分类 （按基质 及形态分）	软膏剂 与乳膏剂	主要用于皮肤的局部治疗，对皮肤有保护、润滑、消炎和止痒等作用
	贴膏剂 与贴剂	贴膏剂系指将原料药物与适宜的基质制成膏状物、涂布于背衬材料上供皮肤贴敷、可产生全身性或局部作用的一种薄片状制剂
	膏药	膏药系指饮片、食用植物油与红丹（铅丹）或官粉（铅粉）炼制成膏料，摊涂于裱褙材料上制成的供皮肤贴敷使用的外用制剂

（二）药物透皮吸收的途径及其影响因素

表 5-27　药物透皮吸收的途径及其影响因素

要　点		内　容
药物透皮 吸收途径		外用膏剂透皮吸收的途径有： ①完整的表皮（主要吸收途径） ②毛囊 ③皮脂腺和汗腺等皮肤的附属器官
影响因素	皮肤条件	①应用部位　　　　②皮肤的病变 ③皮肤的温度与湿度　④皮肤的清洁
	药物性质	皮肤细胞膜具有类脂质性。与水溶性药物相比，一般脂溶性药物易穿透皮肤，而组织液是极性的
	基质的组成与性质	①基质类型、性质和组成：可直接影响药物的释放、穿透和吸收。通常认为药物的吸收在乳状液型基质中是最好的，在吸水性软膏基质（凡士林加羊毛脂）、硅酮及豚脂中次之，而在烃类基质中最差 ②基质的 pH：当基质 pH 大于弱碱性药物的 pK_a 或小于弱酸性药物的 pK_a 时，药物的分子型显著增加从而便于吸收 ③附加剂：基质中添加表面活性剂、透皮促进剂（如月桂氮酮）等能增加药物的穿透性，有助于吸收 ④基质对皮肤水合作用：不但能增加皮肤的水合作用的基质，还能增加

（续表 5-27）

要　点		内　容
影响因素	基质的组成与性质	药物的渗透性。其中由于油脂性基质封闭性强，故可显著增加皮肤的水合作用
	其他因素	药物的透皮吸收除上述影响因素外，还与应用次数、应用面积、药物浓度及与皮肤接触时间等密切相关

二、软膏剂与乳膏剂

表 5-28　软膏剂与乳膏剂

要　点		内　容
特　点		①乳膏剂、软膏剂多用于慢性皮肤病，具有保护创面、润滑皮肤和局部治疗作用 ②软膏中药物透皮吸收，也可产生全身治疗作用
基质的质量要求		常用基质分为油脂性、水溶性两种类型。理想的基质应为： ①具有适宜的黏度，易于涂布于皮肤或黏膜 ②作为药物的良好载体，能与药物的油溶液或水溶液互相混合，便于药物的释放和吸收 ③性质稳定，与药物无配伍禁忌 ④无刺激性和过敏性，不影响皮肤的正常功能与伤口愈合 ⑤易清洗，不污染衣物
基质的代表品种及应用	油脂性基质	（1）油脂性基质特点 油脂性基质包括烃类、油脂类、类脂类等。主要特点如下： ①无刺激性、润滑，能封闭皮肤表面，促进皮肤的水合作用，对皮肤的保护及软化比其他基质强 ②能与多种药物配伍，因油腻性和疏水性较大，药物释放较差，不易与水性液体混合，也不易用水洗除，故不宜用于急性炎性渗出较多的创面 （2）代表品种及应用 油脂性基质主要包括油脂类、类脂类、烃类和硅酮类 ①油脂类 如中药油膏常用麻油与蜂蜡熔合为基质 ②类脂类 a. 羊毛脂：吸水性好，且可提高软膏中药物的渗透性。多与凡士林合用，调节凡士林的吸水性和渗透性 b. 蜂蜡：常用调节软膏的稠度或增加稳定性。因含有少许的游离高级醇而有乳化作用，故可用作辅助乳化剂 此类还有鲸蜡、虫白蜡等，主要用于增加基质的稠度 ③烃类 性质稳定，与药物发生作用较少。不易被皮肤吸收，尤其适用于保护性软膏 a. 凡士林：具有适宜的稠度和涂展性，且对皮肤与黏膜无刺激性 b. 石蜡与液体石蜡：用于调节软膏稠度，液体石蜡还可用以研磨药物粉末，使易于基质混匀

（续表 5-28）

要 点		内 容
基质的代表品种及应用	油脂性基质	④硅酮类 在 -40 ～ 150℃应用范围内，黏度变化极小，化学性质稳定，对皮肤无刺激性，不污染衣物，无毒性，具有良好的润滑作用。因易于涂布，还能与硬脂醇、鲸蜡醇、羊毛脂、硬脂酸甘油酯等混合，因此常用于乳膏剂，最大用量可达 10% ～ 30%，也可与其他油脂类基质合用制成防护性软膏。 本品对眼睛有刺激性，不宜作眼膏基质
	乳状液型基质	特点：本类基质对水或油皆有一定亲和力，有助于药物的释放与穿透，并可吸收创面渗出物，易涂布、易清洗。可用于亚急性、慢性、无渗出的皮肤病，忌用于糜烂、溃疡及化脓性创面。遇水不稳定的药物不宜制成乳膏剂 ①水包油（O/W）型乳膏剂基质：药物的释放和穿透较其他基质快，不适用于患处分泌物太多，分泌物会反向吸收进入皮肤而使炎症恶化。水包油型乳化剂有钠皂、三乙醇胺皂类、脂肪醇型硫酸钠类和聚山梨酯类 ②油包水（W/O）型乳剂基质：能吸收部分水分，但不能与多量水混合，透皮良好，涂展性佳。油包水型乳化剂有钙皂、羊毛脂、单甘酯、脂肪醇等
	水溶性基质	该类基质释药较快，无油腻性和刺激性，能吸收组织渗出液，可用于糜烂创面及腔道黏膜，但润滑作用较差，易失水、发霉，故须加保湿剂与防腐剂 ①纤维素衍生物：常用甲基纤维素、羧甲纤维素钠等 ②聚乙二醇：吸湿性好，可吸收分泌液，易于洗除。不易酸败和发霉
软膏剂、乳膏剂的质量要求		①软膏剂、乳膏剂应根据各剂型特点、原料药物的性质、制剂的疗效和产品的稳定性选择基质。基质可由不同类型基质混合组成 ②软膏剂、乳膏剂基质应均匀、细腻，应具有适当的黏稠度，应易涂布于皮肤或黏膜上，不融化，黏稠度随季节变化应很小，涂于皮肤或黏膜上应无刺激性；应无酸败、异臭、变色、变硬等变质现象。乳膏剂不得有油水分离及胀气现象。软膏剂中不溶性原料药物，应预先用适宜的方法制成细粉，确保粒度符合规定 ③软膏剂、乳膏剂根据需要可加入保湿剂、抑菌剂、稀释剂、抗氧剂及透皮促进剂。除另有规定外，加入抑菌剂的软膏剂、乳膏剂在制剂确定处方时，该处方的抑菌效力应符合《中国药典》抑菌效力检查法的规定 ④软膏剂、乳膏剂所用内包装材料，不应与原料药物或基质发生物理化学反应，无菌产品的内包装材料应无菌 ⑤软膏剂、乳膏剂用于烧伤治疗如非无菌制剂的，应在标签上标明"非无菌制剂"；产品说明书应注明"本品为非无菌制剂"，同时在适应证下应明确"用于程度较轻的烧伤（Ⅰ度或浅Ⅱ度）"；注意事项下规定"应遵医嘱使用" ⑥除另有规定外，软膏剂应避光密封贮存。乳膏剂应避光密封置 25℃以下贮存，不得冷冻 ⑦粒度：除另有规定外，混悬型软膏剂、含饮片细粉的软膏剂照《中国药典》粒度和粒度分布测定法测定，均不得检出大于 180μm 的粒子 ⑧装量：照《中国药典》最低装量检查法检查，应符合规定

第五章

要　点	内　容
软膏剂、乳膏剂的质量要求	⑨无菌：用于烧伤 [除程度较轻的烧伤（Ⅰ度或浅Ⅱ度）] 或严重创伤的软膏剂与乳膏剂，照《中国药典》无菌检查法检查，应符合规定 ⑩微生物限度：除另有规定外，照《中国药典》非无菌产品微生物限度检查：微生物计数法和控制菌检查法及非无菌药品微生物限度标准检查，应符合规定
处方分析举例	丹皮酚软膏 【处方】丹皮酚 50g、丁香油 7ml、硬脂酸 110g、单硬脂酸甘油酯 25g、碳酸钾 9g、三乙醇胺 3ml、甘油 100g、蒸馏水 720ml 【注解】硬脂酸与碳酸钾生成硬脂酸钾，三乙醇胺与部分硬脂酸形成有机铵皂（三乙醇胺皂），为 O/W 型乳化剂。单硬脂酸甘油酯增加油相的吸水能力，并作为稳定剂。甘油为保湿剂

三、膏　药

表 5-29　膏　药

要　点		内　容
特点及种类	特点	膏药为油润固体，用前需烘软，通常贴于患处，也可贴于经络穴位，发挥保护、封闭及收口、拔毒生肌、消肿止痛等局部作用；或经透皮吸收，发挥药物的行滞祛瘀、通经活络、强壮筋骨、祛风散寒等功效，治疗风湿痹痛、跌打损伤等，以弥补内服药的药力不足
	分类	黑膏药、白膏药两类
膏药基质的组成		黑膏药的基质原料主要是植物油和红丹。黑膏药基质的主要成分为高级脂肪酸的铅盐。制备过程中药料经提取、炼油后在炼成的油中加入红丹反应生成脂肪酸铅盐，脂肪酸铅盐促进油脂进一步氧化、聚合、增稠而成膏状 白膏药的基质原料主要是植物油和官粉
质量要求		①膏药的膏体应光亮、老嫩适度、油润细腻、摊涂均匀、无飞边缺口，加温后能粘贴于皮肤上且不移动 ②黑膏药应乌黑、无红斑，白膏药应无白点 ③除另有规定外，膏药应密闭，置阴凉处贮存 ④软化点、重量差异等应符合《中国药典》规定

四、贴膏剂

表 5-30　贴膏剂

要　点		内　容
橡胶贴膏的特点与组成	特点	①黏着力强，不需预热可直接贴用，不污染衣物，携带方便 ②有保护伤口、防止皮肤皲裂等作用 ③橡胶贴膏膏层薄，容纳药物量少，维持时间较短
	组成	①背衬材料；②膏料；③膏面覆盖物
凝胶贴膏的特点与组成	特点	①凝胶贴膏载药量大，使用方便，贴敷舒适，对皮肤无刺激性

第五章

（续表 5-30）

要　点	内　容	
凝胶贴膏的特点与组成	特点	②因基质亲水，膏层含有一定量水分，贴用后皮肤角质层易软化，水合作用增加，故有利于药物的透皮吸收 ③黏性较差
	组成	凝胶贴膏主要由背衬层、药物层和保护层组成
贴膏剂的质量要求	①贴膏剂的膏料应涂布均匀，膏面应光洁，色泽一致，无脱膏、失黏现象 ②背衬面应平整、洁净、无漏膏现象。根据需要可加入表面活性剂、乳化剂、保湿剂、抑菌剂或抗氧剂等 ③涂布中若使用有机溶剂的，必要时应检查残留溶剂。采用乙醇等溶剂应在标签中注明过敏者慎用 ④根据原料药物和制剂的特性，除来源于动、植物多组分且难以建立测定方法的贴膏剂外，贴膏剂的含量均匀度、释放度、黏附力等应符合要求 ⑤含膏量：橡胶贴膏与凝胶贴膏照《中国药典》规定的检查方法检查，应符合规定 ⑥耐热性：除另有规定外，橡胶贴膏取供试品 2 片、除去盖衬，在 60℃加热 2 小时，放冷后，背衬应无渗油现象；膏面应有光泽，用手指触试应仍有黏性 ⑦赋形性：取凝胶贴膏供试品 1 片，置 37℃、相对湿度 64% 的恒温恒湿箱中 30 分钟，取出，用夹子将供试品固定在一平整钢板上，钢板与水平面的倾斜角为 60°，放置 24 小时，膏面应无流淌现象 ⑧黏附力：除另有规定外，凝胶贴膏和橡胶贴膏照《中国药典》黏附力测定法测定，均应符合各品种项下的规定 ⑨除另有规定处，贴膏剂应密封贮存 ⑩含量均匀度：除另有规定外，凝胶贴膏（除来源于动、植物多组分且难以建立测定方法的凝胶贴膏外）照《中国药典》含量均匀度检查法测定，应符合规定 ⑪微生物限度：除另有规定外，照《中国药典》非无菌产品微生物限度检查：微生物计数法和控制菌检查法及非无菌药品微生物限度标准检查，凝胶贴膏应符合规定，橡胶贴膏每 10cm² 不得检出金黄色葡萄球菌和铜绿假单胞菌	
处方分析举例	①少林风湿跌打膏 【处方】生川乌 16g、生草乌 16g、乌药 16g、白及 16g、白芷 16g、白蔹 16g、土鳖虫 16g、木瓜 16g、三棱 16g、莪术 16g、当归 16g、赤芍 16g、肉桂 16g、大黄 32g、连翘 32g、血竭 10g、乳香（炒）6g、没药（炒）6g、三七 6g、儿茶 6g、薄荷脑 8g、水杨酸甲酯 8g、冰片 8g 【注解】本品为微红色的片状橡胶贴膏，薄荷脑、水杨酸甲酯、冰片三味药均系脂溶性提取物或化学药物，可直接溶于基质中。冰片、水杨酸甲酯与薄荷脑有促透皮作用，利于药物经皮渗透至关节腔发挥药效 ②三七凝胶贴膏剂 【处方】三七提取物 2g、薄荷脑 2g、樟脑 3g、卡波姆 2.4g、甘油 7.7g、PVP 6g、明胶 0.5g、三乙醇胺适量、氮酮和丙二醇适量、蒸馏水加至 100g，制成 4 贴 【注解】本品为类白色片状凝胶贴膏剂。方中卡波姆 -934、PVP、明胶合用为黏合剂；甘油为保湿剂。三乙醇胺用以调节 pH 使卡波姆成为稠厚的凝胶状，可增加膏体的赋形性和持黏力；氮酮和丙二醇为双相透皮促进剂	

五、贴 剂

表 5-31 贴 剂

要 点	内 容
特 点	贴剂用于有疾患的皮肤，对局部有保护和治疗作用。透皮贴剂中药物在贮库内缓慢长时间释放进入血液，延长作用时间，减少用药次数
组 成	贴剂一般由背衬层、药物贮库层、黏贴层及临用前除去的保护层组成
贴剂的质量要求	（1）贴剂的外观应完整光洁，有均一的应用面积，冲切口应光滑无锋利的边缘 （2）所用的材料及辅料应符合国家标准有关规定，无毒、无刺激性、性质稳定、与原料药物不起作用 ①常用的材料为铝箔－聚乙烯复合膜、防黏纸、乙烯－醋酸乙烯共聚物、丙烯酸或聚异丁烯压敏胶、硅橡胶和聚乙二醇等 ②原料药物可以溶解在溶剂中，填充入贮库，贮库应无气泡和泄漏；原料药物如混悬在制剂中则必须保证混悬和涂布均匀。贴剂的黏附力等应符合要求 （3）贴剂根据需要也要加入表面活性剂、乳化剂、保湿剂、抑菌剂、抗氧剂或透皮促进剂。黏贴层涂布应均匀，用有机溶剂涂布的贴剂，应对残留溶剂进行检查。采用乙醇等溶剂应在标签中注明过敏者慎用 （4）贴剂在标签中应注明每贴所含药物剂量、总的作用时间及药物释放的有效面积 （5）除另有规定外，贴剂应密封贮存 （6）贴剂的含量均匀度、释放度、微生物限度等照《中国药典》规定的检查方法检查，应符合规定
处方分析举例	东莨菪碱贴剂 【注解】第一层为背衬层，有铝塑膜或其他非渗透性聚合物构成，能防止非挥发性成分的逸出，也是该制剂的支持层；第二层为药库层，药物以一定的浓度溶于或以极小粒子分散于矿物油及高分子材料（如聚丙烯、聚异丁烯）胶浆中；第三层为控释膜层，控制药物从药库层中的释放速率；第四层为黏贴层，含有少量的药物，分布在与贮库层相似的胶浆中，该层提供首剂量并能黏贴在皮肤上；第五层为覆盖层（保护层），使用时揭去，常由防黏纸或玻璃纸构成

六、其他外用制剂

表 5-32 其他外用制剂

要 点	内 容
糊 剂	糊剂系指大量的原料药物固体粉末（一般 25% 以上）均匀地分散在适宜的基质中所组成的半固体外用制剂。可分水溶性糊剂和脂溶性糊剂 糊剂在生产与贮藏期间应符合下列有关规定： ①糊剂的基质应均匀、细腻，涂于皮肤或黏膜上应无刺激性 ②糊剂应无酸败、异臭、变色与变硬现象 ③除另有规定外，糊剂应避光密闭贮存，置 25℃ 以下贮存，不得冷冻 ④应进行装量检查，微生物限度检查
凝胶剂	凝胶剂系指原料药物与能形成凝胶的辅料制成的具凝胶特性的稠厚液体或半固体制剂。除另有规定外，凝胶剂限局部用于皮肤及体腔，如鼻腔、阴道和直肠

第五章

要　点	内　容
凝胶剂	凝胶剂在生产与贮藏期间应符合下列有关规定： ①混悬型凝胶剂中胶粒应分散均匀，不应下沉、结块 ②凝胶剂应均匀、细腻，在常温时保持胶状，不干涸或液化 ③凝胶剂根据需要可加入保湿剂、抑菌剂、抗氧剂、乳化剂、增稠剂和透皮促进剂等 ④凝胶剂一般应检查 pH ⑤除另有规定外，凝胶剂应避光、密闭贮存，并应防冻 ⑥凝胶剂用于烧伤治疗的，如为非无菌制剂，应在标签上标明"非无菌制剂"，产品说明书中应注明"本品为非无菌制剂"，同时在适应证下应明确"用于程度较轻的烧伤（Ⅰ度或浅Ⅱ度）"；注意事项下规定"应遵医嘱使用" ⑦混悬型凝胶剂，除另有规定外应进行粒度检查。即取供试品适量，置于载玻片上，共涂 3 片，均不得检出大于 180μm 的粒子 ⑧凝胶剂应检查最低装量，用于烧伤 [除程度较轻的烧伤（Ⅰ度或浅Ⅱ度）] 或严重创伤的凝胶剂，照无菌检查法检查
搽　剂	搽剂系指原料药物用乙醇、油或适宜的溶剂制成的液体制剂，供无破损皮肤揉擦用 搽剂在生产与贮藏期间应符合下列有关规定： ①搽剂常用的溶剂有水、乙醇、液状石蜡、甘油或植物油等 ②搽剂在贮存时，乳状液若出现油相与水相分离，经振摇后应能重新形成乳状液；混悬液若出现沉淀物，经振摇应易分散，并具足够稳定性，以确保给药剂量的准确。易变质的搽剂应在临用前配制 ③搽剂用时可加在绒布或其他柔软物料上，轻轻涂裹患处，所用的绒布或其他柔软物料须洁净 ④除另有规定外，以水或稀乙醇为溶剂的一般应检查相对密度、pH 值；以乙醇为溶剂的应检查乙醇量；以油为溶剂的应无酸败等变质现象，并应检查折光率 ⑤搽剂应稳定，根据需要可加入抑菌剂或抗氧剂 ⑥除另有规定外，应避光、密封贮存 ⑦除另有规定外，搽剂应检查最低装量，微生物限度
涂　剂	涂剂系指含原料药物的水性或油性溶液、乳状液、混悬液，供临用前用消毒纱布或棉球等柔软物料蘸取涂于皮肤或口腔与喉部黏膜的液体制剂。也可为临用前用无菌溶剂制成溶液的无菌冻干制剂，供创伤面涂抹治疗用 涂剂在生产与贮藏期间应符合下列有关规定： ①涂剂大多为消毒或消炎药物的甘油溶液，也可用乙醇、植物油等作溶剂。以油为溶剂的应无酸败等变质现象，并应检查折光率 ②涂剂在贮存时，乳状液若出现油相与水相分离，经振摇后应能重新形成乳状液；混悬液若出现沉淀物，经振摇应易分散，并具足够稳定性，以确保给药剂量的准确。易变质的涂剂应在临用前配制 ③涂剂应稳定，根据需要可加入抑菌剂或抗氧剂 ④除另有规定外，应避光、密闭贮存。对热敏感的品种，应在 2℃～ 8℃保存和运输 ⑤除另有规定外，涂剂在启用后最多可使用 4 周 ⑥涂剂用于烧伤治疗的，如为非无菌制剂，应在标签上标明"非无菌制剂"；产品

（续表 5-32）

要 点	内 容
涂 剂	说明书中应注明"本品为非无菌制剂"，同时在适应证下应明确"用于程度较轻的烧伤（Ⅰ度或浅Ⅱ度）"；注意事项下规定"应遵医嘱使用" ⑦除另有规定外，涂剂应照最低装量检查法检查装量，应符合规定 ⑧除另有规定外，用于烧伤 [除程度较轻的烧伤（Ⅰ度或浅Ⅱ度）] 或严重创伤的涂剂，照无菌检查法进行无菌检查，应符合规定 ⑨除另有规定外，微生物计数法和控制菌检查法及非无菌药品微生物限度标准进行非无菌产品微生物限度检查，应符合规定
涂膜剂	涂膜剂系指原料药物溶解或分散于含成膜材料的溶剂中，涂搽患处后形成薄膜的外用液体制剂 涂膜剂在生产与贮藏期间应符合下列有关规定： ①涂膜剂用时涂布于患处，有机溶剂迅速挥发，形成薄膜保护患处，并缓慢释放药物起治疗作用。涂膜剂一般用于无渗出液的损害性皮肤病等 ②涂膜剂常用的成膜材料有聚乙烯醇、聚乙烯吡咯烷酮、乙基纤维素和聚乙烯醇缩甲乙醛等；增塑剂有甘油、丙二醇、三乙酸甘油酯等；溶剂为乙醇等 ③涂膜剂应稳定，根据需要可加入抑菌剂或抗氧剂 ④除另有规定外，应避光、密闭贮存 ⑤除另有规定外，涂膜剂在启用后最多可使用 4 周 ⑥涂膜剂用于烧伤治疗的，如为非无菌制剂，应在标签上标明"非无菌制剂"；产品说明书中应注明"本品为非无菌制剂"，同时在适应证下应明确"用于程度较轻的烧伤（Ⅰ度或浅Ⅱ度外）"；注意事项下规定"应遵医嘱使用" ⑦除另有规定外，涂膜剂应进行最低装量检查 ⑧除另有规定外，用于烧伤 [除程度较轻的烧伤（Ⅰ度或浅Ⅱ度外）] 或严重创伤的涂膜剂，照无菌检查法检查，应符合规定 ⑨除另有规定外，采用微生物计数法和控制菌检查法及非无菌药品微生物限度标准检查非无菌产品微生物限度，应符合规定

第六节 其他制剂

一、栓 剂

表 5-33 栓 剂

要 点	内 容
栓剂的分类	因施用腔道的不同，栓剂分为阴道栓、尿道栓、直肠栓等
栓剂的特点	①栓剂不仅在腔道起抗菌、消炎、杀虫、收敛、止痒、止痛、润滑等局部治疗作用，而且可经腔道吸收产生全身治疗作用 ②药物不受胃肠道 pH 或酶的破坏，可避免药物对胃肠道的刺激 ③药物直肠吸收，大部分不受肝脏首过效应的破坏 ④适用于不能或不愿口服给药的患者

（续表 5-33）

要　点	内　容
直肠给药栓剂中药物的吸收途径及影响因素	（1）直肠给药栓剂中药物的吸收途径： ①经直肠上静脉吸收（肝肠循环，避免此途径吸收） ②经直肠下静脉和肛门静脉吸收 ③经直肠淋巴系统吸收 （2）影响直肠给药栓剂中药物吸收的因素：生理因素（栓剂塞入直肠的深度不宜超过 2cm）、药物因素（脂溶性、非解离型的药物易吸收）、基质因素（水溶性药物分散在油脂性基质中，药物释放快，吸收快）

要点			内容
栓剂的基质	基质的要求		①室温时具有适宜的韧性和硬度，塞入腔道时不碎裂、不变形。在体温下易软化、溶解或熔融 ②与药物无配伍禁忌，无过敏性、黏膜刺激性及无毒性，不影响药物的含量测定 ③熔点与凝固点相距较近，且有润湿与乳化能力，能混入较多的水 ④在贮藏过程中不易霉变，且理化性质稳定
	基质的种类、代表品种及应用	油脂性基质	①可可豆脂：具有同质多晶性，有 α、β、γ 三种晶型，β 晶型较稳定。制备时应缓缓加热升温，等到基质熔化至 2/3 时停止加热，使其逐步熔化，以避免晶体转型而影响栓剂成型 ②半合成脂肪酸甘油酯类：不易酸败，贮藏也比较稳定。有半合成椰子油酯、半合成山苍子油酯、半合成棕榈油酯等
		水溶性基质	①甘油明胶：具有弹性，不易折断，在体温下能软化并缓慢溶于分泌液中。常用作阴道栓剂基质，但不适用于鞣酸等与蛋白质有配伍禁忌的药物 ②聚乙二醇类：在体温条件下不熔化，能缓缓溶于直肠液中，但对黏膜有一定刺激性。通常加入 20% 以上的水可减轻刺激性，或在栓剂表面涂一层鲸蜡醇或硬脂醇薄膜以减轻刺激。本类基质栓剂贮存时不软化，不需要冷藏，但易吸湿变形 该类基质有聚氧乙烯（40）单硬脂酸酯、聚山梨酯 61、泊洛沙姆等
栓剂的质量要求			①栓剂中的药物与基质应混合均匀 ②栓剂外形要完整光滑，塞入腔道后应无刺激性，应能融化、软化或溶化，并与分泌液混合，逐渐释放出药物，产生局部或全身作用 ③应有适宜的硬度，以免在包装或贮存时变形 ④栓剂所用内包装材料应无毒性，并不得与原料药物或基质发生理化作用。制备栓剂用的固体原料药物，除另有规定外，应预先用适宜方法制成细粉或最细粉 ⑤融变时限，除另有规定外，脂肪性基质的栓剂应在 30 分钟内全部软化、融化或触压时无硬芯，水溶性基质的栓剂应在 60 分钟内全部溶解 ⑥重量差异应符合规定，凡规定检查含量均匀度的栓剂，可不进行重量差异检查 ⑦栓剂的微生物限度照《中国药典》规定的检查方法检查，应符合规定 ⑧除另有规定外，栓剂应在 30℃ 以下密闭贮存和运输，避免因受潮、受热而发霉、变形、变质

二、气雾剂与喷雾剂

（一）概念特点及其分类

表 5-34　概念特点及其分类

要　点	内　容
概　念	气雾剂系指原料药物或原料药物和附加剂与适宜的抛射剂共同装封于具有特制阀门系统的耐压容器中，使用时借助抛射剂的压力将内容物呈雾状物喷出，用于肺部吸入或直接喷至腔道黏膜、皮肤的制剂。气雾剂内容物喷出后呈泡沫状或半固体状，则称之为泡沫剂或凝胶剂 / 乳膏剂 喷雾剂系指原料药或与适宜辅料填充于特制的装置中，使用时借助手动泵的压力、高压气体、超声振动或其他方法将内容物呈雾状物释出，用于肺部吸入或直接喷至腔道黏膜及皮肤等的制剂
特　点	①具有速效和定位作用。药物呈细小雾滴能够直达作用部位，局部浓度高，药物分布均匀，吸收快并起效迅速 ②制剂稳定性高。药物装在密闭不透明的容器中，不但不易被微生物污染，还能避免与空气、水分和光线接触，从而提高了稳定性 ③给药剂量准确，副作用较小 ④局部用药的刺激性小
分　类	**气雾剂的分类** （1）按用药途径，气雾剂可分为吸入气雾剂、非吸入气雾剂 （2）按处方组成，气雾剂可分为二相气雾剂（气相和液相）和三相气雾剂（气相、液相、固相或液相） ①溶液型气雾剂属于二相气雾剂 ②混悬液和乳浊液型气雾剂属于三相气雾剂 （3）按给药定量与否，气雾剂可分为定量气雾剂和非定量气雾剂 ①吸入气雾剂：系指经口吸入沉积于肺部的制剂，通常也被称为压力定量吸入剂。揿压阀门可定量释放活性物质 ②鼻用气雾剂：系指经鼻吸入沉积于鼻腔的制剂。揿压阀门可定量释放活性物质 **喷雾剂的分类** ①按内容物组成，喷雾剂可分为溶液型、乳状液型和混悬型喷雾剂 ②按用药途径可分为鼻用喷雾剂、吸入喷雾剂及用于皮肤、黏膜的非吸入喷雾剂 ③按给药定量与否，喷雾剂可分为非定量喷雾剂和定量喷雾剂

（二）吸入气雾剂与喷雾剂的吸收与影响因素

　　吸入气雾剂和吸入喷雾剂给药时，药物以雾状吸入可直接作用于支气管平滑肌，适宜粒径的雾滴在肺泡部位有较好的分布和沉积，肺泡是药物的主要吸收部位。

　　影响吸入气雾剂和吸入喷雾剂药物吸收的主要因素有：

　　（1）药物的脂溶性及分子大小，吸入给药的吸收速度与药物的脂溶性成正比，与药物的分子大小成反比。

　　（2）雾滴（粒）粒径大小，雾滴（粒）的大小影响其在呼吸道沉积的部位，吸入气雾剂雾滴（粒）的粒径应在 10μm 以下，其中大多数应在 5μm 以下。雾滴过粗，药物易沉着在口腔、咽部及呼吸器官的各部位；粒子过小，雾滴（粒）易到达肺泡部位，但沉积减少，多被呼出，吸收较少。

（三）气雾剂与喷雾剂的构成

表 5-35　气雾剂与喷雾剂的构成

要　点		内　容
气雾剂的构成	药物与附加剂	（1）药物：中药气雾剂中的药物可以是饮片经提取分离制成的总提取物、有效部位或有效成分，或饮片制成的微粉 （2）附加剂： ①溶剂，氢氟烷烃、水、甘油或脂肪酸、植物油 ②潜溶剂，如乙醇、丙二醇等 ③抗氧剂，如维生素 C、亚硫酸钠等 ④防腐剂，如羟苯乙酯等 ⑤表面活性剂，可作为乳化剂，如聚山梨酯类、硬脂酸三乙醇胺皂等；或助悬剂，如月桂醇、脂肪酸山梨坦类等 吸入气雾剂中所有附加剂皆应对呼吸道黏膜和纤毛无刺激性、无毒性。非吸入气雾剂中所有附加剂皆应对黏膜或皮肤无刺激性
	抛射剂	抛射剂是喷射药物的动力，有时兼作药物的溶剂和稀释剂 ①氢氟烷烃类：四氟乙烷、七氟丙烷及二氟乙烷等（曾用的氟利昂现已禁用） ②二甲醚：因其可燃性问题，至今尚未批准用于吸入气雾剂 ③碳氢化合物：如丙烷、正丁烷、异丁烷，虽然稳定、毒性小、密度与沸点低，但易燃、易爆，不宜单独使用。常与其他抛射剂合用 ④惰性气体：二氧化碳、氮气等
	耐压容器	耐压容器必须性质稳定、耐压、价廉、轻便。常用的耐压容器有金属容器、玻璃容器（外面搪有塑料防护层）和塑料容器
	阀门系统	阀门系统是调节药物和抛射剂从容器中流出量及速度的重要组成部分，其精密程度直接影响气雾剂给药剂量的准确性。可分为普通阀门和定量阀门
喷雾剂的构成		喷雾剂由药物与附加剂、容器与手动泵构成。其中手动泵又分为定量型与非定量型
吸入制剂的构成		处方中可能含有抛射剂、共溶剂、稀释剂、抑菌剂、助溶剂和稳定剂等，所用辅料应不影响呼吸道黏膜或纤毛的功能

（四）质量要求

表 5-36　质量要求

要　点	内　容
气雾剂、喷雾剂生产与贮藏的有关规定	①气雾剂、喷雾剂应在要求的洁净度环境中配制，及时灌封于灭菌的洁净干燥容器中。所加附加剂应对呼吸道、皮肤或黏膜无刺激性 ②溶液型喷雾剂的药液应澄清 ③乳状液型喷雾剂的液滴在液体介质中应分散均匀

要 点	内 容
气雾剂、喷雾剂生产与贮藏的有关规定	④混悬型喷雾剂应将原料药物细粉和附加剂充分混匀、研细，制成稳定的混悬液 ⑤二相气雾剂应按处方制得澄清的溶液后，按规定量分装。三相气雾剂应将微粉化（或乳化）原料药物加附加剂充分混合后制得混悬液或乳状液分装。在制备过程中，必要时应严格控制水分，防止水分混入 ⑥吸入气雾剂与吸入喷雾剂供吸入用雾滴（粒）大小应控制在 10μm 以下，其中大多数应为 5μm 以下，一般不使用饮片细粉 ⑦气雾剂的容器应能耐受气雾剂所需的压力，阀门各部件的溶胀性和尺寸精度必须符合要求，并不得与药物或附加剂发生理化反应 ⑧定量气雾剂释出的主药含量应准确，喷出的雾滴（粒）应均匀，吸入气雾剂应保证每揿含量的均匀性 ⑨制成的气雾剂应进行泄漏检查，确保使用安全 ⑩吸入气雾剂和吸入喷雾剂除分别符合气雾剂和喷雾剂项下的要求外，还应符合吸入制剂相关项下要求 喷雾剂应避光密封贮存。气雾剂应置凉暗处贮存，并避免曝晒、受热、敲打、撞击
气雾剂、喷雾剂的质量检查项目与要求	①每瓶总揿次：定量气雾剂每瓶总揿数应不少于标示总揿数 ②每瓶总喷次：多剂量定量喷雾剂每瓶总喷次均不得少于其标示总喷次 ③递送剂量均一性：定量气雾剂照吸入制剂相关项下方法检查，递送剂量均一性应符合规定 ④递送速率和递送总量：供雾化器用的吸入喷雾剂应检查活性物质递送速率和递送总量，照吸入制剂相关项下方法检查，应符合规定 ⑤每揿主药含量：定量气雾剂每揿主药含量应为每揿主药含量标示量的 80%～120% ⑥每喷主药含量：定量喷雾剂每喷主药含量应为标示含量的 80%～120% ⑦微细粒子剂量：除另有规定外，吸入气雾剂微细药物粒子百分比应不少于每揿主药含量标示量的 15%。供雾化器用的吸入喷雾剂应照各品种项下规定的方法测定细微粒子剂量，应符合规定 ⑧喷射速率：非定量气雾剂每瓶的平均喷射速率（g/s），均应符合各品种项下的规定 ⑨喷出总量：非定量气雾剂每瓶喷出量均不得少于标示装量的 85% ⑩每揿喷量：定量气雾剂每瓶 10 个喷量的平均值。除另有规定外，应为标示喷量的 80%～120%。凡进行每揿剂量均一性检查的气雾剂，不再进行每揿喷量检查 ⑪每喷喷量：除另有规定外，定量喷雾剂每瓶 10 次喷量的平均值均应为标示喷量的 80%～120%。凡规定测定每喷主药含量或递送剂量均一性的喷雾剂，不再进行每喷喷量的测定 ⑫粒度：除另有规定外，中药吸入用混悬型气雾剂若不进行微细粒子剂量测定，应进行粒度检查。粒径大于 10μm 的粒子不得过 10 粒 ⑬装量差异：除另有规定外，单剂量喷雾剂每个的装量与平均装量相比较，超出装量差异限度的不得多于 2 个，并不能有 1 个超出限度 1 倍。凡规定检查递送剂量均一性的单剂量喷雾剂，一般不再进行装量差异的检查 ⑭无菌：用于烧伤［除程度较轻的烧伤（Ⅰ度或浅Ⅱ度）外］、严重创伤或临床必需无菌的气雾剂和喷雾剂，以及供雾化器用的定量吸入喷雾剂、吸入喷雾剂按照无菌检查法应符合规定

第五章

（续表 5-36）

要　点	内　容
气雾剂、喷雾剂的质量检查项目与要求	⑮ 装量：非定量气雾剂和非定量喷雾剂照最低装量检查法检查应符合规定 ⑯ 微生物限度：喷雾剂和气雾剂应符合规定
临床应用注意事项	气雾剂具有剂量小、起效快、副作用小和使用方便等优点。可用于呼吸道吸入给药，或直接喷至腔道黏膜、皮肤给药，也可用于空间消毒 ①气雾剂药物分为溶液型、混悬型、乳剂型等类型，使用时借抛射剂的压力，定量或不定量地将药物以雾状、半固体或泡沫形式喷出，在呼吸道、皮肤或其他腔道发挥局部或全身治疗作用。使用前应充分摇匀储药罐，使罐中药品和抛射剂充分混合。首次使用前或上次使用超过一周时，先向空中试喷一次 ②使用时先摇匀，头略后仰并缓慢地呼气，尽可能呼出肺内空气。将吸入器吸口紧紧含在口中，并屏住呼吸，以食指和拇指紧按吸入器，使药物释出，并同时做与喷药同步的缓慢深吸气，最好大于 5 秒钟，吸药后约屏住呼吸 5 ～ 10 秒钟，使药物充分分布到下气道，以达到良好的治疗效果。使用完用清水漱口，去除上咽部残留的药物 ③使用鼻用喷雾剂，鼻腔有分泌物时应该先清理鼻腔分泌物再喷。如果医嘱有用洗鼻器洗鼻，应先洗鼻，洗鼻后再使用喷鼻药物 ④气雾剂药物使用耐压容器、阀门系统，有一定的内压。抛射剂多为液化气体，在常压沸点时低于室温，常温下蒸气压高于大气压。因此气雾剂药物遇热和受撞击有可能发生爆炸，储存时应注意避光、避热、避冷冻、避碰撞，即便药品已用完的小罐也不能弄破、刺穿或燃烧

三、其他剂型

（一）胶　剂

表 5-37　胶　剂

要　点			内　容
特　点			胶剂多有滋补强壮的作用，但又有不同的特点：皮胶类补血，角胶类温阳，甲胶类侧重滋阴、活血祛风等
分　类			按原料来源，胶剂分为以下几类： ①皮胶类；②骨胶类；③甲胶类；④角胶类；⑤其他胶类
胶剂原辅料的种类与作用	原料的种类与选用	皮类	驴皮是熬制阿胶的原料，以质地肥厚、无病害、张大毛黑者为优
		骨类	以骨骼粗壮、质地坚实、质润色黄之新品为佳
		甲类	板大质厚、颜色鲜明、未经水煮者为佳
		角类	以质重、坚硬、有光泽、角尖对光照呈粉红色的砍角为佳
		其他	以含有蛋白质的动物类中药为原料
	辅料的种类与作用	冰糖	洁净、色白无杂质者为佳。冰糖可增加胶剂的硬度和透明度，并有矫味作用。也可用白糖代替

（续表5-37）

要　点	内　容		
胶剂原辅料的种类与作用	辅料的种类与作用	油类	①可用麻油、花生油、豆油，纯净无杂质的新制油为佳，酸败者禁用 ②油可降低胶块的黏度，以便于切胶，并在浓缩收胶时，油可促进锅内气泡的逸散，起消泡的作用
		酒类	常用绍兴黄酒，也可用白酒代替。酒起矫味矫臭作用，收胶时有助于气泡逸散
		明矾	色白洁净者为佳。可沉淀胶液中的泥沙杂质，增加胶剂的透明度

（二）膜　剂

表5-38　膜　剂

要　点	内　容		
特　点	①生产工艺简单，易于自动化和无菌生产 ②药物含量准确、质量稳定 ③使用方便，适于多种给药途径 ④可制成不同释药速度的制剂 ⑤制成多层膜剂可避免配伍禁忌 ⑥体积小，重量轻，便于携带、运输和贮存 膜剂不适用于药物剂量较大的制剂		
分　类	膜剂按结构类型可分为单层、多层及夹心型。按给药途径可分为内服膜剂、口腔用膜剂、眼用膜剂、皮肤及黏膜用膜剂等		
膜剂成膜材料及其他辅料	成膜材料	常用的成膜材料有纤维素类、丙烯酸树脂类、聚乙烯醇及其他天然高分子材料	
	其他辅料	增塑剂	能使制得的膜柔软并具有一定的抗拉强度。常用的有山梨醇、乙二醇、甘油等
		着色剂	常用食用色素
		遮光剂	常用二氧化钛
		矫味剂	有蔗糖、甜菊苷等
		填充剂	有碳酸钙、淀粉等
		表面活性剂	常用聚山梨酯80、十二烷基硫酸钠、豆磷脂等

（三）其　他

表5-39　其　他

要　点	内　容
锭剂	供内服，可吞服或研细以水或黄酒化服，外用多是研细用醋或酒调敷，也可作嗅入或外搽药用
灸剂	灸剂借助燃烧产生的温热性刺激及药物的局部透皮吸收，达到预防或治疗疾病的目的

（续表 5-39）

要 点	内 容
线 剂	线剂利用所含药物的药线的机械扎紧作用和轻微腐蚀作用，切断痔核的血液供应，使痔枯落，或置瘘管中，引流畅通，便于疮核愈合。有止血抗炎等作用。也可以线剂结扎，辅以药物治疗肿瘤
熨 剂	用时拌醋生热，利用热刺激及药物蒸气透入熨贴的部位达到活血通络、发散风寒的治疗目的
糕 剂	糕剂含糖，味甜可口，主要用于治疗小儿脾胃虚弱、面黄肌瘦等慢性消化不良性疾病
丹 剂	丹剂毒性较大，不可内服，仅供外用。可制成钉剂、散剂、药条、药线和外用膏剂。使用时要注意剂量和部位，防止引起中毒
条 剂	条剂有韧性可用于弯曲分岔的瘘管，制备简单，使用方便。所用药物多有腐蚀性或毒性，主要用于中医外科插入疮口或瘘管，以引流脓液，拔毒去腐，生肌敛口
钉 剂	钉剂多含有毒性药物或腐蚀性药物，其赋形剂的选择类似于糊丸，具缓释作用。一般供外科插入，用于治疗溃疡、痔及瘘管等
棒 剂	系指将药物制成小棒状的外用制剂。可直接用于皮肤或黏膜，起腐蚀、收敛等作用，多用于眼科

第七节 药物新型给药系统与制剂新技术

一、药物新型给药系统

表 5-40 药物新型给药系统

要 点	内 容
缓释、控释制剂	（1）缓释、控释制剂的特点与普通制剂比较，缓释、控释制剂具有以下特点： ①药物治疗作用持久、毒副作用小、用药次数显著减少 ②药物可缓慢地释放进入体内，血药浓度的"峰谷"波动小，能避免超过治疗血药浓度范围而引起的毒副作用，又能保持在有效浓度治疗范围（治疗窗）之内以维持疗效 （2）不宜制成缓释、控释制剂的药物： ①生物半衰期（$t_{1/2}$）很短（小于1小时）或很长（大于24小时）的药物 ②单服剂量很大（大于1g）的药物 ③药效剧烈、溶解度小、吸收无规律、吸收差或吸收易受影响的药物 ④需在肠道中特定部位主动吸收的药物 （3）缓释、控释制剂的类型及其释药原理： ①骨架型缓释、控释制剂：药物靠扩散、溶蚀作用或扩散与溶蚀共同作用。常用的骨架材料有：a.水溶性骨架材料，如羧甲纤维素、羟丙甲纤维素、聚维酮等；b.脂溶性骨架材料，如脂肪、蜡类物质等；c.不溶性骨架材料，如聚乙烯、乙基纤维素、丙烯酸树脂、聚甲基丙烯酸甲酯和硅橡胶等 ②膜控包衣型缓释、控释制剂：主要有缓释的微囊、微球、微丸等。常通过控制包衣膜的厚度、膜孔的孔径及其弯曲度等来达到延缓与控制药物释放速度的目的

要　点	内　　容	
缓释、控释制剂	③乳剂分散型缓释制剂：如 W/O 型乳剂，借助油相对药物分子的扩散具有一定的屏障作用而达到缓释目的 ④注射用缓释制剂：将药物制成油溶液型或混悬液型注射剂。注入人体后油中药物或混悬药物粒子，向注射部位体液中分配或溶解的延缓作用而达到缓释目的 ⑤缓释膜剂：将药物包裹在多聚物薄膜隔室内，或溶解分散在多聚物膜片中而制成的缓释膜状制剂。多聚物膜对药物的释放具有延缓作用 ⑥渗透泵式控释制剂：利用渗透压原理制成的控释制剂，能均匀恒速地释放药物 ⑦胃滞留型缓释、控释制剂：通过黏附、漂浮或膨胀等作用定位（滞留）于胃中。可以提高主要在胃内及十二指肠部位吸收的药物的生物利用度	
靶向制剂	特点	靶向制剂可使药物浓集于靶细胞、靶组织、靶器官及其周围，提高疗效并显著降低对其他组织、器官及全身的毒副作用
	分类	按靶向的部位划分：一级靶向制剂：系指进入靶部位的毛细血管床释药 二级靶向制剂：系指进入靶部位的特殊细胞（如肿瘤细胞）释药，而不作用于正常细胞 三级靶向制剂：系指药物作用于细胞内的一定部位
		按靶向作用方式划分：①被动靶向制剂，如微囊、微球和脂质体 ②主动靶向制剂，如前体药物、修饰的脂质体、修饰的微球、修饰的微乳、修饰的纳米球等 ③物理化学靶向制剂，如磁性制剂、栓塞靶向制剂、热敏靶向制剂、pH 敏感靶向制剂等

二、中药制剂新技术

表 5-41　中药制剂新技术

要　点	内　　容	
环糊精包合技术	环糊精包合技术系指将药物分子包藏于环糊精分子空穴结构内形成环糊精包合物的技术。环糊精包合物有以下作用： ①提高药物的稳定性 ②增加药物的溶解度 ③减少药物的刺激性，掩盖不良气味 ④调节药物的释放速度 ⑤使液体药物粉末化而便于制剂	
	特点	①药物微囊化后可提高稳定性，掩盖不良嗅味 ②降低在胃肠道中的副作用 ③减少复方配伍禁忌 ④延缓或控制药物释放 ⑤改进某些药物的物理特性，如流动性、可压性以及可将液体药物制成固体制剂
	应用	根据药物剂型设计需要，将药物微囊化后进一步制成散剂、片剂、软膏剂、胶囊剂、注射剂或控释、缓释制剂等

要　点	内　容		
固体分散技术	固体分散体的特点与类型	特点	（1）达到不同的释药目的： ①利用亲水性高分子载体材料增加难溶性药物的溶解度和溶出度，提高药物的生物利用度 ②利用难溶性高分子载体材料延缓或控制药物释放 ③利用肠溶性高分子载体材料控制药物于小肠或结肠定位释放 （2）延缓药物的水解和氧化 （3）掩盖药物的不良气味和刺激性 （4）使液体药物固体化
		类型	（1）按药物的分散状态固体分散体可分为： ①低共熔混合物；②固态溶液；③玻璃溶液或玻璃混悬液；④共沉淀物 （2）按药物的释放特点固体分散体可分为： ①速释型固体分散体；②缓释、控释型固体分散体；③肠溶型固体分散体
	固体分散体常用载体与应用	水溶性载体材料	常用的有表面活性剂（如泊洛沙姆188、磷脂）、高分子聚合物（如聚乙二醇类、聚维酮类）、糖类（如山梨醇、蔗糖）、有机酸（如枸橼酸、酒石酸）、脲类（如尿素）等。这类载体材料水溶性较大，可作为固体分散体的载体材料，以增加难溶性药物溶出速度来提高其生物利用度
		难溶性载体材料	常用的有脂类（如胆固醇、β-谷甾醇）、聚丙烯酸树脂类、纤维素衍生物（如乙基纤维素）等。这类载体材料难溶于水，往往被作为控释、缓释型固体分散体的载体
		肠溶性载体材料	常用的有聚丙烯树脂类（如聚丙烯酸树脂Ⅱ号、Ⅲ号）、纤维素衍生物（如醋酸纤维素酞酸酯）等。这类载体材料在胃内强酸条件下不溶解，不受消化酶破坏，在体液中可溶胀。在小肠液、弱酸或碱性条件下可溶。常用来制备肠溶型固体分散体

附　录
常用中药彩图

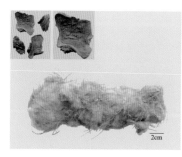

狗脊

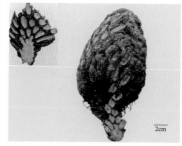

绵马贯众

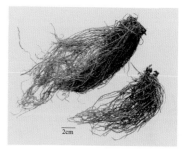

细辛

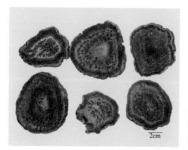

大黄

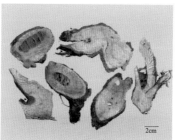

虎杖

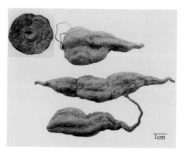

何首乌

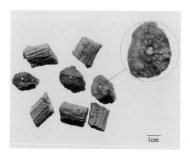

牛膝

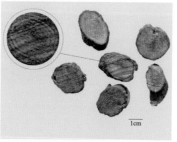

川牛膝

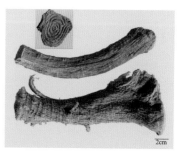

商陆

附

录

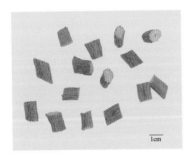

银柴胡

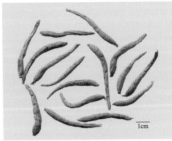

太子参

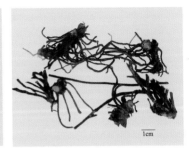

威灵仙

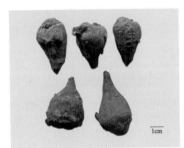

川乌

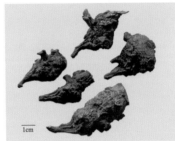

草乌

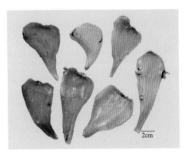

附子（白附片）

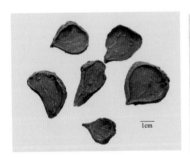

附子（黑顺片）

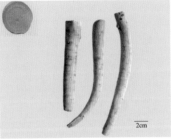

白芍

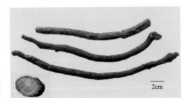

赤芍

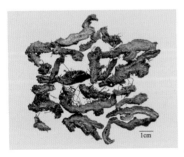

黄连（黄连片）

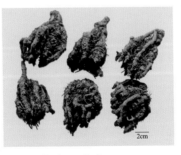

黄连（味连）

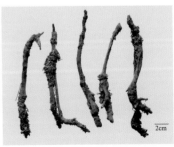

黄连（雅连）

附

录

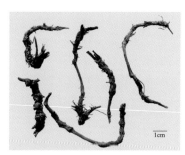

黄连（云连）

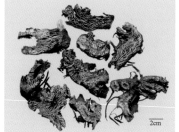

升麻

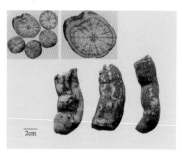

防己

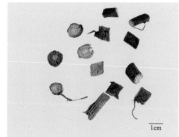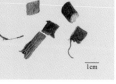

北豆根

延胡索

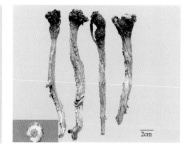

板蓝根

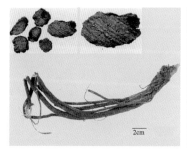

地榆

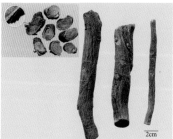

苦参

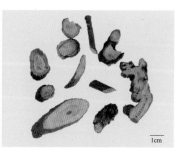

山豆根

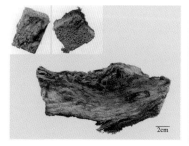

葛根

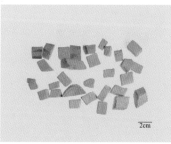

粉葛

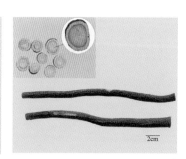

甘草

附

录

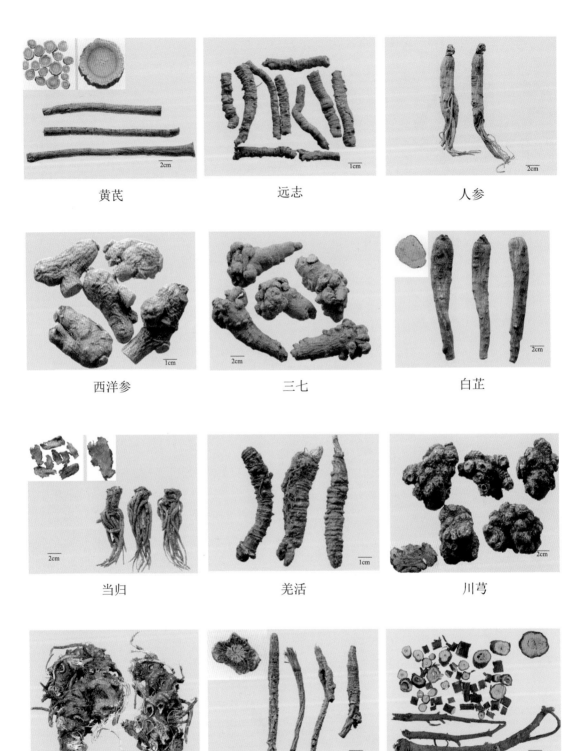

黄芪 　　　　　　　　　　远志 　　　　　　　　　　人参

西洋参 　　　　　　　　　三七 　　　　　　　　　　白芷

当归 　　　　　　　　　　羌活 　　　　　　　　　　川芎

藁本 　　　　　　　　　　防风 　　　　　　　　　　柴胡

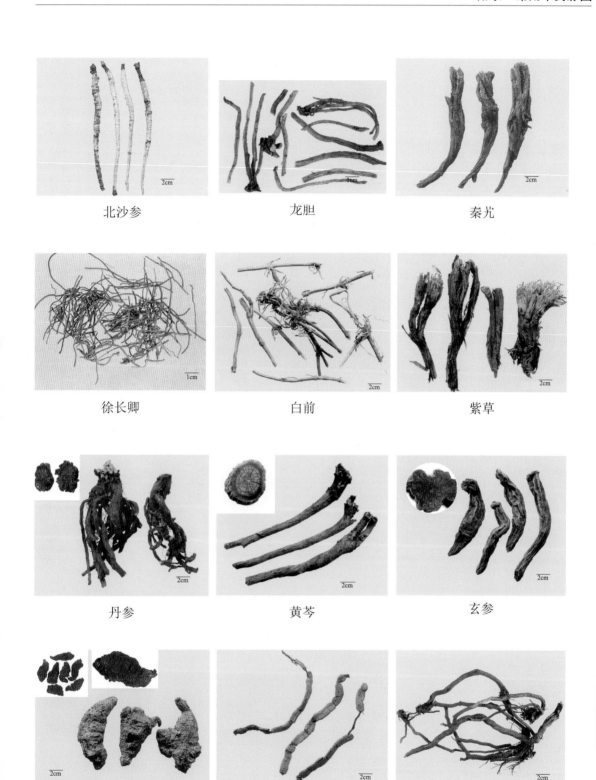

北沙参　　　　　　龙胆　　　　　　　秦艽

徐长卿　　　　　　白前　　　　　　　紫草

丹参　　　　　　　黄芩　　　　　　　玄参

地黄　　　　　　　巴戟天　　　　　　茜草

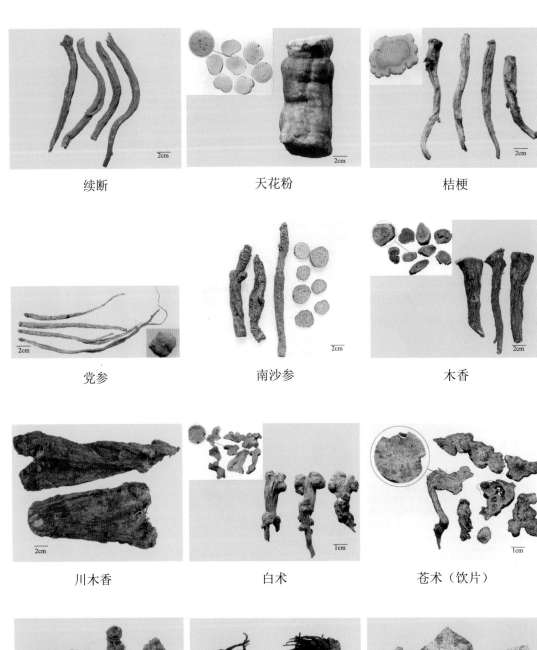

续断　　　　　　　天花粉　　　　　　　桔梗

党参　　　　　　　南沙参　　　　　　　木香

川木香　　　　　　白术　　　　　　　苍术（饮片）

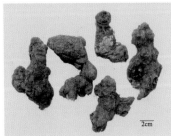

苍术（药材）

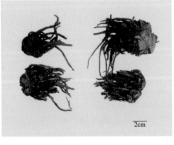
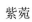

紫菀

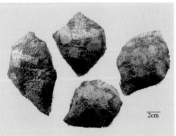

三棱

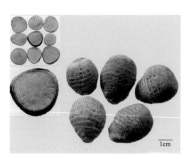

泽泻

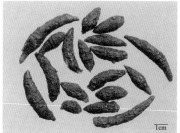

香附

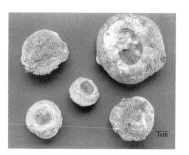

天南星

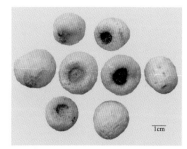

半夏

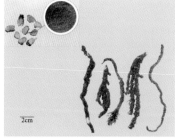

石菖蒲

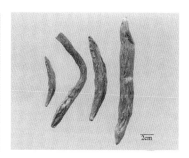

百部

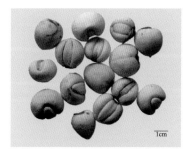

川贝母

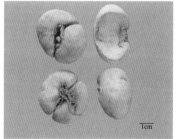

浙贝母

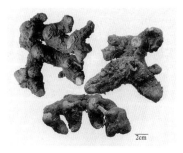

黄精

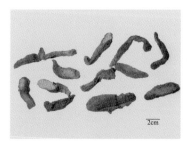

玉竹

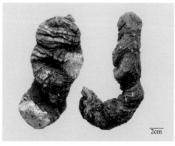

重楼

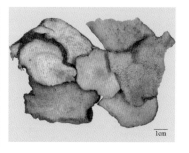

土茯苓

附

录

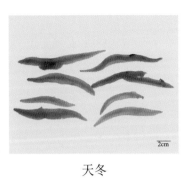

天冬

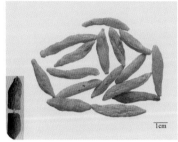

麦冬

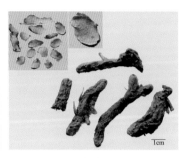

知母

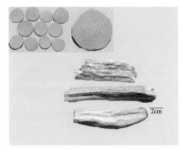

山药

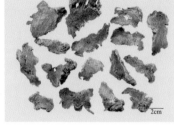

射干

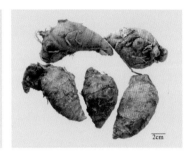

莪术（药材）

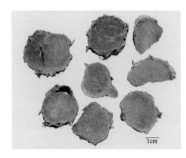

莪术（饮片）

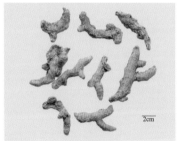

姜黄

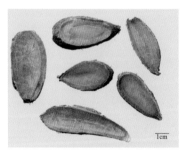

郁金

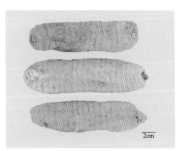

天麻

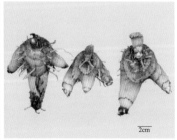

白及

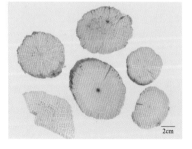

川木通

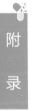

附 录

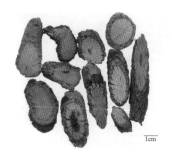

木通

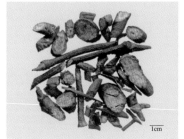

槲寄生

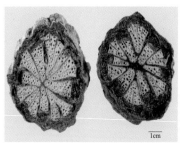

大血藤

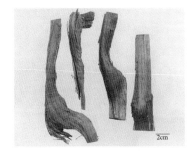

苏木

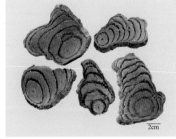

鸡血藤

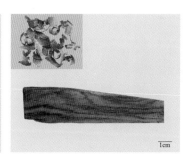

降香

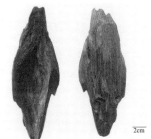

沉香

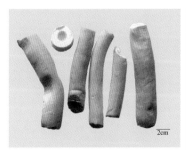

通草

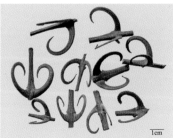

钩藤

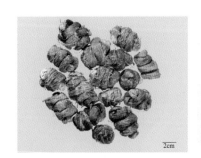
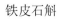

铁皮石斛

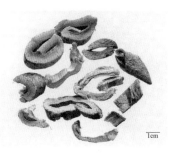

桑白皮

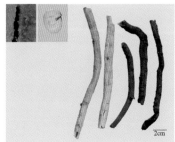

牡丹皮

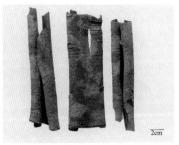

厚朴

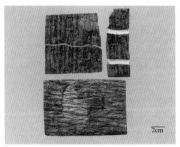

肉桂

杜仲

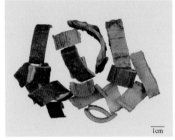

合欢皮

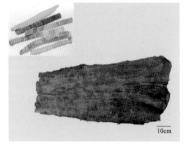

黄柏

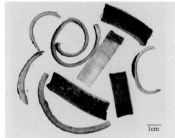

关黄柏

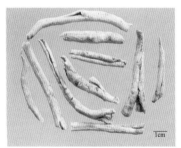

白鲜皮

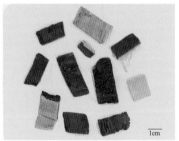

苦楝皮

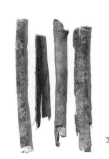

秦皮

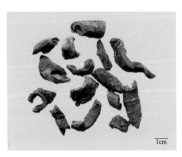

香加皮

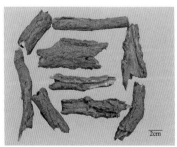

地骨皮

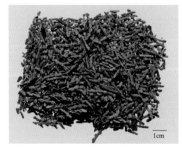

侧柏叶

附录

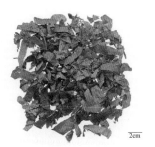

淫羊藿

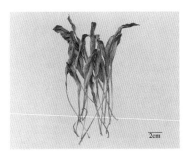

大青叶

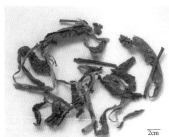

蓼大青叶

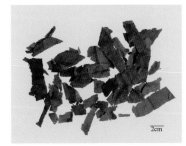

枇杷叶

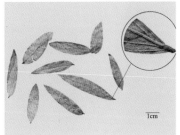

番泻叶

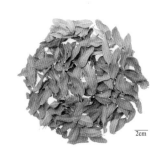

罗布麻叶

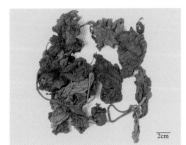

紫苏叶

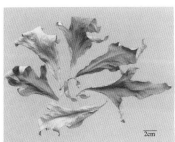

艾叶

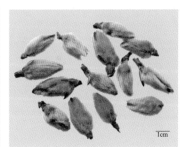

辛夷

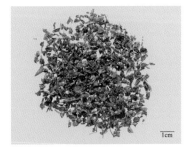

槐花

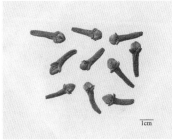

丁香

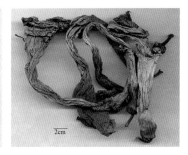

洋金花

附

录

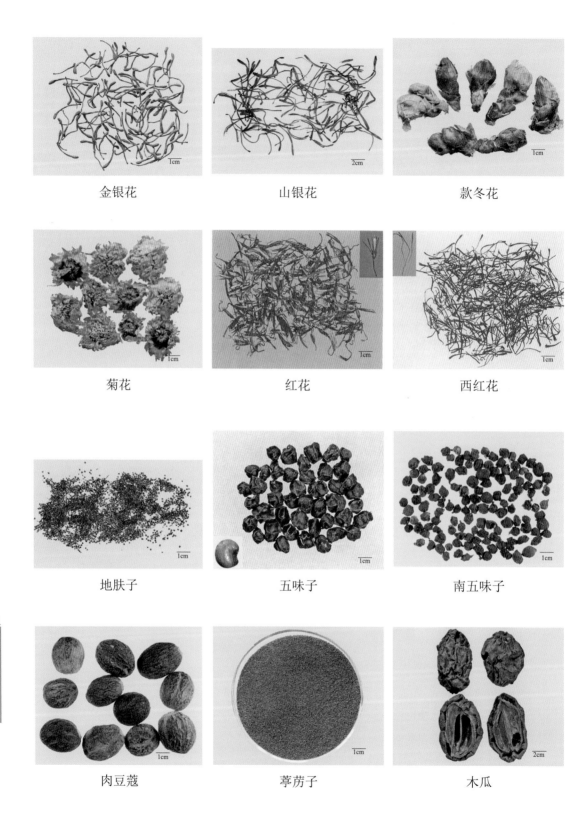

金银花	山银花	款冬花
菊花	红花	西红花
地肤子	五味子	南五味子
肉豆蔻	葶苈子	木瓜

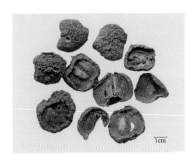

山楂

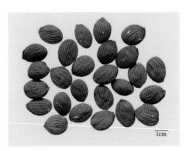

苦杏仁

桃仁

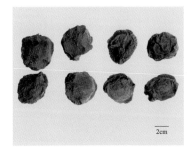

乌梅

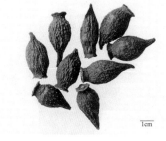

金樱子

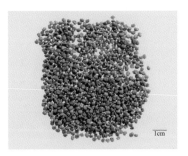

沙苑子

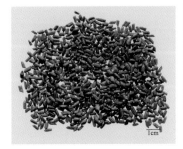

决明子

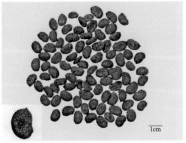

补骨脂

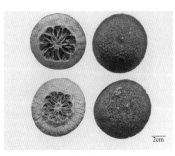

枳壳

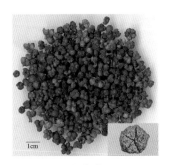

吴茱萸

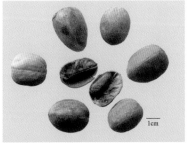

巴豆

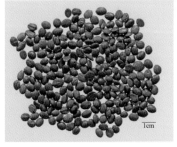

酸枣仁

附

录

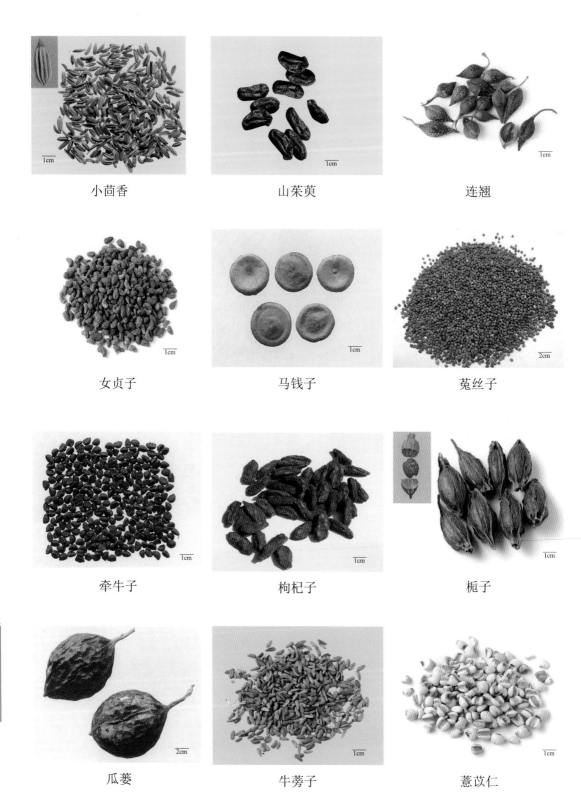

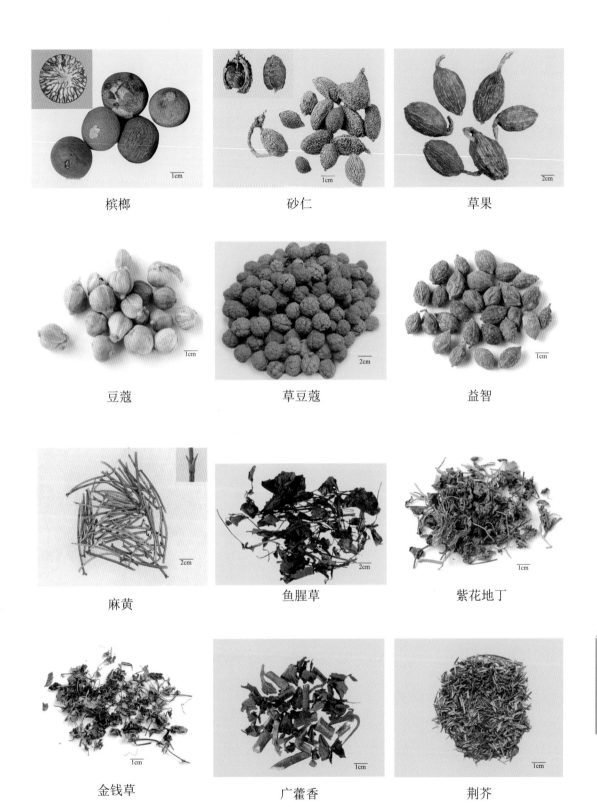

槟榔　　　　　　　　砂仁　　　　　　　　草果

豆蔻　　　　　　　　草豆蔻　　　　　　　益智

麻黄　　　　　　　　鱼腥草　　　　　　　紫花地丁

金钱草　　　　　　　广藿香　　　　　　　荆芥

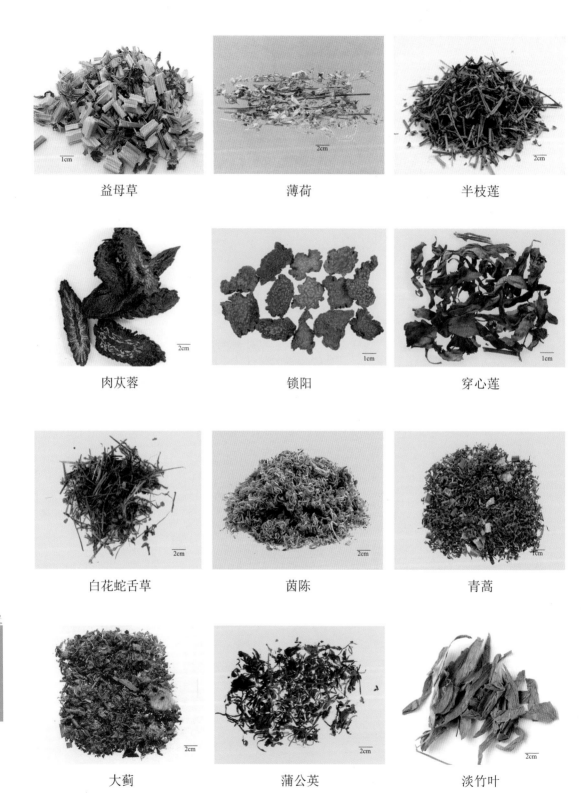

益母草

薄荷

半枝莲

肉苁蓉

锁阳

穿心莲

白花蛇舌草

茵陈

青蒿

大蓟

蒲公英

淡竹叶

附录

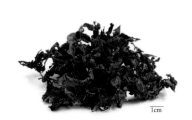

海藻

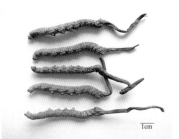

冬虫夏草

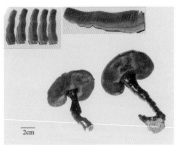

灵芝

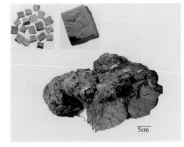

茯苓

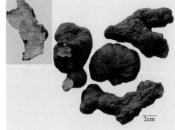

猪苓

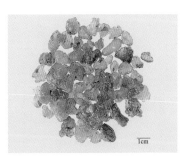

乳香

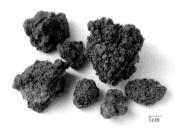

没药

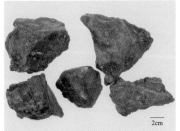

阿魏

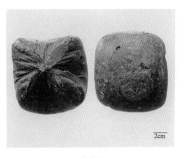

血竭

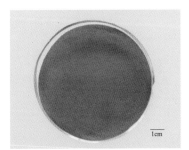

海金沙

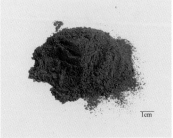

青黛

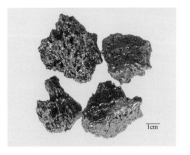

儿茶

附

录

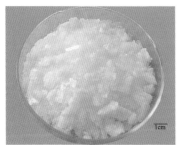

冰片

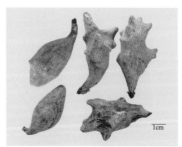

五倍子

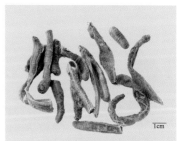

地龙

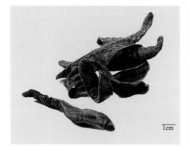

水蛭

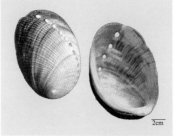

石决明

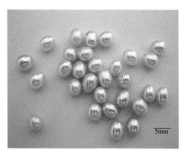

珍珠

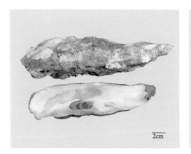

牡蛎

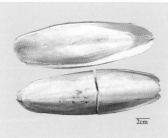

海螵蛸

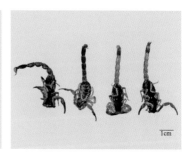

全蝎

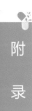

附录

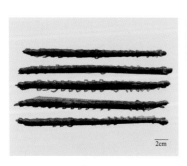

蜈蚣

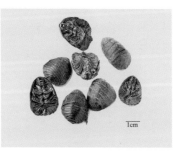

土鳖虫

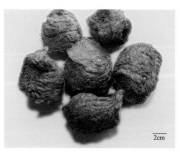

桑螵蛸

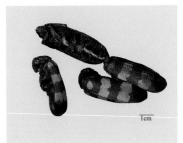

斑蝥

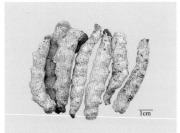

僵蚕

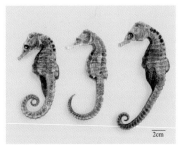

海马

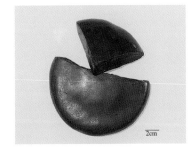

蟾酥

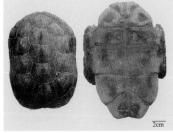

龟甲

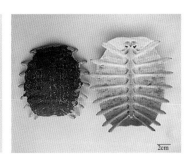

鳖甲

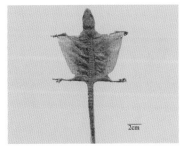

蛤蚧

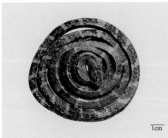

金钱白花蛇

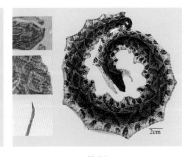

蕲蛇

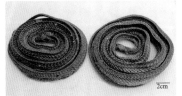
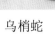

乌梢蛇

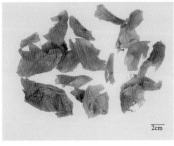

鸡内金

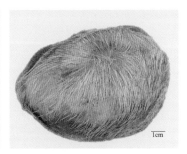

麝香

附

录

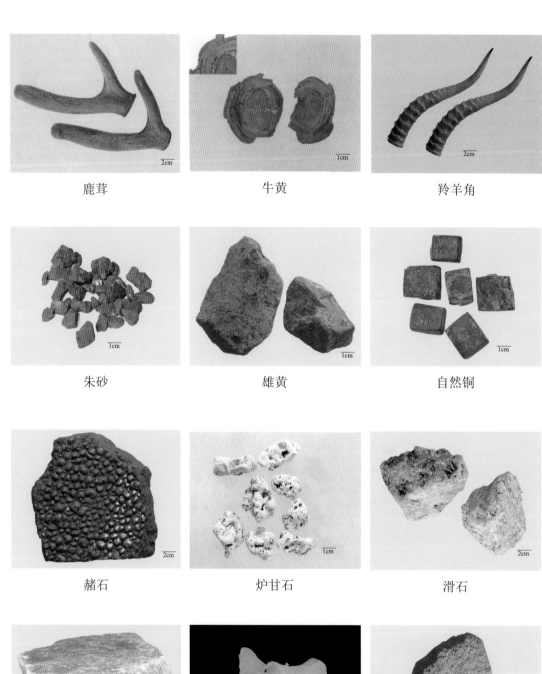

鹿茸　　　　　　　牛黄　　　　　　　羚羊角

朱砂　　　　　　　雄黄　　　　　　　自然铜

赭石　　　　　　　炉甘石　　　　　　滑石

石膏　　　　　　　芒硝　　　　　　　硫黄